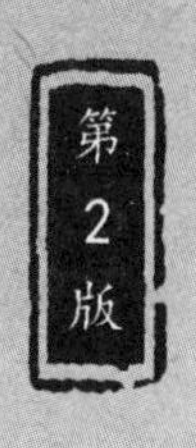

干燥综合征的中医诊治与研究

刘永年 主编

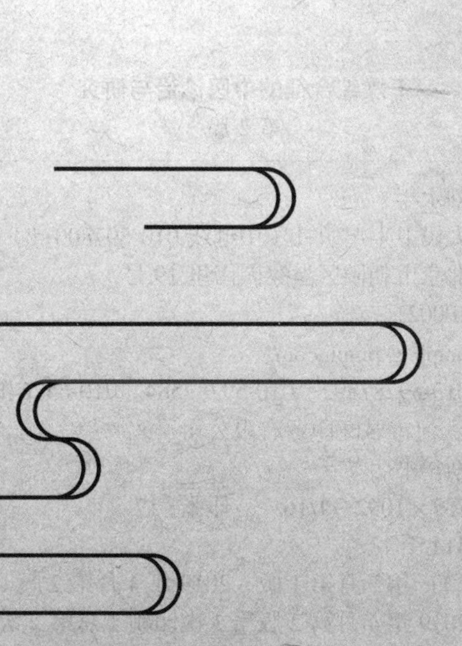

人民卫生出版社

图书在版编目(CIP)数据

干燥综合征的中医诊治与研究 / 刘永年主编. —2版. —北京：人民卫生出版社，2019

ISBN 978-7-117-28214-7

Ⅰ. ①干… Ⅱ. ①刘… Ⅲ. ①干燥－综合征－中医治疗法－研究 Ⅳ. ①R259

中国版本图书馆 CIP 数据核字（2019）第 037837 号

干燥综合征的中医诊治与研究

第 2 版

主　　编：刘永年
出版发行：人民卫生出版社（中继线 010-59780011）
地　　址：北京市朝阳区潘家园南里 19 号
邮　　编：100021
E - mail：pmph @ pmph.com
购书热线：010-59787592　010-59787584　010-65264830
印　　刷：三河市君旺印务有限公司
经　　销：新华书店
开　　本：787 × 1092　1/16　　**印张**：17
字　　数：414 千字
版　　次：2006 年 7 月第 1 版　2019 年 4 月第 2 版
2019 年 4 月第 2 版第 1 次印刷（总第 2 次印刷）
标准书号：ISBN 978-7-117-28214-7
定　　价：52.00 元

干燥综合征的中医诊治与研究

【第2版】

主　编　刘永年

副主编　朱　翔　徐长松　吴同启

编　委　陶　寰　陈季清　金小晶　吴学苏　陆源源　庞　俊　骆天炯　施　明

人民卫生出版社

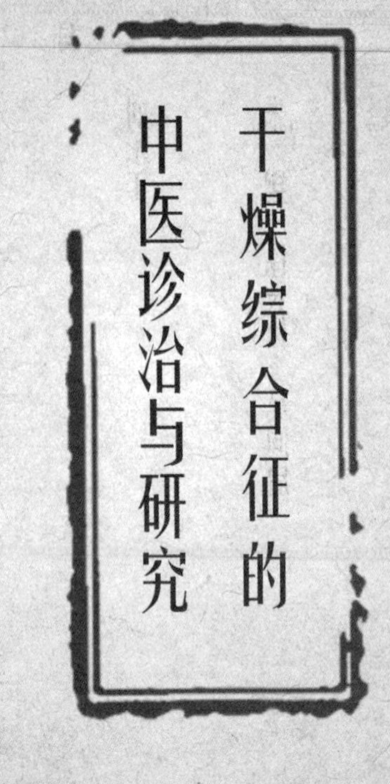

干燥综合征的中医诊治与研究

第2版

再版前言

干燥综合征的中西医研究近年来均非常活跃，是免疫风湿学科的主要热点之一。我院疑难病研究学术团队从20世纪70年代末期在傅宗翰院长的带领下对本病进行临床探索。40多年来，我们从临床实践中观察积累，在理论认识与中医诊治方面均有不少弋获。于2006年出版的《干燥综合征的中医诊治与研究》，为当时比较少见的关于中医研究干燥综合征的专著，在学界引起了一定的反响。

光阴如箭，如今离该书出版已经过去10余年，国内关于干燥综合征的中西医研究正进行得如火如荼，加之不少患者及医师求购该书的迫切要求，促使我产生再版该书的意愿，拟对本书进行内容上的更新，增加近十年来关于本病的最新中西医研究成果，以及本人在此期间临床诊治本病的新的收获与总结。意在与同道切磋，对有志于中医研究的青年有所启发，促进中医学研究干燥综合征的蓬勃发展。

中医学历久而弥新，随着屠呦呦获得诺贝尔奖，中医学更是进一步得到了政府及社会的重视，中医学的现代研究更加热烈兴盛。现代许多疾病西医学缺少有效的治疗方法，而中医学借助其独特的理论思维、辨证技巧及有效方药，有着明显的特色与优势，并且安全性也相对较好。开展这样一些中医药的优势病种的研究，能使中医学焕发出更强的生命力，进而使中医学能与西医学并立于世界医学之林，亦吾之初衷也。

刘永年

2018年8月31日

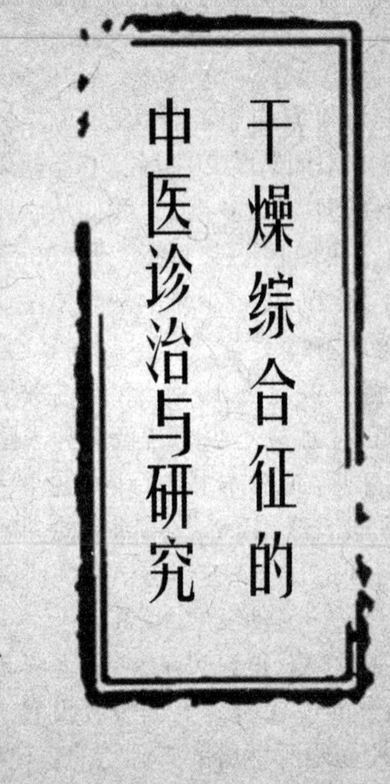

第2版

目录

上篇

下篇

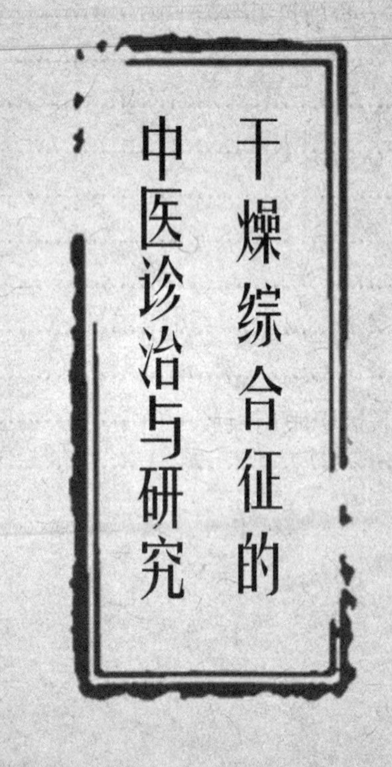

第2版

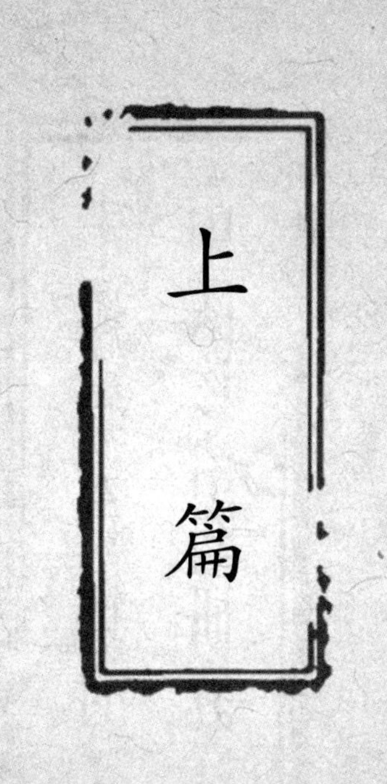
上
篇

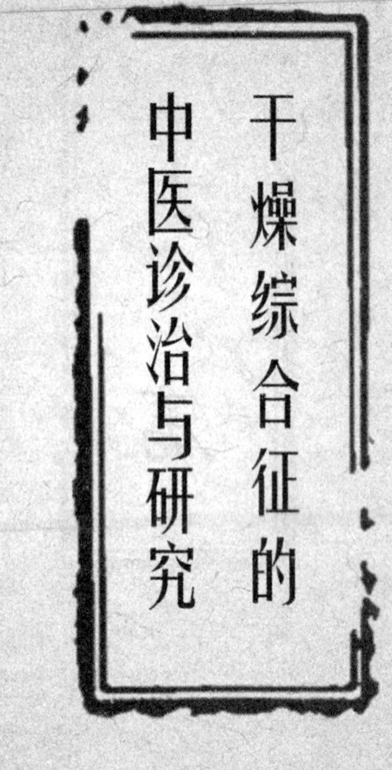

第2版

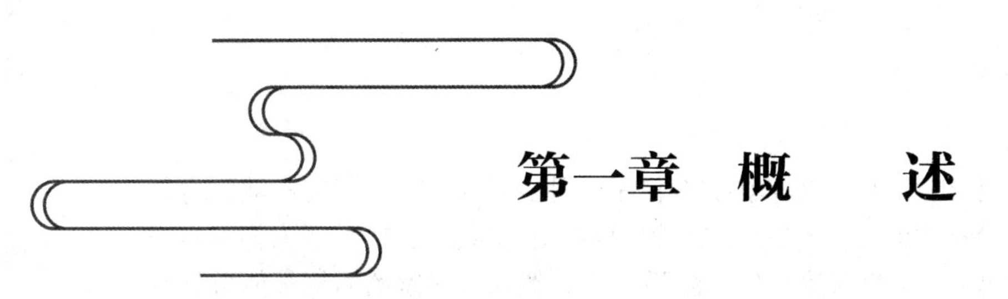

第一章 概 述

【概念】

干燥综合征为最常见的风湿性自身免疫病之一，是一种累及全身外分泌腺功能，而以口眼干燥为特征表现的慢性炎症性自身免疫病，国际标准名为舍格伦综合征（Sjögren's Syndrome，简称 SS），我国将其标准译名定为干燥综合征，这是由于本病可侵犯以唾液腺和泪腺为主的全身各个外分泌腺而表现为特征性的口眼干燥症状，同时本病又可累及肝、肾、胃肠道、淋巴等其他器官和组织而产生多种多样的临床表现，故属于弥漫性结缔组织病（CTD）。免疫功能异常为其发病和病变延续的主要基础。

【临床分类】

现已将干燥综合征分为原发性与继发性两类，原发性干燥综合征即单纯型干燥综合征，主要累及唾液腺和泪腺，而又无其他原因可寻，其特点是唾液腺和泪腺分泌减少，出现口腔干燥和干燥性角（结）膜炎等症状，如果临床表现仅限于此，又可称为口眼干燥综合征。如同时出现或伴发已知的其他自身免疫性结缔组织病，如类风湿关节炎、系统性红斑狼疮、皮肌炎、硬皮病、白塞综合征等，则称之为继发性干燥综合征。也有人认为[1]许多其他免疫性结缔组织病早期可能症状不明显，因此很难具体分辨这些疾病与干燥综合征发病的先后，故当这些疾病与干燥综合征同时出现时应诊断为重叠综合征，而不应使用继发性干燥综合征这样模糊的病名。

【发病率】

它在任何年龄均可发病，以中年女性为主。西方国家本病的患病率约为 0.5%[2]，在风湿病中占第二位。近年来深入的流行病学调查显示其发病率大约与类风湿关节炎相当，国内调查证实人群中患病率为 0.29%～0.77%[1]，在我国是自身免疫性结缔组织病中的一种常见病和多发病，是三大风湿病之一。本病多发于 40 岁以上的妇女，90% 以上的患者为女性。而在老人中因其免疫功能的缺陷，发病率有明显的升高，随着年龄的增长，发病率亦逐渐增高，可高达 3%～4%。从近年来的研究看，本病在全世界及我国的发病率仍然缺乏权威的统计，这主要是由于本病的研究尚在进展阶段，甚至疾病的诊断标准也在不断变化，故而对发病率的统计也造成一定困难。

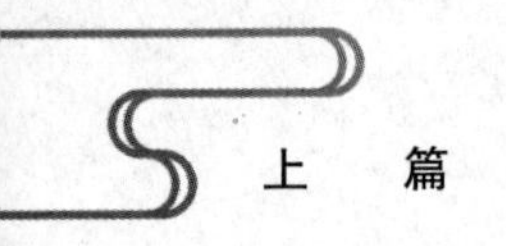

【发病特点】

以往由于技术条件的限制，一直认为干燥综合征是一种少见病，30 多年前常被称为是“罕见病”。随着近年来检验技术的进步和临床实践的增多，更为重要的是，由于人们对本病的了解和重视，大量不典型病例，或求治于除风湿科外的其他临床科室的病例都能得到及时的诊断，使得它的发病率逐年上升，现在已公认为在结缔组织病中发病率仅次于类风湿关节炎。可以说，干燥综合征的概念被普及和接收是我国风湿病学近年来最重要的进展之一。干燥综合征起病隐袭，早期临床表现不甚明显，亦不严重，甚或不出现口眼干燥的临床表现，故易为人们所忽视，正如美国一位著名医生格雷西所说：“更严重的是很多医生对这种病症不认识，而且初期患者并无多大的不妥，也就难以发现。”也有由于本病常表现为某一方面的症状，如口眼干燥，关节疼痛肿胀等，而导致偏重于症状性诊断，以致忽略了整体观察，寻求疾病的根本原因，遂将患者的疾病淹没在内科、外科、眼科、口腔科、五官科、妇科等科的常见疾病之中，从而产生误诊和漏诊。1979 年我们在本病的临床诊治过程中就曾经接诊过一位陈姓患者“周游列科”的病例，以其患病的不同阶段和全身不同部位的症状表现，如关节肿痛伴类风湿因子阳性，眼部干涩疼痛，反复腮腺肿胀疼痛，多发性龋齿等，先后就诊于有关专科，而被分别诊断为“类风湿关节炎”“病毒性角膜炎”“复发性腮腺炎”“猖獗龋”等多种疾病，最后经免疫学等相关检查，才确诊为干燥综合征。2017 年我们又接诊到一个“周游列科”的干燥综合征病例，患者在基层医院经眼科、骨科、口腔科诊治不能得到确诊，最后将患者的干燥症状归于精神因素，接诊前患者长期在精神科住院诊治。由此可见，干燥综合征概念的认识和普及还有很多的工作要做。干燥综合征是一个全身性系统性疾病，病变可侵犯全身的外分泌腺体，如食管、胃、肠道、肝脏、胆道及胰腺等，仅在内科中，就可涉及免疫（风湿）、呼吸、心脏、肾脏、神经、消化、血液等多个专科，甚至皮肤科、骨科也可能是患者的首诊科室。随着近年来对本病的研究进展，目前国内大部分风湿免疫科、口腔科和眼科医生对本病已经有所认识，严重的口眼干燥症状会考虑到本病的检查。然而其他临床科室还需要对本病进一步加强认识，减少误诊漏诊。口眼干燥在中医辨治往往被认为是阴液亏虚而予以补益，而缺乏对干燥症状的进一步深入诊治，这也是每位中医医生应该注意到的问题。

【西医治疗】

当今，医学家已经了解到干燥综合征是人体免疫系统出现缺陷的结果，至于它产生的确切病因和发病机制都还不是非常明确。所以，此前有人称它是一种“怪病”，西医学对本病的病因及发病机制有了一定的研究，免疫遗传，病毒感染和 T、B 淋巴细胞的异常是主要发病机制。相对于病因学丰富的研究而言，西医学对治疗方面的研究进展仍然相对较少，主要包括系统免疫治疗、对症局部治疗和针对并发症的治疗，如人工泪液、人工唾液等。治疗的主要目的是预防因长期干燥而造成对口、眼的局部损伤，防治后期病程中的脏器损害。本病主要是由免疫功能异常引起的，对重症患者常使用激素和免疫抑制剂羟氯喹、来氟米特和硫唑嘌呤等治疗，一些生物制剂如利妥昔单抗在本病中有良好应用前景。治疗中常用

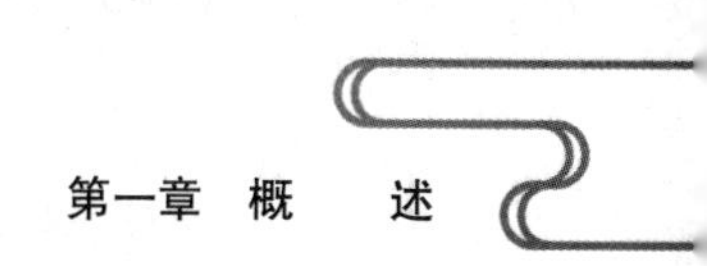

的皮质激素和免疫抑制剂，在其长期使用中常可发生各种不良反应，使患者在治疗中产生较大的困惑与动摇，因之受到了较大的限制。

【中医诊治进展】

本病属于世界范围内的疑难性疾病，世界卫生组织（WHO）将本病纳入疑难性疾病，并希望能从传统医学中探索本病的有效治疗方法。中医诊治强调从整体上认识和治疗疾病，分析干燥综合征出现类似中医“燥证”表现的一系列干燥症状，寻求促使疾病产生和发展的内在的体质因素和外在的邪毒因素，从整体上针对疾病的本质进行调治。为此在上世纪 80 年代前后，我国学者开始寻求用中医药诊治本病，我们也在上世纪 70 年代末期，在已故全国著名老中医傅宗翰的带领下开展了中医对干燥综合征的诊治，积累了大量的临床资料，并在理论上进行探索和研究，有较多的开拓和创新。30 多年来的实践证明，运用中医学整体观念和扶正祛邪理念指导诊治干燥综合征，不仅能够减轻和消除患者的临床症状，减少发作次数和发作程度，延长缓解期，而且能在一定程度上控制病情发展，减少并发症，提高患者的生活质量，明显地改善患者的预后，并在撤除和减少激素及免疫抑制剂的不良反应方面积累了一定的经验。1983 年我们对研究的进展进行了第一次总结，先后发表《干燥综合征初探》[3]、《干燥综合征辨证施治规律探讨》[4] 等论著，2006 年出版《干燥综合征的中医诊治与研究》[5]，为当时关于本病的唯一学术专著。一系列的著作发表对本病的中医证候表现、病名、病因、病机和治疗用药等方面进行了初步的探讨，并首次提出“燥毒症”的病名。近 10 年来进一步以中医理论对本病进行了系统阐述，在大量的临床实践中创立和发展了“燥毒论”“气虚致燥说”和“血瘀致燥说”等理论，治疗上突破单纯“滋阴润燥”之窠臼，拓展为一系列治法，从而补充和完善了本病的治疗内容，得到了国内较多同道的共识，一定程度上奠定了中医诊治干燥综合征的理论和实践基础。2015 年针对干燥综合征的患者群体，我院学术团队出版《干燥综合征中西医结合诊治百问》[6]，使本病的患者可以了解到更多关于该病中西医诊治及调养方面的知识。这些研究不仅展示了中医学的特色优势和潜力，而且其研究思路和诊治经验对其他自身免疫性结缔组织病的防治，亦有积极的借鉴意义。

【预后】

本病临床表现复杂，变化多端，且反复发作，其发作次数、持续时间、严重程度均不一样，病程冗长，长者可达 20 多年，严重影响患者的健康和生活质量，但多数患者预后尚好，少数合并淋巴瘤或其他系统损害者，预后不良。

【参考文献】

[1] 董怡，张奉春．干燥综合征 [M]．北京：人民卫生出版社，2015：6.

[2] Gary S. Firestein．凯利风湿病学（第 8 版）[M]．栗占国，唐福林，译．北京：北京大学医学出版社，2011：1217.

[3] 傅宗翰，刘永年．干燥综合征初探 [J]．中医杂志，1983，24（8）：4-7.

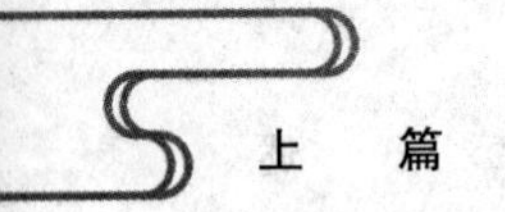

[4] 傅宗翰，刘永年. 干燥综合征辨证施治规律探讨 [J]. 南京中医学院学报，1987，3：11-15.
[5] 刘永年. 干燥综合征的中医诊治与研究 [M]. 北京：人民卫生出版社，2006.
[6] 吴素玲. 干燥综合征中西医结合诊治百问 [M]. 北京：人民卫生出版社，2015.

第二章　简　　史

干燥综合征有确切记载已有百余年的历史，早在1888年波兰外科医生Hadden首次描述了1例同时有唾液和泪液缺乏的患者，病程长，经各种治疗未能取得疗效，与干燥综合征表现十分类似。1892年Mikulicz报告双腮、双颌下腺、泪腺肿大患者，他在患者的腮腺活检中发现大量淋巴细胞浸润，当时称为Mikulicz综合征。1933年瑞典的眼科医师Sjögren对干燥性角结膜炎患者进行研究，他收集其中伴有口腔干燥症状的病例总结分析，发现大部分还同时伴有一些全身性的系统疾患如慢性关节炎、贫血等。尽管当时他未对这类疾病进行命名，但他推断，本病是一种系统性全身性疾病，且多发生于妇女。这一理论为以后的研究所证实，故将其命名为Sjögren（舍格伦）综合征。1953年Morgan和Castleman研究得出结论Mikulicz综合征和Sjögren综合征属同一种疾病。1965年Bloch对合并其他结缔组织病，如类风湿关节炎、系统性红斑狼疮、系统性硬化症等的干燥综合征和单独的干燥综合征进行了全面的描述和比较，基于62个SS病例的分析，首先提出了原发性干燥综合征这一概念，较为全面地阐述了本病的临床、病理等方面的特点，并发现了本病与淋巴瘤有一定的联系。1981年Montborpe提出了干燥性角膜结膜炎、口眼干燥征的诊断标准，并将它分为原发性和继发性两类，继发性是指与其他结缔组织病重叠者，原发性是指不伴有任一已分类的结缔组织病者，两者不论在临床表现、病情轻重、预后好坏及遗传因素、免疫学改变上均有明显不同。1977年制订出了现在仍在使用的哥本哈根标准，1992年制订了欧洲诊断标准[1]，2000年又公布了EU-US标准[2]。目前临床上主要使用2012年干燥综合征国际合作联盟制订的ACR诊断分类标准[3]，这个诊断标准相对比较简明，便于临床使用。

国内对干燥综合征的认识与研究起步较晚，20世纪70年代中末期有关干燥综合征的文献仅限于个案报告，当时，干燥综合征在我国被认为是一种罕见病。1981年陈国栋主编的第2版《内科学》统编教材中未收入，这使得全国临床医师广泛对干燥综合征认识不足。80年代初北京协和医院病案竟没有一例干燥综合征的记录[4]。1980年南京鼓楼医院葛民泽[5]系统地报告了干燥综合征25例，随着研究的深入，认识到干燥综合征有复杂的体液免疫与细胞免疫异常，从临床与动物实验资料提示干燥综合征的免疫紊乱与淋巴瘤的发病之间存在着某种联系或有共同基础，并提出中药能减轻症状，宜作进一步探索的观点。1984年协和医院董怡[6]报告原发性干燥综合征36例，推动了全国学术界对本病的重视和研究。董怡同时研究了抗体SSA、SSB的测定及其临床意义，以及对干燥综合征的敏感性与特异性，并以抗SSA/抗SSB抗体阳性为其免疫学特点，使干燥综合征的诊断标准基本形成。1985年叶尚金等[7]通过对30例干燥综合征组及20例其他结缔组织病组的临床、实验室及下唇小唾液腺病理等资料的分析和统计学处理，探讨了干燥综合征的临床诊断依据，并提出了单

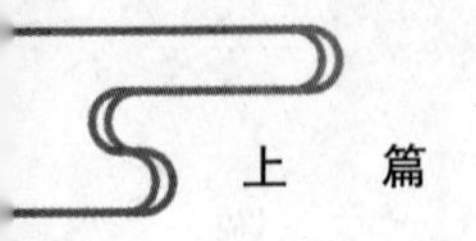

纯型(原发性)和重叠型干燥综合征的概念。此后，侯杰[8](1985年)、赵家良[9](1985年)、陈寿坡[10](1987年)和董怡[11](1988年)分别报道了干燥综合征的肺、肾损害，眼部表现与诊断，及对胃肠道和胰腺等外分泌腺功能的影响。1987年陈灏珠所编第三版《内科学》即收入了干燥综合征。董怡[12]分析干燥综合征所致的各种系统如肾、肺的损害，发表于1991年的《中华内科杂志》。首都医院内科免疫组从1982年开始与眼科和口腔科协作，在国内首先用人脾浸出液建立了对干燥综合征有较高特异性的抗SSA、抗SSB抗体测定法；对53例患者从临床和免疫学分析看出，干燥综合征除引起口、眼干燥表现外，对皮肤、肌肉、关节、肺、肾、肝、周围神经等均可引起损害，个别的还出现胰腺的病变，是一种多系统疾病，这也很可能是我国原发性干燥综合征的临床特点。他们的研究发现该病在我国并不少见，相对于国外，由于对本病的认识不够，诊断水平较低，在一个150例样本中平均从起病到明确诊断的时间竟长达6.5年，这使大部分患者不能得到早期诊断和针对性的治疗。各种系统性并发症的发生率显著高于国外病例。近来随着国外对本病认识的进展，国内也观察了本病对血流变[13]、免疫指标的影响[14]，以及各种系统并发症如肾小管性酸中毒[15]、肝脏损害[16]等的预后与治疗。2012年发表的干燥综合征国际合作联盟制订的ACR诊断分类标准也有我国医学家的参与。

在我国，中医学对干燥综合征的研究几乎与西医学同时开始。在中医古代文献中至今尚未查到可与干燥综合征相对应的特定病名。但对其复杂多变的临床证候及其诊治，则多散见于历代有关中医文献中，以其口舌干燥，眼睛干燥，关节疼痛等主症，主要内容包含在了广义的“燥证”或“痹证”的讨论范畴中。早在《灵枢·经脉篇》中就有：“大肠手阳明之脉……是主津液所生病者，目黄口干……”“肾足少阴之脉……是主肾所生病者，口热舌干，咽肿上气。”将口干之症与肾、大肠相联系。后世将口干症之病机一般分为津亏虚热、肾虚劳伤、津液升降失司三类。明代张介宾的《景岳全书》已能详尽地区分口干与口渴之不同，其云：“盖口渴火燥有余，干因津液不足，火有余者当以实热论，津液不足者当以阴虚论。”辨证极为详细。清代唐容川《血证论》详细论述了种种血证，其中有一种瘀血致渴：“瘀血在里，则口渴，所以然者，血与气本不相离，内有瘀血，故气不得通，不能载水津上升，是以发渴，名曰血渴。瘀血去则不渴矣。”在治疗上，《诸病源候论》提出首先应辨虚实，实证应清肺胃之热，虚证当补脾肾之虚。在具体用药上，唐代《千金翼方》与清代《医碥》分别介绍了实热与津虚之口干的治疗药物，如石膏、五味子、麦冬、瓜蒌、白芍、生甘草、乌梅、葛根等。及至本病的关节疼痛肿胀，乃按“痹证”诊治，而对痹证的论述，最早见于两千年前成书的经典著作《黄帝内经》，可归纳为广义痹和狭义痹两类。若按病因而分，则有行痹、痛痹、着痹和痹热(热痹)四种痹证，至《伤寒杂病论》始有“历节病”之称，与现称之顽痹(类风湿关节炎)相似，因其诸肢节疼痛，身体尪羸，又有“尪痹”之名。若有脏腑损害者，如肝肾等脏腑受损，又常称之为“脏腑痹”。当代亦有“燥痹”[17]之名，似与干燥综合征所表现的关节疼痛与干燥症状同见的症状颇相贴切。由此可见，干燥综合征的主要临床表现与中医学中“燥胜则干”的认识有相通之处，仍不出“燥证”的范畴。

虽然此前中医学在长期的临床实践中，对广泛的燥证的研究已经建立了系统的辨证及治疗的理论体系。但从20世纪70年代末期起，中医药文献开始散见有关干燥综合征的报道，主要从认识本病为起点。20世纪80年代初中西医结合治疗干燥综合征也仅是个案报告，其中1980年潘文奎[18]以“关节酸痛，口干舌裂，面色泛红案”进行了对干燥综合征的中医病案讨论，初步掀起了中医对干燥综合征的临床诊治和理论认识的开端。1982年鼓楼医院张绪磊医师[19]对40例干燥综合征的阴虚舌象分析，观察到本病的舌象多呈红绛舌，并初步认识到本病患者的唾液腺分泌减少及伴发的局部微循环障碍是形成红绛舌的主要病理基础，对该病的研究有启发作用。同年，河北医学院薛芳[20]从病机十九条中的“燥胜则干”出发，结合一些中医个案资料，从中医文献角度分析本病的阴液亏虚的病机和病变的主要脏腑。1983年南京市中医院发表《干燥综合征初探》[21]，认为本病与中医“燥证”有相似之处，但又有其病变自身毒邪深重的特点，从而提出了“燥毒症”的病名，并分析了病变过程中“毒、瘀、虚”的致病机制，阐述了选方用药的一些个人经验，初步奠定了干燥综合征的中医理论框架，在同行中产生了较大的反响。1987年《干燥综合征辨证施治规律探讨》[22]进一步对本病的分型证治进行了系统探讨，归纳与展现了干燥综合征的病情演变规律。1985年赵丽娟[23]等认为本病应归属“虚劳”范畴，提出补脾益气及阴阳双补的治则。继而有关干燥综合征辨证及分型论治的文献逐渐增多，其中南京刘永年[22]、江西杨香生[24]、上海章琴韵[27]等，分别将本病分为燥毒型、阴伤型、气虚型、涩滞型；阴虚内热型、湿热型、气阴两虚型、风热型；病气犯肺型、阴虚内热型、脾胃阳虚型、气血瘀阻型、气阴大伤型，对干燥综合征的临床观察逐步深入。在此基础上，各地医家对本病的中医治疗从肾[26]、从脾胃[27]、从瘀[28]、从内燥[29]等多个角度提出的治疗法则及方药，见仁见智，进而拓宽了治疗的思路。随之，有关中医诊治干燥综合征的文献相继增多，如上海潘文奎[30]、北京刘国正[31]分别对干燥综合征的分型及治疗，诊治概况及临床研究进展作了综述，对研究中存在的问题提出了讨论和展望，对以往研究的总结提高使以后的研究明确了方向。1989年本病的研究已经全面展开，上海中医文献馆的潘文奎[29]在《中医杂志》上指出结合辨证施治的临床研究是中医诊治的特色，但应加强辨病的研究，阴虚液亏的本质决定了养阴生津为治疗的根本大法。当时西医学研究本病病理集中在免疫功能紊乱方面，中医文献也多从中医改善免疫功能方面来分析治疗的作用机制。干燥综合征的中医学研究逐步深入和扩大，研究文献发表逐年增多，研究水平也不断提高。如南京中医学院马永桢[32]所立干燥综合征辨证论治六法，辽宁中医学院附院苑丽娟[33]所立三段三方治疗干燥综合征，协和医院董振华[32]在讨论原发性干燥综合征的治疗同时也系统研究了本病并发系统性损害的中医诊治，各位老中医如汪履秋[35]、孟澍江[36]、夏桂成[37]等治疗的验案及个人经验也时见报道。每届中医风湿病学的全国性会议均有大量论述本病诊治的论文，近十年来，有关干燥综合征的中医专篇论著亦相继问世，分别见于中医疑难病及风湿病专著之中。至2006年，刘永年[38]在《干燥综合征的中医诊治与研究》专著中，对该病作了更系统更全面的论述。2010年来干燥综合征从脾论治成为研究的热点之一，如谢幼红[39]认为干燥综合征以津液亏虚为主要病机，从脾主运化生津液入手，故可使用健脾益气主法治疗本病，结合生津、温阳、养肺及化瘀等治法。另一方面也有部分研究者从本病免疫亢进角度的实证因素辨治本病。如朱星瑜[40]提出从郁论治干燥综合征，气郁津液不布，郁而化热伤阴是本病致燥的主要病机，故调畅气机以行津，解郁怡情志及活血化瘀行津均是本病的主要治法。干燥综合征的中医动物实验研究也有可喜的进展，许超[41]在动物实验中观察干燥综合征模型大鼠应用中成药津血源颗粒后的唾液分泌量增加、饮水量减少、颌下腺指数、免疫器官指数及组织淋巴细胞浸润程度明显低于模型组大鼠，认为该颗粒具有缓解干燥综合征大鼠免疫亢进状态的作用。从已发表的中医研究干燥综合征的文献看，对于干燥综合征中医治法思路和经验的探讨较多，这些都为疾病下一步的深入研究打

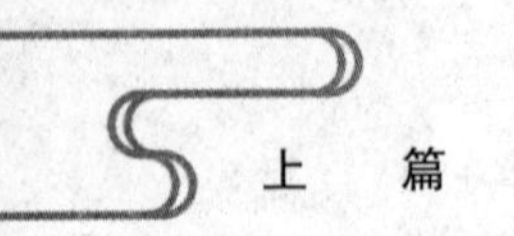

下了广泛的基础，临床报道中专方治疗本病的也不少，但规范的临床研究还较少，多数临床报道观察样本较小，系统观察总结少，对客观指标制定的合理性常可商榷，如对于疗效的评定仅采用干燥症状的缓解则过于主观化，还应多增加客观指标以评定疗效。临床研究较少涉及中药治疗干燥综合征的机制，实验研究报道更少，这些都是以后干燥综合征的研究还应该加强的，近年来关于干燥综合征的中医研究的文献越来越多，可见中医药诊治干燥综合征有其一定的特色和优势，盼望中医研究者下一步可以从深度上再多做探索。

【参考文献】

[1] 蒋明，朱立平，林孝义．风湿病学 [M]．北京：科学出版社，1997：1113.

[2] 黄建林，陆才生，余步云．第二届华夏风湿性疾病诊断治疗学术会议纪要 [J]．中华风湿病学杂志，2001，5（6）：390-393.

[3] Shiboski SC，Shiboski CH，Criswell L，et al. American College of Rheumatiology classification criteria for Sjögren’s Syndrome：a data-driven，expert consensus approach in the Sjögren’s International Collaborative Clinical Alliance cohort[J]. Arthritis Care Res（Hoboken），2012，64（4）：475-487.

[4] 董怡，张奉春．干燥综合征 [M]．北京：人民卫生出版社，2015：3.

[5] 葛民泽，张扬，齐文宁．干燥综合征 25 例临床与免疫学分析 [J]．中华内科杂志，1980，19（1）：3.

[6] 董怡．原发性干燥综合征 36 例临床分析 [J]．中华内科杂志，1984，23（11）：697.

[7] 叶尚金．Sjögren 综合征临床诊断标准的探讨 [J]．上海免疫学杂志，1985，（6）：342-345.

[8] 侯杰．干燥综合征的肺部表现：附 47 例报告 [J]．中华内科杂志，1985，25（6）：350.

[9] 赵家良．干燥综合征的眼部表现和诊断 [J]．中华眼科杂志，1985，21（4）：222.

[10] 陈寿坡，等．干燥综合征对胃肠道和胰腺外分泌功能的影响 [J]．中华内科杂志，1987，26（12）：698.

[11] 董怡，张乃峥．干燥综合征的肾脏损害 [J]．中华内科杂志，1988，27（3）：162.

[12] 董怡．干燥综合征的系统性损害值得重视 [J]．中华内科杂志，1991，30（7）：388.

[13] 张纯英，等．Sjögren’s 综合征的血液流变学测定 [J]．佳木斯医学院学报，1994，17（3）：27-28.

[14] 徐治波，刁祖蓉，王晓霞．原发性干燥综合征的临床及免疫异常 [J]．四川医学，1998，19（2）：154-156.

[15] 刘湘源，李春光，黄次波．干燥综合征与肾小管性酸中毒 [J]．中国实用内科杂志，1998，18（12）：753-754.

[16] 张卓莉，董怡．原发性干燥综合征肝脏损害的临床及免疫学特点：附 30 例临床分析 [J]．中华风湿病学杂志，1998，2（2）：92-96.

[17] 路志正，焦树德，阎孝诚．痹病论治学 [M]．北京：人民卫生出版社，1989：281.

[18] 潘文奎，傅宗翰，刘永年．关节酸痛、口干舌裂、面色泛红案 [J]．中医杂志，1980，21（10）：32-35.

[19] 张绪磊．40 例干燥综合征的阴虚舌象分析 [J]．江苏中医杂志，1982，2（1）：28-29.

[20] 薛芳．干燥综合征与燥胜则干 [J]．辽宁中医杂志，1982，6（7）：7-9.

[21] 傅宗翰，刘永年．干燥综合征初探 [J]．中医杂志，1983，24（8）：4-8.

[22] 傅宗翰，刘永年．干燥综合征辨证施治规律探讨 [J]．南京中医学院学报，1987，（3）：11-15.

[23] 赵丽娟．补脾益气及阴阳双补法治疗干燥综合征 [J]．中医杂志，1985，26（6）：41-42.

[24] 杨香生．干燥综合征的中医分型论治探讨 [J]．江西中医药，1989，（5）：26-28.

[25] 章琴韵．口眼干燥关节炎综合征的中医治疗 [J]．中医杂志，1987，28（2）：44-45.

[26] 潘开明，冯佩诗. 从肾论治干燥性角、结膜炎 [J]. 中医杂志，1982，23（4）：40-41.
[27] 杨南陵. 浅谈干燥综合征的中医治疗 [J]. 江西中医药，1998，29（3）：49.
[28] 王燕青，刘学法，李达祥. 从瘀论治干燥综合征探微 [J]. 中医函授通讯，1998，17（4）：16-17.
[29] 潘文奎. 试论口眼干燥综合征的辨证施治 [J]. 甘肃中医学院学报，1988，（1）：20-21，28.
[30] 潘文奎. 中医对口眼干燥综合征的认识及诊治概况 [J]. 中医杂志，1989，30（1）：53-55.
[31] 刘国正. 中医药治疗干燥综合征临床研究进展 [J]. 中国中医药信息杂志，1995，2（4）：25-26.
[32] 马永桢. 干燥综合征辨证论治六法 [J]. 南京中医学院学报，1994，10（5）：29-30.
[33] 苑丽娟. 三段三方治疗干燥综合征 [J]. 辽宁中医杂志，1996，23（8）：353.
[34] 董振华. 干燥综合征的中医治疗 [J]. 中国医刊，2000，35（10）：47-48.
[35] 徐青. 汪履秋治疗干燥综合征医案二则 [J]. 江苏中医，1995，16（5）：25.
[36] 吴成. 孟澍江治疗杂病经验 [J]. 中医杂志，1993，24（7）：402-403.
[37] 夏桂成. 更年期妇女干燥综合征的辨证施治 [J]. 江苏中医，1991，12（4）：13-15.
[38] 刘永年. 干燥综合征的中医诊治与研究 [M]. 北京：人民卫生出版社，2006.
[39] 谢幼红. 从脾论治干燥综合征的探讨 [J]. 陕西中医，2010，31（6）：710-712.
[40] 朱星瑜，傅天啸，王耀东. 从郁论治干燥综合征思路浅析 [J]. 上海中医药大学学报，2016，30（1）：4-6.
[41] 许超，钱先，汪红仪. 津血源颗粒对干燥综合征模型大鼠治疗作用的初步探讨 [J]. 中药药理与临床，2011，27（1）：86-88.

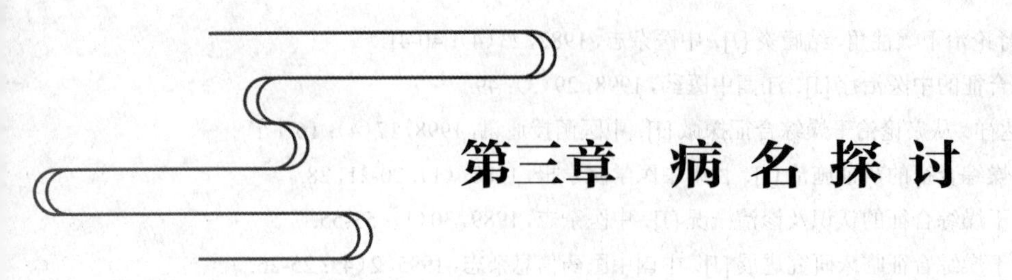

第三章 病名探讨

【干燥综合征中医诊断病名的意义】

西医学对干燥综合征的病因病理及临床表现的认识是逐步深入的，因此从认识的进展看，历史上曾有多种诊断病名，如 1892 年 Mikulicz 报道 1 例双侧腮腺及泪腺肿大患者，活检示腮腺高度淋巴细胞浸润，后称之为“Mikulicz 综合征”；1933 年 Henrick Sjögren 首次详细描述 19 例口眼干燥患者的组织学检查结果，始被称为“Sjögren 综合征”；1953 年 Morgen 认为 Mikulicz 综合征与 Sjögren 综合征组织病理学改变一致；1980 年 Talal 提出“自身免疫外分泌腺病”的病名；近年来的研究表明，干燥综合征实际上是外分泌腺腺体上皮细胞的病变，1995 年 Moutspouios[1] 因此提出“自身免疫性上皮炎”的病名。自身免疫外分泌腺病及自身免疫性上皮炎等病名的出现体现了医学对本病认识的深入，概括了本病免疫功能异常的病理特性。目前国际标准名仍以本病的第一发现人 Henrik Sjögren 命名本病为舍格伦综合征（Sjögren’s syndrome）。从国际上风湿病科疾病命名的发展趋势来看，许多以人名来命名疾病的荣誉性命名逐渐被去除，而改以疾病的性质特点来命名，这样才有利于更好地理解推广疾病的概念。因此从长远看来，本病的国际标准病名应该还会进行修改。本病病名在我国的发展则有所差异，1980 年时本病已经被部分风湿免疫科医生所认识，当时仍然觉得这是一个少见病，故而从我国实际出发，为了便于本病在国内的理解、接受及推广，国内医学家按照本病最特征性的口眼干燥症状，将本病的中文标准译名定为干燥综合征。

从中医对干燥综合征的病名认识来看，经历了较长时间的变化。干燥综合征的中医病名确立对于疾病的诊治意义重大。辨证论治和辨病论治的结合是中医学的显著特点之一。汉代张仲景的《伤寒杂病论》就体现了这一学术特点，如“辨霍乱病脉证并治”“中风历节病脉证并治”和“痉病脉证并治”等，开创了中医辨证与辨病相互结合的先河，并为后世的发展奠定了基础。此后，历代医家仍在不断地进行有益的探索与总结。从历史上看，凡正确的病名，能够在总体方面不同程度地反映着疾病的本质，构成比较清晰而完整的中医诊断概念，可以提示某种疾病的总体治疗方向。例如“伤寒病”指寒邪侵袭所致的一类疾病，寒为阴邪，易伤阳气，故初起治疗总以辛温解表为主。若寒邪入里化热之后，方用甘寒或苦寒之品以清邪热，并当注意护卫人体阳气。“温病”则与之相反，温热之邪，其性属阳，每易伤阴，故总的治疗原则应当辛凉解表为主，当予辛寒（凉）、苦寒、甘寒、咸寒等清气凉血，并时需养阴护液。因此，前人总结有伤寒病“发表不远热，攻里不远寒”，温病“泻阳热之有余，补阴液之不足”之说。由于辨明了疾病，提示了针对性强的治疗法则，因而对临床有较大的指导意义。再如“胸痹”“真心痛”“痄腮”等病名，均从不同侧面揭示了这些疾病的主要特征，对认识和治疗这些疾病有指导作用。强调辨病，是强调对疾病的认识要有全局观，要抓住其本质特征，并做到通常达变。与辨证相互结合，具有点面结合，主次有序的思路。然而，从医学史看，中医疾病名称的确立，是随着医学科学和相关科学的发展而发展并不断得到完善的，其中需要经历一个漫长的认识和探索过程。

干燥综合征是西医学病名，中医文献有关本病的专论不多，更无与此相应的疾病名称，因而在探讨干燥综合征的临床辨证规律及其中医防治时，首当大致确定其与中医病症相应的归属范畴。传统上中医学常以主症来给疾病命名，但干燥综合征的临床症状复杂多变，且有全身性的多脏器损伤整体病变的特点，所以很难以本病过程中某个单一的主症或在其某个阶段所表现的局部临床症状作为病名来概括。因之在病名问题上，学者们的认识尚不一致，如有认为应归于“痹证”范畴，而以“行痹”“尪痹”“顽痹”名之者；有认为本病表现燥象显著而以“燥证”立名者；也有主“虚劳”名之者等，不一而足，他们都从各个不同的角度一定程度上反映了疾病的临床特征，也反映了各自对本病病因病机的不同认识。

从中医学角度深入探讨干燥综合征的中医病名，目的就是希望能够最大程度上反映本病的病因病机实质。它既能反映当代中医学对本病的研究水平，亦是进一步深入研究的基础。统一的诊断命名，有利于经验总结，有利于学术交流，有利于前瞻性研究，有利于多中心的临床合作研究。一个统一的病名对中医学深入研究本病是必不可少的，有必要深入全面地探讨。

【古代中医文献有关干燥综合征病名的认识】

中医文献中无与干燥综合征对应的病名记载，更未提及这一单独的疾病。仅对其复杂的临床表现及相关的病因病机有一些类似的描述，主要见于“燥证”“虚劳”“痹证”“渴证”等篇目中，难于将其归属于某一疾病。本病临床表现主要包括口干燥症、眼干燥症、其他外分泌腺证候（如呼吸道、胃肠道、肝脏、肾脏、甲状腺、皮肤黏膜病变等）和外分泌腺以外证候（如关节病、血管炎、神经系统病变等），从局部到全身各系统，临床表现极其错综复杂。如《素问·阴阳应象大论》云：“燥胜则干”。《素问·气交变大论》云：“岁金太过，燥气流行，肝木受邪，民病两胁下少腹痛，目赤痛，眥疡，耳无所闻。肃杀而甚，则体重烦冤，胸痛引背，两胁满，且痛引少腹。”再如《素问·至真要大论》曰：“岁阳明在泉，燥淫所胜，则霿雾清暝。民病喜呕，呕有苦，善太息，心胁痛不能反侧，甚则嗌干面尘，身无膏泽，足外反热。”《内经》中的这些论述，首先提出感受燥气之病因学说，并描述了燥邪伤人出现与本病相似的口眼与皮肤干燥、目赤痛、关节痛、身重乏力等证候。《金匮要略》设有“血痹虚劳病”专篇，并创立大黄䗪虫丸治疗因瘀血所致的肌肤甲错之皮肤干燥症。此后，各代医家又有进一步的阐述。如金代刘完素在《素问玄机原病式·燥论》中补充病机十九条曰：“诸涩枯涸，干劲皴揭，皆属于燥”。张景岳在《景岳全书·传忠录·表证篇》中论述道：“盖燥盛则阴虚，阴虚则血少。所以或为牵引，或为拘急，或为皮腠风消，或为脏腑干结。此燥从阳化，营气不足，而伤乎内者也。治当养营补阴为主。若秋令太过，金气胜而风从之，则肺先受病，此伤风之属也。盖风寒外束，气应皮毛，故或为身热无汗，或为咳嗽喘满，或鼻塞声哑，或咽喉干燥。此燥以阴生，卫气受邪，而伤乎表者也。治当以轻扬温散之剂，暖肺去寒为主。”他在前人基础上提出燥邪之气虽属外邪，但有阴阳之分。从阳者因于火，从阴者原于寒。热则伤阴，必累于脏；

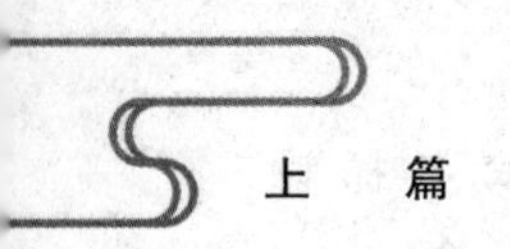

寒则伤阳，必及于经。故有表里寒热不同，明确指出了燥邪内伤和外感燥邪的不同，治法亦异。喻嘉言在《医门法律》中论述道："金石燥血，消耗血液"，还对燥邪犯人作了较详细的论述，并提出了精血津液亏虚致燥的"内燥学说"。《类证治裁》明确提出燥分内因与外因。清代王孟英更从五气方面将燥邪分为"温燥"和"凉燥"。而叶天士则从上下及气血部位的不同，论述了燥邪致病的情况与治疗的不同，他指出："温邪上受，燥亦自上伤，均是肺先受病。但春月为病，犹冬藏固密之余；而秋令感伤，是夏热发泄之后，其体质虚实不同。初起治肺为先，当投以辛凉甘润之剂，气燥自平而愈。若果属暴凉外束，只宜葱豉汤，或苏梗、前胡、杏仁、枳壳、桔梗之属。延绵日久，病必入血，又非轻浮肺药可治，当审体质证候。总之，上燥治气，下燥治血。慎勿用苦燥之品，以免劫烁胃津。"《医醇賸义》概括燥有温燥（兼夏之余火）和凉燥（禀秋末之凉），并分五脏燥和胃、肠之燥。唐容川在《血证论》中首次论述了血瘀所致"血渴"的特征，即"但欲漱水而不欲咽"，渴而不饮，或饮不解渴，与干燥综合征的口干燥症有极其相似之处，最早萌发血瘀致燥之说。

至于本病的肌肉、关节、筋骨、血脉病变等，《内经》称之为"痹证""风湿""历节病"等，根据临床表现分为"行痹""痛痹""著痹""周痹""众痹"；《金匮要略》称之为"历节"，后世医家又有"白虎历节""痛风""鹤膝风""鼓槌风""漏肩风（肩凝风）""顽痹"等诸多名称。又可根据痹痛的病因而称作"风寒湿痹""风痹""寒痹""湿痹""湿热痹""寒湿痹""热痹"等。如《素问·痹论》云："风寒湿三气杂至合而成痹。"并称"风胜者为行痹""寒气胜者为痛痹""湿气胜者为著痹"。《灵枢·周痹》曰："周痹者，在于血脉之中，随脉以上，不能左右，各当其所。"《金匮要略·中风历节篇》云："病历节，不可屈伸，疼痛……""诸肢疼痛，身体尪羸，脚肿如脱，头眩短气……"。

综上所述，古代文献多将本病称为"燥证"，分为内燥和外燥两大类，外燥（或称为"秋燥"）中又有"温燥"和"凉燥"之分；并可根据部位分为上燥（病在心肺）、中燥（病在脾胃）和下燥（病在肝肾）。根据脏腑分为五脏燥和胃肠燥。将本病的口干燥症，称为"渴病"，将本病的关节痛等称之为"痹证"。认为燥证的病因可以概括为内因和外因两大类。外因为感受六淫燥气，内因为造成精血津液耗损的各种致病因素。燥证的临床表现错综复杂，外则皮毛经络筋骨，内则脏腑气血，可见口干而渴、目赤涩痛、皮肤皱揭、肌肤甲错、关节痹痛，咳嗽咯血、胸痛引背、脘腹痞满、体重烦冤等。可见古代文献中没有特定地论及本病，只是对其类似的证候有所描述，并对其病因病机进行了论述探讨而已。

【近代中医学对干燥综合征病名的探讨】

综上所述，干燥综合征就是干燥综合征，尚难以其病程中的某个单一症状或体征来为其命名。为此，我们从中医整体观念出发，从该病发病的全过程，来观察它的证候表现及其演变，并进一步从病机上探索形成干燥综合征诸种证候的原因和条件，从而有别于与之相似的中医各病证。

近代中医学对本病的认识，初始于 20 世纪 70 年代。80 年代初期以前，仅限于个案治验报告和讨论。1982 年薛芳依据干燥综合征的病理特点，将其归属于中医"燥证"范围，与《内经》所论"燥胜则干"联系起来。其后多数学者亦将其归属于"燥证"。潘文奎进一步指出本病当属中医学"内燥证"范畴，而与"外燥证（尤其秋燥）"显而有别。1983 年傅宗翰等发表“干燥综合征初探”，从本病的中医证候表现、病名、病因、病机和治则用药等方面进行了全面深入的探讨，首次提出“燥毒症”的病名。1985年赵丽娟等认为本病常出现各种虚损证候，故将其中医病名归属“虚劳”的范畴。此外，许多学者因本病为风湿免疫系统疾病而且有关节病变而将其归为“痹证”，并可根据其不同表现，如累及周身者称其为“周痹”；因其脏腑损害而有肝、肾等受损者，称之为“脏腑痹”。当代国医大师路志正称本病为“燥痹”[2]，得到部分研究者的认同，他指出燥痹是由燥邪（外邪、内燥）损伤气血津液而致阴津耗损、气血亏虚，使肢体筋脉失养，瘀血痹阻，痰凝结聚，脉络不通，导致肢体疼痛，甚至肌肤枯涩、脏腑损害的病证。这里所论之“燥痹”，与干燥综合征及部分的类风湿关节炎十分相似。对这类疾病出现以阴血亏虚、津枯液涸、筋脉关节失润为主要病机者，可参照论治。此外，还有根据临床证候的轻重主次，结合专科局部主症的命名方法，如根据口眼干燥为主而名之为“燥证”或“内燥证”；或根据腮腺肿大而名之为“发颐”；或根据眼部角膜炎、结膜炎干涩无泪而名之为“翳眼”“白涩症”“泪枯症”。

诸多学者从不同的角度对本病的病名做出了积极而有益的探索，提出了多种不同的名称。见仁见智，各有其价值所在。但遗憾的是，目前中医界对本病尚没有一个统一的病名。从历史上看，古代医家多属家传授业，个人行医，众多医家很难聚集一堂，共同切磋研讨，故而自行命名，并沿习相传。从医学发展史看，疾病名称的确立，是随着医学科学的发展而发展的，并不断得以完善。为使本病中医病名更趋科学、合理且切合临床实用，当代中医学者有必要通过深入地学术交流与研讨，统一本病的中医病名，以利于中医风湿病专科的发展。

【“燥毒症”中医病名的提出】

中医学对疾病的命名，有的依据病因命名，有的依据病机命名，有的依据临床表现命名，有时还采用比喻命名等。概括而论，中医学对疾病的命名一般遵循两种规则：一是证候命名法，即以某一特征性证候来命名疾病，如“真心痛”“喘证”等；二是病因病理命名法，即根据疾病的病因或病理特征来命名疾病，如“痨瘵”“中风”“风温”“虚劳”等。结合到干燥综合征中，若以“痹证”“燥痹”[2]“脏腑痹”作为干燥综合征的中医病名，是将本病归属于“痹证”范畴，然而“痹证”仅是本病临床表现的一个方面，并非本质特征。若以“虚劳”作为病名，虽然本病多是一种本虚标实或虚多实少的病证，但本病的病机和临床表现并非纯属正虚，尤其在疾病的早期或活动期，邪实可能成为疾病的主要矛盾，故以“虚劳”作为病名只能代表本病某一阶段的临床特征，且有过于笼统之嫌。以“燥证”为病名，确能突出本病临床证候存在口眼干燥等的主要特征，亦能以“燥”涵盖本病的病因病机一面。故这一病名很长一段时期里似已成为大多数中医学者的共识。随着对本病认识的深入，人们认识到本病之燥非六淫之外燥，为与外燥相区别，遂以“内燥证”作为病名。然而一个科学、合理、实用的病名，应该能反映最新的研究成果，且能全面体现疾病的本质特征。因此本病的病名若采用主症命名的方法，恐不可取，由于本病是一种全身性自身免疫性疾病，临床表现复杂多变，从筋骨到脏腑，从局部到全身，且其主症常随疾病的不同发展阶段而变更转移，因之难以用单一主症概括，因其不能反映本病的本质特征。若用根据临床证候的轻重主次，再结合局部主症的专科命名方法，亦存在着明显的缺陷。故以采用能够体现本病的临床特征又能反映本病病因病机特点的命名法无疑将是可取的。

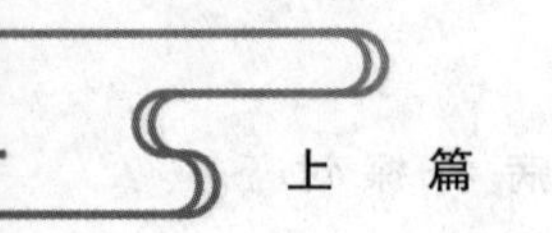

1983年，南京市中医院以已故全国名老中医傅宗翰为领导的研究小组在全国首先提出以“燥毒症”作为本病的中医诊断病名，嗣后，近二十年来我们又经过大量病例的临床观察资料分析和反复研讨与印证，认为以“燥毒症”作为干燥综合征的相应病名，比较贴切，并进一步深化了它的认识，扩大了它的内涵。至于“燥毒”的名称沿用，乃取自《内经·五常政大论》中：“太阴在泉，燥毒不生”，因其燥胜而成毒，邪虽似而义相殊，故显然与一般燥证不可同日而语，其依据是：干燥综合征既归“燥”之范畴，临床必有“燥”的表现，故其临床证候总以一派干燥之象为其特征，然而无论从其燥的程度或致燥之源，又均非一般常见燥证（外燥或内燥）可比。按中医传统理论对病邪的认识，多有“邪胜成毒”之论，即指病邪猖獗之势，远非一般机体正气所能抗御者，姑谓之毒，“燥毒”病名的涵义，乃循此而来。依临床表现而论，干燥综合征在“燥”的表现方面确有其独特之处，乃燥证中之异类者，此其一也。干燥综合征发病一般多较隐袭，邪气深潜，其邪踞之处隐僻幽深，或留肌腠，或滞络间，或犯营血，或居一隅，深伏痼结，日聚月积，蕴酿久蓄，暗耗正气，致使气蔽邪张，耗津伤气，乃非一般燥邪所可致之者，此其二也。干燥综合征现已被国内外医界认定为难治病，其发病隐袭，误诊漏诊常不鲜见，辨识不易，求治更难。病程冗长，根深蒂固，或显或伏，反复发作，是乃又与一般燥证迥异，此其三也。部分干燥综合征患者在临床表现上，又常有与“燥”的一般属性相悖的症状，如口舌干燥但无渴饮，或仅喜润漱而已，浮肿便溏，面色清癯，舌不干红边有齿痕等，此等非燥证候又与“干”的症状并存，在病机上多有矛盾之处，远非一般燥证所常具的特征，显系燥中异类的又一依据，此其四也。此外，在治疗上，干燥综合征所现之燥证，又非应用单纯清滋柔润，养阴生津单一传统治法所能奏效，常需将“解毒”之法引入于该病的治疗之中，且贯穿于治疗的全过程，始能收到一定的治疗效果。此外，对部分干燥综合征患者，由于辨证施治的需要，又常需选用辛甘温润之品方能得益，有似“以燥治燥”之法则，而又与一般治燥之常法大异，此其五也。

我们认为，对于该病病名的探讨，并不是必定要求寻找干燥综合征与中医学中的某个病名完全对应起来，更不能认为中医文献中的某个疾病即今之干燥综合征，而是要通过探索，借鉴古代病名证名内涵的理解，借此深入研究和掌握干燥综合征的本质，并将积累的临床实践认识加以总结升华，提高我们对该病本质特征的认识，从而有助于掌握干燥综合征的辨证和治疗规律，丰富和拓展中医学中燥邪致病的理论，并将解毒诸法引入干燥综合征的治疗，实践证明在一定程度上提高了对干燥综合征的治疗效果，进而开辟了认识干燥综合征的新境地，对其他自身免疫性结缔组织病的理论认识和临床实践或许也有一定的借鉴意义。

我们于三十年前提出了“燥毒症”的名称作为干燥综合征的相应中医病名以后，目前，这一病名已经得到了国内不少免疫风湿病专家学者的首肯和认同，并被一些中医诊治干燥综合征的专篇论著所引录，如《实用结缔组织病学》《免疫性疾病的中医治疗》《实用中西医结合免疫性疾病学》《结缔组织病的中医治疗指南》等，并给予了高度评价，谓其既具有认识上的开拓性，又颇具临床实际意义。2006年我们在人民卫生出版社出版《干燥综合征的中医诊治与研究》第1版，作为当时关于本病的第一本专著，书中对“燥毒症”的命名进行了比较详细的阐述，使得“燥毒症”的概念在风湿学界得到进一步的认识，今后我们还将对此继续深入探索。

【参考文献】

[1] Gary S. Firestein. 凯利风湿病学（第 8 版）[M]. 栗占国，唐福林，译. 北京：北京大学医学出版社，2011：1217.

[2] 李满意，娄玉钤. 燥痹的源流及临床意义 [J]. 风湿病与关节炎，2014，3（5）：57-63.

第四章 病因探析

西医学认为本病的确切病因迄今尚不完全明确，中医学对其病因也在深入探索之中。《灵枢·口问篇》说："百病之始生也，皆生于风雨寒暑，阴阳喜怒，饮食居处，大惊猝恐。"这就是说疾病的发生既有风雨寒暑之类的气候变异（外环境）的影响，又有喜怒惊恐的情绪波动（内环境）的影响，还有饮食不慎、居处失宜等方面综合作用的结果。20年前，我们曾把干燥综合征中医命名为"燥毒症"。然燥毒既可外来，犹可内生，按中医整体观念理论认为，对导致干燥综合征的病因，既要重视外来邪毒侵袭，更要重视内在因素的致病作用，把邪与正统一起来认识，才能更好地完善干燥综合征的病因学说，从而为本病的临床"审因论治"提供较为确切的理论依据。

从审症求因的传统认识出发，我们认为干燥综合征的临床表现与"燥证"有较多吻合之处。根据干燥综合征的临床特征及其发展变化规律，结合中医学的病因学理论，宜从"正""邪"相互对立而又紧密联系的两个方面来认识其发病的原因，乃因患者禀赋缺陷，素体肝肾阴虚，肺胃津液不足，复受燥毒之邪侵扰，重灼津液，壅滞经络，内不能濡润脏腑，外不能滋养皮毛所致。邪正互相影响，形成病理循环，以致促发本病。现代西医学的研究也将本病的病因主要归于遗传和病毒感染两大类。现从中医学角度出发，将本病的致病因素概括为以下几个方面。

【体质因素】

所谓体质，也就是通常所说的"禀赋"，是与生俱来的，体质的强弱在很大程度上取决于父母的遗传。从病因学而言，这是由于人在体质上的某些缺陷而导致疾病发生的内在因素，在中医理论的发病学上，对此是非常重视的。"体质是人群中的个体在其生长、发育和衰老过程中形成的功能、结构和代谢上的特殊性。这种特殊性往往决定其对某种致病因素的易感性及其所产生的病变类型的倾向性[1]。"所谓易感性和倾向性，实际上与中医学"同气相求"的理论是一致的。如吴德汉在《医理辑要·锦囊觉后篇》中说"要知易风为病者，表气素虚；易寒为病者，阳气素弱；易热为病者，阴气素衰；易伤食者，脾胃必亏；易伤劳者，中气必损。须知发病之日，即正气不足之时。"这就可以解释为什么在同样的致病条件下，有人发病，有人不发病，在发病的人群中，又多具有某种相似的体质特征。前贤有谓："禀赋厚薄，疾病各异。"这在本病及系统性红斑狼疮等自身免疫性结缔组织疾病中反映尤为明显。现代的研究也表明本病的产生与人淋巴细胞抗原（HLA）为中心的遗传相关。古人云："斯人也而有斯疾"盖指于此。

《伤寒广要》中说"凡人禀气各有盛衰，宿疾各有寒热，因伤寒蒸起宿疾，更不在感异气而变者，假令素有寒者，多变阳虚阴盛之疾，或变阴毒也；素有热者，多变阳盛阴虚之疾，或变阳毒也。"则可能是由于受邪相同，体质各异，因而临床表现出不同的病症。本病大多显现阴虚液燥的临床证候类型，且又多发于40岁以上的女性患者，恐与妇女特有的经孕产乳的生理特点有关。兼之中年女性，即如《素问·上古天真论》中所说："女子五七阳明脉衰，面始焦，发始堕；六七三阳脉衰于上，面皆黑，发始白；七七任脉虚，太冲脉衰少，天癸竭……"进入了生理的过渡阶段，由盛而衰，易于导致阴津营血亏损内耗，继而阴虚生燥，为罹患本病创造了条件。

按匡调元氏在《中医病理研究》中将人的体质分为正常质、晦涩质、腻滞质、燥红质、迟冷质和倦㿠质六大类型。归纳大量干燥综合征患者的表现，她们大多具有"燥红质"的临床特征，如形弱消瘦、面颊带红、口干咽燥、大便秘结、小便短黄、喜凉饮或饮不解渴、艰寐心烦、耳聋耳鸣、舌红少苔或无苔、脉细弦数等表现。

由此可见，从干燥综合征的临床表现上看，与"燥"难脱干系。而本病之燥既与一般六淫外燥之邪显然有别，更非单纯内生燥邪，那么其燥又从何而来？体质因素的影响看来在本病的发病上占有极其重要的地位。这种认识与生物学的基因理论和西医学的遗传易感性似有相通之处，现代研究也发现本病的发病有较强的免疫遗传因素，与单倍体基因的多态性相关。

【邪毒因素】

我们在对干燥综合征的多年临床观察中，意识到在干燥综合征及其他自身免疫性结缔组织疾病的发病与变化过程中，每多存在着"邪毒"的因素。

一、邪毒的概念

中医所说的"邪毒"内涵非常丰富。"邪"，即邪气、"常邪"，广义的邪气包括一切内外致病因子，而一般多指外感致病因素。"毒"，即毒邪，又称毒气，在中国古代医籍中常指为"非时之气""戾气"等，是指存在于自然界之中，对人体有明显伤害，较六淫病邪损害性更强烈的范围广泛的一类致病物质。邪气与邪毒有联系又有所区别，邪气侵入人体得不到及时的清除可以转化为邪毒。由邪气到邪毒存在着一个邪气积聚，由量变到质变的过程，即所谓"邪胜成毒"。火热炽盛可以化为火毒，表现为疮疡疖肿；痰湿之邪浸淫日久可以化为湿毒，出现湿疮黄疸，瘿瘤瘰疬；寒邪蕴久可以化为寒毒引起阴疽流注等；同样，燥邪无论外感还是内生，蕴藏日久，可以化为燥毒，临床可以看到口眼干燥，脏腑受损，一派燥邪炽盛的表现。

二、邪毒致病的特征

邪毒致病的临床特征主要是由其中的毒邪成分决定的。概括起来，邪毒为病具有以下共同特征：

1. 其来多源　邪毒既可以由外感六淫蕴化而来，亦可由脏腑内伤，痰湿瘀血乃致药毒蕴蓄化生所致，非似毒邪戾气单纯外来。

2. 其位多变　不论邪毒源于外感或内生，均惯于伏藏，所藏之处多变，不拘一经，或蕴藏于脏腑关节，或蛰伏于经隧血脉，隐僻幽深，无处不在。

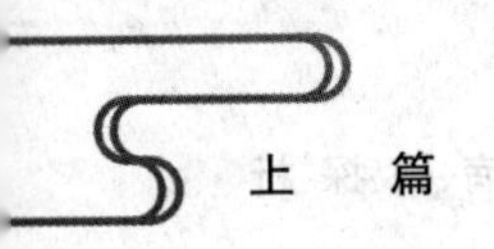

3. 其症多杂　因为邪毒深藏于脏腑经络之间，随受损脏腑的不同而有不同的外证表现。而且不同属性的邪毒又有不同的临床特征。

4. 其情多乖　邪毒为患，发病或隐袭，或暴发，传变迅速，容易兼火兼热，或隐袭，侵蚀缓慢，夹痰夹瘀，其情乖戾，变化多端。

5. 其害多深　由于容易深入脏腑经络，阻滞气血，变生瘀血痰浊，毒邪与瘀血痰浊胶结，可以引起癥瘕积聚。邪毒又容易损伤脏腑气血，导致正虚邪盛，病情进一步发展，损阳竭阴，产生不良后果，最后导致阴阳离决。

6. 其治多难　由于邪毒内伏，毒瘀互结，气血受伤，病情多较顽固，或隐或显，反复发作，难以根治。

三、燥毒的产生

干燥综合征虽然与传统的燥证有相似之处，但也存在明显的不同。燥证分为内外，外燥发病有严格的季节性，可分为温燥、凉燥。外感燥邪主要犯及肺卫，并出现津液受损的证候。而内燥的产生多由于汗下太过、久病耗伤或精血内夺，以致机体阴津亏虚或邪滞络脉，津液失布所致。观察干燥综合征的发病过程，不具备一般内燥通常的形成条件，更不具有外燥有明显季节性和感而即发的特点。本病临床症状较一般燥证复杂而严重，可表现为口干舌燥，唇燥起皱，目涩泪少，目赤如鸠，低热羁留，牙龈溃痛，齿衄鼻血，脘腹嘈杂灼热，大便干结，肌肉消瘦，舌体光瘦，脉形细涩等。甚至邪舍于内，犯及脏腑，出现浮肿尿少，或尿多失控，黄疸胁痛，倦怠肢软，咳喘咯血，胸闷心悸等诸多病症，甚则热入营血、肝风内动，邪陷心包，而见高热不退、四肢抽搐、神昏等诸多险笃病变。临床常常表现为反复发作，时好时坏，时轻时重，病期冗长，难于除治。我们推断认为本病的发病根本在于燥毒为患，但非“三因”之外别有一种致病邪气名为燥毒，其缘乃由多种致病因素在一定的条件下转化演变而来，燥红质体质的患者多阴液不足，燥热内盛，摄生不慎，六淫外邪乘虚而入或因饮食劳倦、情志违和导致脏腑功能变动，痰浊瘀血内生，二者或从燥化，进一步耗伤阴液，或影响津液的输布，正虚邪恋，迁延不愈，日久蕴酿而成。

（一）外邪化燥酿毒

《素问·阴阳应象大论》中说“天有四时五行，以生长收藏，以生寒暑燥湿风”。所以，正常的气候变化不会使人致病，称为六气，但当四时之气反常，太过或不及，或未至而至，或至而未至，超过人体的适应和抗拒能力，引起疾病时，则称为六淫。六淫是外感疾病的主要致病因素。六淫邪气又各有其不同的性质，当侵入人体后，常随人体的阴阳、虚实、燥湿等不同而从其类。如前所述，干燥综合征患者多为“燥红质”体质，阴液不足，燥热内盛，如感受寒湿阴邪，则易使湿化为燥，寒化为热，如感受风热阳邪，两阳相加，燥热之象更胜。燥气非秋天独有，石寿棠在《医原·百病提纲论》中提出燥湿统赅六气，主一年之气。他说：“且夫燥湿二气，为时行之气，又有非时之偏气。如久旱则燥气胜，干热干冷则燥气亦胜，在春为风燥，在夏为暑燥，在秋为凉燥，在冬为寒燥”。燥化太过或不及，非其时而行其气，燥气则变成六淫燥邪。《素问·五常政大论》云：“阳明司天，燥气下临，肝气上从，苍起木用而立，土乃眚，凄沧数至，木伐草萎，胁痛目赤，掉振鼓栗，筋痿不能久立”等。

从这些文献论述中，表明燥邪亦为令人致病的重要因素，其临床特征与干燥综合征确有不少相似之处。“邪之所凑，其气必虚，”正虚邪恋，正气无力鼓邪外出，迁延日久，酝酿成毒，深入脏腑，壅滞经络，气血津液不能正常输布，进而发为本病。我们临床经常可以看到一些患者，早期仅仅表现为反复的低热、关节疼痛等卫表症状，经过一段时间，才开始出现干燥综合征的一系列临床症状和西医学中多种相关的自身抗体，不同程度地提示外邪化燥酿毒的存在。

（二）燥毒内伏

伏邪学说起源于《内经》，其中关于“冬伤于寒，春必病温”的记载开创了伏气温病的先河。隋朝巢元方在《巢氏病源》中进一步认识到不独伏寒化温，更有“冬时天时温暖，人感乖戾之气，未及发病，至春又被积寒所折，毒气不得发泄，至夏遇温热，温毒始发于肌肤，斑烂隐疹，如锦文也。”金元时期，刘河间认为伏气温病，四时皆有，扩大了伏气温病的范围。《素问·金匮真言论》说“藏于精者，冬不病温”，指出正气不足是邪气得以内伏的内在条件。正气不足，无力鼓邪外出，邪气得以乘虚而入，以致邪气深伏。因为邪气伏藏于里，伏气发病，或由里而达表，或由里而再里。所以伏邪温病初起即以里热内郁为其证候特点。部分患者初起虽可兼见表证，但必以里热见症为其主要表现，即所谓“新感引动伏邪”。

干燥综合征的临床症状复杂严重，发病初起每可出现一派燥毒炽盛而从热化之象，并可出现脏腑功能的异常，此外还常常表现为病情反复发作，起伏不定，病期冗长，难于根治。借鉴伏气温病的观点，我们认为这是燥毒伏藏于脏腑经络之间演绎变化的结果。“燥红质”体质，素体阴虚患者，感受外邪，或受职业影响，金石药毒积蓄日久，正气无力鼓邪外出，其从燥化，酝酿成毒，最虚之处，就是容邪之地，阴液不足，燥毒之邪则易伏藏于营血之分。干燥综合征的临床过程实际上就是伏藏的燥毒与人体正气相互斗争，虚实消长的过程。邪正俱盛，正邪交争剧烈，临床就表现为发热、关节痛等急性发作的活动期症状；如邪盛正虚则病进，出现脏腑功能进一步受损；如正虚邪不盛，则表现为临床症状相对稳定的缓解期。

大多数干燥综合征患者，经过适当的治疗，临床症状改善，但自身抗体长期不消失，或因某些感染导致病情反复，可认为是燥毒伏藏于内，外感引动伏邪，是对伏邪致病的佐证。西医学认为本病的发生与病毒感染（如 EB 病毒、疱疹性口炎病毒和逆转录病毒等）后产生免疫反应有关，但并非感染后即发，而是一定时间后才演变发生，这与我们所讲的外邪化毒伏藏亦有着相通之处。

综上所述，可以认为燥毒为患是本病的一个重要环节。其在形成因素、临床表现、致病特点（如感病途径、受病部位、演变过程）等均有其自身的特殊规律。现将外燥、内燥和燥毒的不同特征归纳如下（表 4-1），可以清楚地看出三者的区别。

表 4-1 外燥、内燥和燥毒的区别

分类	病因	病理特征	临床表现	治疗与预后
外燥	外感六淫之燥	由燥邪从口鼻肌肤而侵，犯于卫表皮毛。病位在肺卫。	以肺卫证候为主，有温燥和凉燥之分。	解表润燥为主，病程短而易治，多数日而病愈。
内燥	①热病伤津。②汗、吐、下后伤津亡液，或失血过多；③久病精血耗夺；④金石药毒，饮食劳逸，情志失调，燥血伤津。	津伤液耗，脏腑失于濡润。病位以肺、脾、肾为主。	以口干咽燥，皮肤干涩粗糙，毛发干枯不荣，肌肉消瘦，小便短少，大便干结等津伤液少的症状为主，属“津亏”或“血燥”。	以养阴生津润燥为主，急性伤津耗液者可迅速恢复，但久病耗夺精血者需较长时间治疗方可恢复。

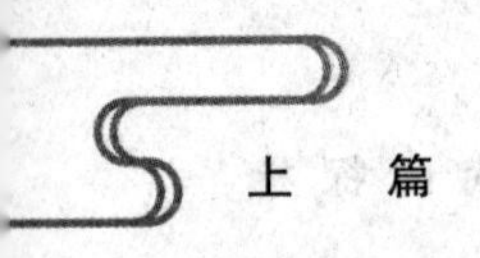

续表

分类	病因	病理特征	临床表现	治疗与预后
燥毒	①先天禀赋体质因素：阴虚质或燥红质。②反复招罹外邪，蕴而化燥；或因药食所伤，七情劳倦，燥邪藏伏，酿毒蓄积，积渐而发。	乃因燥邪猖獗，邪胜酿毒，毒壅化热，蓄积化火，火燎益燥所致，病位以肝、脾、肾为主。	除见口干舌燥，目涩泪少，唇燥起皱，肌肤甲错，肌肉消瘦，舌体光瘦，脉形细涩等一派燥涩之象，同时可见低热羁留，牙龈溃痛，齿衄鼻血，目鸠赤红，脘腹嘈杂灼热，大便干结等。甚至可见邪舍于内，犯及脏腑，如热入营血、肝风内动，邪陷心包，肾受戕伐等表现复杂而多变。	邪盛者，解毒活血清燥为主；正虚者，益气养阴润燥为主；总以生津增液为经纬。早期诊治，病情稳定，燥毒较少内舍者，预后大多较好。

【其他因素】

其他因素是指生活因素（如生活条件与生活习惯，包括饮食、起居、劳逸、情志等诸方面，都是人体赖以生存和维持正常生命活动的必要条件）、健康状况、失治误治、药物毒副作用等。这些因素并非干燥综合征（燥毒症）发病的主因，但可以某种程度上影响疾病的发生、发展与转归，现分述如下：

一、饮食所伤

饮食给养是维持人体生命活动的主要来源，《养生论》谓之：“安身之本，必资于食。”饮食适宜，则精力日充，若饮食不宜，则反害为病。如《素问•痹论》云：“饮食自倍，肠胃乃伤”。《脾胃论》进一步说：“饮食不节则胃病，胃既病则脾无所禀受，脾亦从而病焉。”一旦脾胃受损，元气必然不充，脾胃之气亏虚，既不能化生气血津液，又易导致津液运行受阻，燥病生焉。可见饮食所伤，导致津液亏乏，实为导致本病干燥症状发生的重要内因之一。临床上，饮食所伤而致病者主要有二个方面：

（一）饮食不节

《济生方》认为：“善摄生者，谨于调和，使一饮一食入于胃中，随消随化，则无留滞之患。”过饥过饱，脾胃损伤，胃伤则不能纳，脾伤则不能运，纳运失常，不仅化源不继，食物停滞，极易郁而化热，耗伤津液。此外，饮食不节，也可能是造成燥毒症加重或复发（或称食复）的一个重要原因。

（二）五味偏嗜

古人对于食物营养作用的认识是建立在五味入养五脏的基础上的，人的精神气血都是由五味资生和滋养。酸入肝，苦入心，甘入脾，辛入肺，咸入肾。如果长期偏食某一味，则会引起脏腑功能的偏盛偏衰。《素问•五脏生成篇》记载：“多食咸，则脉凝泣而变色；多食苦，则皮槁而毛拔；多食辛，则筋急而爪枯；……此五味之所伤也。”五味太过还表现在恣食膏粱厚味，或过食偏寒偏热的食物方面。过食厚味，则会酿成热毒，偏嗜辛辣（包括酗酒），则会使胃肠积热，伤津劫液，造成干燥症状的发生。

二、劳倦内伤

人类正常的生活，应当要有适当的劳动。正常劳动，为生活所必需，有助于人体血脉之疏通和气机之调畅，从而保证健康。逸，是为了恢复疲劳使气血得以蓄养。劳倦是指过度疲劳而言，又称劳伤，历代医家皆有论述。如《素问•宣明五气论》里："五劳所伤，久视伤血，久卧伤气，久坐伤肉，久立伤骨，久行伤筋。"《诸病源候论》有"五劳""六极""七伤"之说。劳倦不单指体力劳动而言，劳心太过也会致病。由于过度疲劳可能导致燥毒症的的加重与复发（或称劳复）。

另外，劳倦尚包括房劳所伤。房室与五脏功能关系非常密切。房劳所伤主要在于纵欲过度，最为直接的是使有形之精液耗损而伤肾精。肾中精气，内寓元阴元阳，阴亏精伤，则阳无所依，久必浮而上越，引起虚火上炎。阴亏日久，必损及阳，以致肾中阴阳俱亏，则周身上下脏腑百骸皆失于濡养温煦。即如张景岳所说"欲火摇心，真阴日削，遂致虚损不救。"

三、情志所伤

情志因素，即前人所谓喜、怒、忧、思、悲、恐、惊七种情志。人的情志活动与内脏关系十分密切，若将七情分属五脏，则心"在志为喜"；肝"在志为怒"；脾"在志为思"；肺"在志为忧"；肾"在志为恐"；这就是中医学中所谓的五志。情志活动异常，常表现为佛郁或过激，长期而持久的情志异常，超越了正常的生理活动范围，影响内脏正常功能，乃成为致病因素。情志所伤，首先表现为气机运行失常，以后由于脏腑功能的受损而出现精血津液的一系列变化，可表现为津液本身的亏损或津液输布受阻，从而引发本病或加重病情。从我们的临床实践来看，口眼干燥症状的出现及严重程度与情志有较大的关联，因身患燥毒症而情志抑郁者干燥症状就会更加严重，尤其表现在夜间口干，频频起床饮水。

四、失治误治

各种慢性疾病，耗伤精血，迁延日久不愈，以致阴血亏虚，津液不足，机体失于濡润，或阳气虚弱，推运津液无力，津液失布，发为本病。

误治包括误用汗法、利法、下法、清法，温补过度重伤津液。误汗包括不当汗而汗和汗不得法，发汗太过，导致津耗阳伤。误利常见于温热病过程中出现的小便不利，而过用渗利之剂。盖温热之病，火热之邪，火有余而阴不足，当滋阴泻火为当务之急，若误用之，不但无小便可利，反而更伤津液。吴鞠通在《温病条辨》明确指出："温病小便不利者，淡渗不可与也，忌五苓、八正辈"。下法本是八法之一，荡涤肠胃，推陈出新。若用之得当，则收效于俄顷之间，若用之失当，则伤阳败胃，损阴耗液，祸不旋踵。清法，具有清热保津之功，然用药过于苦寒，则有化燥伤阴之弊，或损伤中阳，导致津液输布不畅。此外医家投患者所好过用温补，或患者不辨阴阳虚实，长期甘温进补，以致燥热内蕴，耗伤津液，后者于当今中医诊治燥毒症时比较多见。由于干燥综合征初起可表现为反复的低热，关节疼痛，医者病家如不谙此病，误以为体虚外感，或谓机体免疫力低下，妄投温补，或免疫增强剂，结果使得津液益亏，燥邪益盛，进一步促进由燥邪向燥毒的转化，最后燥毒之象毕现，引发为干燥综合征的重症。

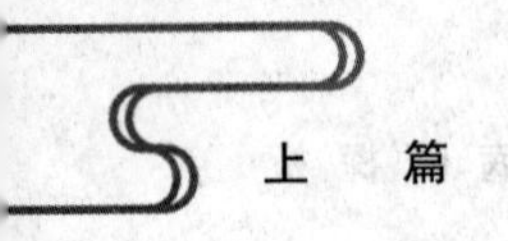

五、药毒所伤

如喻嘉言在《医门法律》中说："金石燥血，消耗血液"，过服金石丹药、温燥之剂等，轻则化燥消灼人体津血阴液，重则蕴酿成毒，形成燥毒之邪，不仅耗损人体津液，还可进一步损伤脏腑元气，使病情不断加重进展，衍生多种病变。

综上可知，干燥综合征的发生非由某一种致病因素单独作用的结果，而是在上述多种因素的共同作用下，通过影响机体的津液输布和代谢，进一步引起内在脏腑功能的失调。在诸多致病因素中，体禀不足，燥毒内伏是关键，这也是认识本病病因的症结所在。

【参考文献】

[1] 丹波元简. 皇汉医学丛书•伤寒广要 [M]. 北京：人民卫生出版社，1957.

[2] 匡调元. 中医病理研究 [M]. 上海：上海科学技术出版社，1989.

[3] 胡冬裴. 中医病因病机学 [M]. 北京：中国协和医科大学出版社，2004.

[4] 王洪图. 黄帝内经研究大成 [M]. 北京：北京出版社，1995.

[5] 陆拯. 毒证论—陆拯临床医学丛书 [M]. 北京：中国中医药出版社，2012.

[6] 杨进，等. 温病学理论与实践 [M]. 北京：人民卫生出版社，2009.

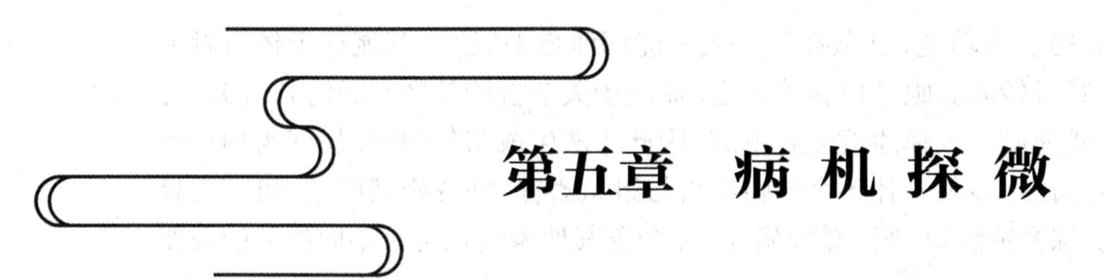

第五章　病机探微

“谨守病机，各司其属”，是中医学探索疾病形成机制的重要原则。本病的干燥症状是其基本特征。然而，本病燥从何来，何以致“干”？这当然要归咎于津液的荣枯流塞了。津伤液燥是本病的病理基础，它涉及人体津液的生成及其输布。人体精血津液不足可以致燥，而津液输布障碍亦是产生燥证的另一主要原因。为研究本病的病机，有必要首先对人体津液的生成、分布和作用等生理情况加以重温和认识。

【津液的生成、输布及其生理作用】

津液是机体一切正常水液的总称。它包括各脏腑器官的内在体液及其变生的正常分泌物，如胃液、肠液、泪液、唾液、关节液、脑脊液及排泄液如汗、尿等。津液同气血一样，是构成人体和维持人体生命活动的基本物质，它主要起着滋润濡养的作用。

津和液，同属于水液，都来源于饮食水谷，有赖于脾和胃的运化功能而生成。其中津和液在形态、分布和功能等方面又有所不同。总的来说，性质较清稀，流动性较大，布散于体表皮肤、肌肉和孔窍，并能渗注于血脉，起滋润作用的，称之为津；性质较稠厚，流动性较小，灌注于骨节、脏腑、脑、髓等组织，起濡养作用的，称之为液。如《灵枢·五脏津液别论》说：“津液各走其道，故三焦出气，以温肌肉，充皮肤，为其津；其流而不行者，为液。”津和液之间既有区别，又可相互转化。

津液的生成、输布和排泄及其维持代谢平衡，依赖于气和许多脏腑一系列生理功能的协调与平衡。人体五脏均参与津液的代谢。肾主五液，乃周身阴液之本；心主血，心气可推动营血津液之运行；肝藏血，津与血同源，肝主疏泄而参与津液之输布；肺乃水之上源，水道之通调仰赖肺气之肃降；脾胃中州乃津液化生之源。津液在体内的升降出入，依赖于气化作用，尤其是肾的气化蒸腾作用。

人体气、血、津液三者有着密切的关系。三者的生成，均离不开脾胃运化而生成水谷精气。三者的生理功能又存在着相互依存、相互制约和相互为用的关系。首先津液渗入血管之中，即为血液的组成部分。血液中水液游离血管，渗入脏腑组织，即成津液，故曰“津血同源”。气属阳，津液属阴，气与津液的关系，类似于气与血的关系。一方面，气能生津，脾胃之气健旺，方能化生津液并使之充盛；脾胃之气虚衰则影响津液的生成，而致津液不足。另一方面，气能行津，津液的输布及其化为汗、尿排出体外，全赖于气的升降出入运动。气滞或气虚可导致津液输布受阻或停滞。此外气能摄津，津能载气，维持津液代谢的正常平衡，也有赖于气的固摄作用。

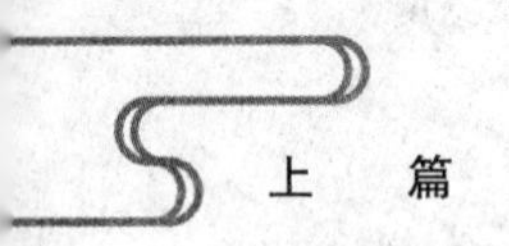

津液有滋润和濡养的生理功能，其散布于体表者能润泽皮毛肌肤，其流行于体内者能滋灌脏腑，其输注于孔窍者能濡养眼耳口鼻等窍道，流注于关节者能使之柔润滑利，渗入骨空者又可填精补髓，养骨充脑。人体津液无处不流，因此津液生成与代谢障碍，其为病也无所不在。故津伤液燥之病，可涉及人体各个脏腑经络与组织器官，病变极其广泛，可谓无处不在。故验之临床干燥综合征除口、眼、黏膜病变外，全身其他系统也可有不同程度的病变表现。

【古代文献有关燥证病机的论述撷要】

古之论燥，不出内外两端。外燥者，乃因感受燥热之邪，伤津耗液而致脏腑组织、血脉经络、四肢百骸失于濡润所致。如《类证治裁》所论："燥有内因、有外因。因乎外者，天气肃而燥胜，或风热致气分，则津液不腾。……因乎内者，精血夺而燥生，或服饵偏助阳火，则化源日涸"，明确提出燥分内因与外因。喻嘉言在《医门法律》中则较详细的描述了燥证的发病部位和病变特征。张景岳明确指出燥气虽属外邪，但有阴阳之分。从阳者因于火，从阴者发于寒。热则伤阴，必累及于脏；寒则伤阳，必累及于经。故有表里寒热之不同，明确指出了燥邪内伤和外感燥邪的不同。

此外，如《景岳全书·燥有表里之不同》中有论："盖燥盛则阴虚，阴虚则血少。所以或为牵引，或为拘急，或皮肤风消，或为脏腑干结。此燥从阳化，营气不足而伤乎内者也。……若秋令太过，金气胜而风从之，则肺先受病，此伤风之属也。盖风寒外束，气应皮毛，故或为身热，或为咳嗽喘满，或咽喉干燥。此燥以阴生，卫气受邪而伤乎表者也。"

清代王孟英还将燥邪分为"温燥"和"凉燥"，他说："以五气而论，则燥气为凉邪，阴凝则燥，乃其本气；但秋承夏后，火之余炎未息，若火既就之，阴竭则燥，是其标气。治分温润、凉润二法。"（引自《重订通俗伤寒论》）。

【干燥综合征病机探微——"毒、虚、瘀"交互为患】

干燥综合征中燥证之形成既非单纯外燥所导致，又与一般内燥有别，而另有蹊径。此除与阴虚体质或毒邪蕴袭耗伤阴津有关外，抑且可因于津布之途障碍，而致"供津不全"，出现类似阴虚燥胜之象。津布障碍犹当责之于虚损和血瘀。虚有气虚（甚或阳虚）、阴虚（或伴血虚）之分，阴虚则津液枯涸，气虚则血流受阻。其中（阳）气虚又是本病的另一主要病理因素，本病临床非独一派阴虚燥热之象，还常见有气阴两虚，甚至气虚及阳，出现阳虚者临床也不少见。临床正确运用益气温阳润燥法，非但未加重其燥，反每能获效。瘀血是第二病理因素，是造成本病津布之途障碍的又一重要原因，究其致瘀之由，或源于淫邪之侵，或由于气病及血，或咎之于脏腑阴阳先伤，且亦能成之于虚。是以"毒、虚、瘀"交相为患，成为本病发病的关键所在。现分别论述如下。

一、邪毒致燥

邪毒为害是本病的起始动因和致燥之源，本病燥证的形成，与先天禀赋缺陷和后天邪毒蕴袭密切相关。前已论述，邪毒的来源有二：一是阴虚燥热之质，反复外受温热燥邪侵袭；二是由于多种因素日久酝酿孳生而成燥毒，如职业影响接触有毒物质，或药毒久蓄，或五味偏嗜，或七情所伤，或劳倦过度，或久病误治等。其毒内生，缓慢积渐而来，非似火毒、血毒其来也暴。它侵袭人体并非立刻发病，而是蛰伏于机体之内，有一个量的累积过程，故其发病机制有似温病中之“伏邪”。其邪或匿藏于经络之中，或淹埋于脏腑之内，幽僻深邃，难于驱逐。经络是经脉和络脉的总称，《医学入门》中说：“经者，径也；经之支脉旁出者谓络。”指出络脉为经之分支，纤细多歧，具有网络之意。清代叶天士将《内经》的经络理论加以深化，引入到内伤杂病的病机阐释之中，其谓“经主气，络主血”“初为气，结在经，久则血伤入络”，遂有“久病入络”之论。经络是气血津液循环输布的通道，一旦燥毒侵犯，必然引起经络闭塞，气血壅滞，津液输布不畅，因毒致瘀，燥象丛生；此外，燥毒炽盛，化热耗津，更属必然。久羁不去，不独伤津耗血，亦可阴损及阳，而致阴（气）阳交虚（因毒致虚）。阳气不足，则阴血化生无权；阳虚生寒，导致津滞血凝，气行迟缓，煦濡不及，久则损伤脏腑，败坏形体，变生诸种干燥重笃之证。

二、气（阳）虚致燥

我们通过大量的临床实践，观察到本病临床所见燥证并非一派单纯阴虚液燥之象，气（阳）虚或气阴两虚之证并不鲜见。阴虚致燥不难理解，而气（阳）虚致燥尚需重视。盖气与津液有着密切的关系，一方面气能生津，尤其脾胃气充，则能不断从水谷中化生津液充养机体，反之，若阳气虚馁，脾胃运弱，则水谷精微化生障碍，津液化源不足，必然出现津亏液燥的征象。另一方面，气能行津，人体津液运行，依赖气之推动，脏腑经络之气充足，方能有效推动津液运行，输布全身，滋润和濡养人体脏腑组织、四肢百骸、肌肤孔窍。若因各种原因导致气（阳）虚失运，则津液输布亦随之障碍，其临床主要表现为口干咽燥，无唾少津，黏而且渴，不欲多饮，眼鼻干涩，视物模糊，无泪无涕，饮食减少，吞咽食物每喜夹汤带水，食后胃脘胀满不适，倦怠乏力，大便溏软或干如羊矢或解而不畅，女子则见月经不调，阴道干涩，外阴瘙痒，性欲冷淡，舌体淡胖或有齿印，苔白，脉濡迟缓等一派气（阳）虚之象。产生气（阳）虚致燥的原因在于禀赋不足阳虚气弱，或病程日久，迁延反复，或治疗不当等。气（阳）虚致燥也非如一般认识，必须阴虚在先，阴虚及阳（气），产生阴阳两虚，在病之后期方现气（阳）虚而弱，而有部分患者起病之初期即出现气虚征象，而阴虚内燥之象同时显现或较轻微，根据大量的临床资料统计，本病有疲乏无力、少气懒言、面色无华等气虚征象者为30%～50%，部分患者可以出现肢端皮肤苍白或紫黯、大便稀溏、浮肿等阳气亏虚之象。因此不必囿于“燥必阴虚”的常理，而可从气（阳）虚致燥的机制加以阐释。验之临床从“气”的方面着眼，补脾以生气，养气以流津，温阳以助运，总冀气旺津充，只要辨证准确，非但未因温药而助燥，反而可以获得较好疗效。

三、血瘀致燥

津液生成、输布、代谢的任何环节发生障碍，均可导致机体供津不全而出现干燥病证。脉络瘀滞是造成本病津液失布的另一重要因素。验之本病，患者可表现为一系列瘀血内阻的特征：如①口虽干渴，但渴不欲饮，或饮不解渴，并有眼、鼻等孔窍干涩。②四肢关节疼痛，夜间或晨起明显伴僵硬，或见关节肿大畸形，或腮腺漫肿；③肌肤甲错，或皮肤黧黑，或毛发干枯稀疏；④皮肤紫斑，或反复或持续的雷诺综合征，或齿、鼻衄血；⑤女子月经量少或闭经，阴道干涩；⑥舌质紫黯，或有瘀点、瘀斑，或舌下静脉曲张，增粗色黯；⑦脉象细涩、沉弦或结代；⑧血液流变学检查见：高全血比黏度，高纤维蛋白原血症等。

瘀血致燥，验之本病虽有口干燥渴，却“但欲漱水而不欲咽”，渴而不饮，或饮不解渴，这与唐容川《血证论》中所论瘀血所致“血渴”相吻合。部分患者尚有肌肤甲错、皮肤紫斑、肝脾肿大等，此又与《金匮要略》大黄䗪虫丸证有共同之处，乃因脉络瘀滞，津不随血而致，瘀血痹阻而生燥象，“晦暗面尘身无膏泽”，此处津液不足乃为表象，一旦瘀去络通，则津液流布，燥亦荡然无存。可见瘀血内生，气机受阻，水津不能输布是导致本病燥之所生的又一重要病理机制。

究其致瘀之由，或源于淫邪之侵，或由于气病及血，或咎之于脏腑阴阳先伤。但不出因虚致瘀和因邪致瘀两个方面。

1. 因邪致瘀　本病因实致瘀多与淫邪侵袭有关。无论外感温热火燥之邪，或风寒、风湿之邪或因其他多种诱发因素影响，加之体质缺陷，正气不足，无力鼓邪外出，致使邪气得以内伏，乘虚潜留，深伏于里，久而蓄积酿毒，蕴袭肆扰，化热郁于血分，则易灼血成瘀，正所谓“血热之处必有瘀血”。此外，抑或因燥毒羁留，滞津耗液，血液浓聚，亦能成瘀，若因寒邪侵袭，则因寒凝血滞，泣而为瘀。

2. 因虚致瘀　干燥综合征多显现本虚标实之证，且虚多实少。本病虚损主要责之于肝肾脾三脏亏损。三脏的虚损，主要表现为气虚、阴虚和阳虚。①气虚致瘀：气为血帅，气行则血行。气虚则血行不畅成瘀，诚如《读医随笔·虚实补泻论》所云：“气虚不足以推血，则血必成瘀。”干燥综合征患者，若因脾肾气虚，血行无力，易致血瘀。②阳虚致瘀：气血的运行仰赖阳气的温煦和推动，脾肾阳虚，寒从内生，寒凝血脉则涩滞不畅而成瘀。正如《灵枢·痈疽篇》所论“寒邪客于经脉之中则血泣，血泣则不通。”③阴虚致瘀：或因阴虚血少，津液不足则血涩成瘀；或因阴水亏乏，相火偏亢，煎熬阴液，血液浓聚，滞而成瘀。

总之，“毒”“瘀”“虚”交相为患是本病的重要发病机制。而燥毒蕴袭，脉络瘀滞，气阴亏虚是本病的病理关键所在（图 5-1）。

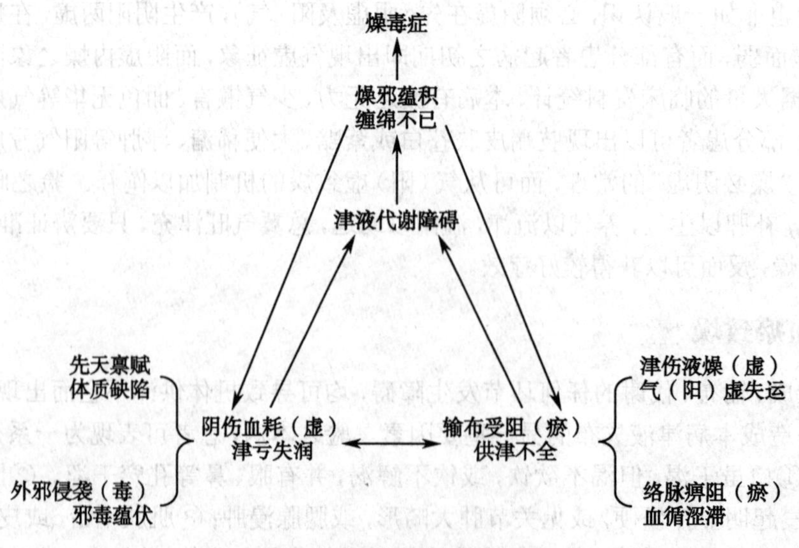

图 5-1　燥毒症病机示意图

【津伤液燥是主要病理基础】

津液不足涉及人体津液的生成、输布和转化的整个过程。津液不足包含两个方面的含义，一是由于津液耗损，一是由于津布受阻，两者均可造成全身或局部津液的绝对或相对不足，从而形成"津供不全"，燥象乃生。本病的第一大证候在口。按口为脾之外窍，内纳齿舌，诸种腺体（唾液腺、颌下腺、腮腺等）均分布于此。舌为心之苗，下系金津玉液，犹井泉灌溉之渠道；齿为骨之余，因肾所生，赖肾阴以充养。脾为后天之本，口中津液仰赖脾之化生，方能源源不断，保持口腔湿润。肾为先天之本，藏精而主五液，更系周身阴液之源。验之本病，但凡脾肾病变，气血阴精亏乏，其源不充，其流必涸，津少液竭，不克潮奉，而致燥火上炎，则口燥唇揭、舌体光瘦而红、齿脆松落，诸症蜂起。本病的第二大证候在眼。按目为肝之外窍，五脏精气皆上注于目，目睛娇嫩，随时仰赖人体津液化生之泪液以润养。肝脏体阴用阳，内寄相火，其性易动易升，在病理上阴血不足则易于热化燥化，熏灼上炎出现眼部干燥症。本病的第三组证候常表现为其他结缔组织病变，尤以类风湿关节炎为多见。临床出现关节肌肉皮肤等一系列症状，每以关节疼痛为著，传统认识多将其归属痹症范畴。其所成者多因三气郁而化热或素体阳盛，或内蕴积热，或过服辛热香窜之剂，致使阴伤燥成。概括其病机主要在于肝肾不足，阴血亏虚，津枯液涸，不足以调营载血，血液浓浊，流行瘀滞，是以筋脉失荣失通。从而导致血燥生风或阴伤血滞，经络闭阻，风淫于肢节筋骨，痹证乃生。因此，有现代中医学者称本病之痹为"燥痹"者，良有以也。

【主要病位在肝肾脾三脏】

虽然人体津液无处不在，燥之为病固可涉及全身各个脏腑经络与组织器官，但从临床实践来看，肝肾脾三脏是本病燥证产生的根蒂所在。

生理上，津液来源于水谷，经过胃的受纳、腐熟，化为精微，再经脾的吸收和运化、输布，肺气的通调宣发，肾的摄纳、蒸腾和三焦阳气的温煦流行，从而运行分布于人体的上下内外。津液在全身发挥濡润滋养作用之后，则下达于肾，经肾气"济泌别汁"和分别清浊，一方面将其中清的部分，经肾阳蒸腾上达于肺，再由肺气宣散输布于全身；另一方面，又将其中浊的部分下注膀胱，成为尿液，通过小便排出体外。《素问·经脉别论》把津液的这一气化过程概括为："饮入于胃，游溢精气，上输于脾，脾气散精，上归于肺，通调水道，下输膀胱，水津四布，五经并行"。另一方面津液的正常输布有赖于肝主疏泄功能的正常。这反应在肝的疏泄可以调畅三焦气机，三焦气机调畅有助于脾胃的升清降浊。肝气条达还是输津于目的保证，虽然目与五脏六腑都有联系，但肝与目窍的关系尤为密切。因为肝司疏泄，贮藏血液，其经脉上连目系，目之所以能够视物，肝气的疏泄适度和肝血的充盈畅达是其重要保障。

病理上，肝藏血，肾藏精，内寓元阴元阳，燥毒侵犯人体，首先耗伤人体阴液，竭耗肝肾之阴。燥毒容易深入经络，壅滞气血，气机因此不畅，肝气因此不疏，津液输布出现障碍。叶桂《临证指南医案》中有"肝络""肾络"等名称，观其意多指脏腑深部的络脉，肝肾同居下焦，燥毒深伏肝肾之络，毒瘀互结，正虚邪恋，导致病情缠绵难愈，变症蜂起。燥毒还容易损伤脾气，导致脾气虚衰，脾运失健。表现为干燥综合征患者疲乏，口干多饮不解燥，运用甘

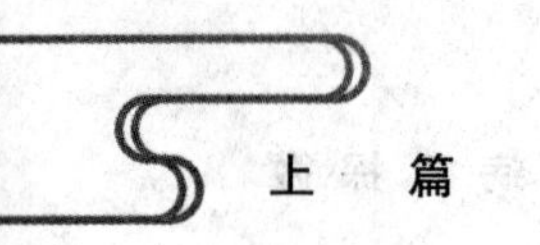

寒滋腻养阴之品，稍有不慎，就会出现大便溏薄等症状。由是观之，肝肾脾三脏在本病的病理变化过程中起着关键性的作用。

【主要证候病机】

一、主要局部证候病机

（一）口干症

口干燥症是本病的一大主要证候表现。本病患者几乎均有不同程度的口干。其病机主要有以下几个方面：

1. 气郁津阻　情志所伤，肝失疏泄，气机失调，津液循行为之受阻，或湿热内积，郁蒸煎熬，津液运行失畅，不克布达，皆能出现口干失润之症，多现口干却并无渴饮，伴有胸脘痞闷，胁肋胀痛，嗳气不畅，夜寐不佳，情绪抑郁善虑，身肢困乏诸症，苔薄腻脉细弦，而与气阴亏损者迥异。

2. 瘀血内阻　本病之口干燥症，表现为口干燥渴，却“但欲漱水而不欲咽”，渴而不饮，或饮不解渴，眼鼻干涩，患者还可出现其他一系列瘀血征象。乃因毒瘀互结，壅阻脉络，津布受碍，不得上承而致。其血瘀的形成，可责之于虚损和邪盛两个方面。前者可因气（阳）虚则推动无力，阴（血）虚则血涩而滞，后者或缘燥邪壅阻，或热灼血结，或寒凝气滞，而致经络痹塞，前已详述不赘。

3. 肺胃津伤　邪毒炽盛，燥火上炎，耗伤津液，肺胃津液亏乏，不克上承，则现食欲不振，干咳无痰，舌燥咽干，口唇燥揭、大便燥结，舌体光瘦而红等症。

4. 脾胃气虚　脾胃为后天之本，水谷精微生化之源。燥毒久羁，损伤脾胃，导致脾胃气阴亏虚则水谷精微生化不足，人体津液也随之匮乏，潮奉不及，失于濡润，从而出现口干症。此外，气能行津，脾胃气虚，不能推动津液运行，津液失布，也是造成口干症的另一重要病理机制。

（二）眼干症

目为肝之外窍，五脏精气皆上注于目，目窍娇嫩，随时仰赖人体津液化生泪液以润养。本病眼干燥的主要病机如下：

1. 燥热侵袭　本病患者肝肾之阴本已不足，燥热之邪乘虚侵袭，热灼津伤，上输不及，可见眼干而涩，隐隐作痛，畏光怕风，眵黏如丝，目赤红如鸠，舌质红苔黄，脉滑数。

2. 毒瘀滞络　燥毒日久入络，壅滞气血，瘀血阻塞泪道，津液输布不畅，不能上濡目窍，从而出现两目干涩，不耐久视，目赤畏光，舌质暗红，脉来细涩。

3. 肝肾阴虚　“目者，肝之官也”“五脏六腑之精气皆上注于目而为之精”，肝和而能辨五色，目受血而能视。燥毒耗伤肝肾之阴，阴液亏虚不足以上注于目，目失所养，泪液化源不继，遂见两目干涩，视物模糊等症。

（三）痹证

关节痛是本病常见的证候，有时出现在口眼干燥之先，时间长短不一，从数月至数年不等，属于痹症范畴，其主要病机是气血痹阻不通，筋脉关节失于濡养所致。气血不足，风寒湿热之邪，乘虚袭入人体，引起气血运行不畅，经络阻滞，或痰浊瘀血，阻于经隧，深入关节筋脉，皆可以发病。兹分述如下：

1. 邪气痹阻　由于燥毒久蕴，耗伤气血，或者患者素体虚弱，气血不足，腠理空疏，外邪易于入侵；既病之后，又无力祛邪外出，以致风寒湿热之邪，得以逐渐深入，与内伏之燥毒相合，留连于筋骨血脉而为痹证。燥毒炽盛，阴虚之体，阳气相对地处于偏盛状态，脏腑经络，先有蓄热，同气相招，且易感受风湿热邪，或湿从热化，发为风湿热痹，表现为关节红肿热痛，得冷稍缓，痛不可触，病势较急，伴低热、恶风、口渴、烦闷不安等全身症状，舌质红苔黄，脉数。久病损伤阳气，以其卫外不固，易为风寒湿邪所伤，或湿从寒化，多为风寒湿痹，表现为关节肌肉疼痛，风邪偏盛者关节游走疼痛；寒邪偏盛者关节剧痛，痛有定处得温痛减；湿邪偏盛者肢体关节肿胀，重着疼痛，肌肤麻木，阴雨天加重，舌质淡苔薄白，脉弦紧或濡缓。

2. 停痰留瘀　由于燥毒伏藏于经络之中，病久入络，气血周流不畅，血停为瘀，湿凝为痰，痰瘀与燥毒可以互结，也可以和外邪相合，进一步阻闭经络，深入骨骱，而致根深难以逐除。痹证晚期所见到的关节肿胀、畸形，多为痰瘀交阻于骨节之间所致。

3. 肝肾亏虚　燥毒久稽，病邪耗伤正气，伤及肝肾，肾主骨藏精，肝主筋藏血，肝肾不足，精血亏虚，虚风内生，筋骨不利，失于荣养，拘而为痹，发为本病。常见久痹不愈，反复发作，或呈游走性疼痛，或呈酸楚重着，活动不利，痹着不仁，腰脊酸痛，神疲乏力，面色无华，舌红，脉细。

总之，一般多以素体阳气阴精不足为内因，燥毒蕴伏，感受风寒湿热之邪为外因。一般初起以邪实为主，病位在肢体肌腠经络；久病多属正虚邪恋，或虚实挟杂，病位则深在于筋骨或脏腑。

（四）口腔溃疡

口腔溃疡是干燥综合征患者常见的症状，可由干燥综合征本身所引起，亦可因合并外邪感染所导致，症情缠绵顽固，此起彼伏，反复难愈。本症相当于中医所称的“口疮”“口糜”（《内经》）、“口舌生疮”（宋·《圣济总录》）等病范畴，病程之中，邪正纠缠，虚实夹杂，病因病机较为复杂：

1. 邪热熏灼　脾开窍于口，舌为心之苗，从脏腑归属看，口舌生疮与心脾二脏关系最为密切，盖燥毒侵入，久蕴化火，或脾胃积热，蒸腾肆扰，熏灼上炎，口舌膜络因之腐损，口疮乃作。膜络既损，血循瘀阻，气血布达失调，是以久而难愈或愈而复作。

2. 阴津虚耗　素体阴虚，或燥毒久羁阴分受耗，加之心脾之络不畅，既虚犹滞，金津玉液滋灌不及，局部膜络失润，久则燥裂成疮，

3. 脾气衰弱　平素气虚之体，兼之燥久伤阴，阴虚及阳（气），不能推动津液灌布，久而失养，阴火内生，口中膜络是以伤损。

（五）腮腺肿胀

干燥综合征患者常常伴有单侧或双侧交替反复出现的腮腺肿大，伴有酸胀疼痛，部分患者还可见淋巴结肿大，或伴感染化脓，有似于中医学的“痄腮”（《疮疡经验全书》）、“发颐”（《刘涓子鬼遗方》）等病证，其主要病机可归纳为：

1. 风热蕴结　风热侵袭，燥毒蕴结，不能及时宣达，循经搏结于少阳阳明，经脉壅滞，气血运行受阻，故腮颊肿胀疼痛。

2. 痰瘀交结　燥毒蕴结，化火灼阴，煎熬津液阻滞气血，气血津液流布失常，成痰凝瘀，结于少阳阳明经脉，聚而不散，乃成有形肿块，持续不消或消而复聚。

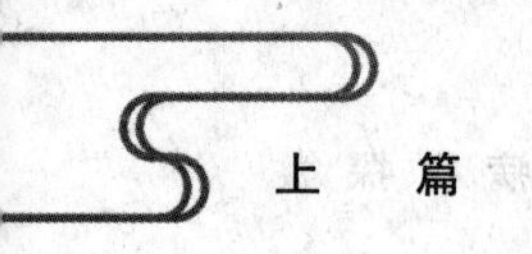

二、主要全身证候病机

(一)发热

本病部分患者以发热为首发症状,低热为主,偶有高热,其中又以内伤发热为多见。内伤发热者,乃以内因气血阴阳亏虚、脏腑功能失调为其病机,一般病程较长,反复迁延。实热者,多因外感六淫而起,或燥毒内蕴累积暴发所致,一般发热较重,病势较急,病程不长。现就发热的主要病因病机,分述如下:

1. 外感发热　干燥综合征患者摄生不慎,感受四时六淫外邪,可以出现外感发热。外邪由肺卫口鼻而入,卫阳被遏,邪正交争,营卫失和,出现发热症状,多伴有不同程度的恶寒等表证,或伴有咳嗽。其他伴有症状随六淫邪气属性特点和所处部位的不同而各异。

2. 燥毒炽盛　燥毒侵扰,充斥内外,弥漫三焦,化火熏灼,扰络耗阴,一般均属阳邪致病,即"阳盛则外热"。可表现为高热,病势较急,并见口干舌燥,目涩泪少,唇燥起皱,肌肤甲错,肌肉消瘦,牙龈溃痛,齿衄鼻血,目鸠赤红,脘腹嘈杂灼热,大便干结。舌体光瘦,脉弦滑数。

3. 湿郁发热　久病或用药过于寒凉以及皮质激素和免疫抑制剂的使用,均可以损伤脾胃,导致脾胃运化失健,水湿停留,久则郁而化热引起湿郁发热。吴鞠通《温病条辨·上焦篇·湿温》描写的"舌白不渴,脉弦细而濡,面色淡黄,胸闷不饥,午后身热,状若阴虚,病难速已。"《中焦篇·湿温》所描写的"秽湿着里,舌黄脘闷,气机不宣,久则酿热。"虽系针对外感热病而言,但内伤湿邪,湿郁化热所致发热的病机与临床表现也与其有相似之处。

4. 气郁发热　燥毒侵扰于内,肝气失于条达,复兼情志抑郁,气郁化火,从而出现发热症状。《景岳全书》认为气郁发热为阴虚,"伤于七情而为热者,总属真阴不足,所以邪火易炽"。提出了情志郁结,可引起机体阴虚而致发热。汪绮石《理虚元鉴·虚火伏火论》认为凡七情内伤,久则精亏而燥,内而五心烦热,外而营卫不和,便发生骨蒸之证,亦是指阴虚发热而言。可见郁而化火及耗伤阴精气郁发热的主要病机。临床可见时觉身热心烦,热势不高,常随情绪波动,精神抑郁或烦躁易怒,胸胁胀满,喜叹息,口干口苦。舌质红,苔黄,脉弦。

5. 血瘀发热　燥毒伏藏于经络之中,壅滞气血,或因燥毒耗伤阴液,脉道滞涩,或由于燥毒损伤阳气,运血无力,皆可导致瘀血内结。瘀血停积于体内,使气血不通,营卫壅遏,郁而发热。《灵枢·痈疽篇》指出:"营卫稽留于经脉之中,则血泣而不行,不行则卫气从之而不通,壅遏不得行,故热。"说明气血不通,卫气亦因之不行而发热,虽然《灵枢》是指痈疽而言,但是血涩不行,壅遏而热的机制是一致的。《医门法律·虚劳门·虚劳论》说:"血瘀则荣虚,荣虚则发热",指出瘀血发热与血虚有关。其特征为晚夜间阵热,或午后及前半夜发热,身体凉,心里热,或自觉身体某些部位发热,伴有干口咽燥而不欲饮,面色黯或萎黄,肌肤甲错,躯干或四肢有固定痛处或肿块。舌质青紫或有瘀斑、瘀点,脉涩。

6. 阴虚发热　燥毒之邪耗伤阴液或误用、过用温补,导致阴液亏损,不能制火,阳亢乘阴,阴虚内热。如《景岳全书·火证》说:"阴虚者能发热,此以真阴亏损,水不制火也,"常表现为午后或夜间发热,手足心热,或骨蒸潮热,口干咽燥,目涩少泪,心烦盗汗,少寐多梦,大便干结,尿少色黄。舌质干红或有裂纹,苔少或无,脉细数。

7. 气虚发热　燥毒蕴袭,阴损及阳,导致气(阳)不足,亦可引起发热。其病机是:或为气虚而虚阳外越,或为气虚而阴火上冲,或为气虚而卫外不固,营卫失和。如《景岳全书·火证》说："气本属阳，阳气不足，则寒从中生，寒从中生则阳无所依，阳为阴逼，而浮散于外，是即虚火假热之谓也。"《脾胃论，饮食劳倦所伤始为热中论》说："脾胃虚，则下流于肾，阴火得以乘其土位""无阳以护其荣卫，则不任风寒，乃生寒热"等。发热常在劳累后发生或加剧，热势不高，或有高热，伴有头晕头昏，气短乏力，少气懒言，自汗怕风，容易感冒，食少便溏。舌质淡，苔薄白，脉细弱。

（二）月经失调

主要表现为经少或闭经，常因脏腑功能失常以致气血失调，冲脉空虚而失盈，月经源流衰少，血海不克按时充满，经血不能应时而至或至亦量少；或因气血瘀滞，经血运行不畅，血海受阻从而发生经少或经闭：

1. 气血虚弱　燥毒久蕴，耗伤气血，或脾胃受损，化源不足，或忧思过度，损伤心脾。以致气血大亏，冲任血虚，无血以化经水，血海不满或满溢不多而月经量逐渐减少直至经闭不行。《兰室秘藏•妇人门•经闭不行》云："妇人脾胃久虚，或形羸气血俱衰；而致经水断绝不行"。

2. 肝肾不足　禀赋薄弱，肾精不充，肝血虚少，冲任不足，复为燥毒所伤，肝肾之阴益亏，无以化为经血，血海满溢不多以致经量渐少乃致经闭。正如《医学正传•妇人科•月经》所云："月经全借肾水施化，肾水既乏，则经血日以干涸"。

3. 气滞血瘀　燥毒入络，壅滞气血，或因燥毒耗伤阴液，脉道滞涩，或由于燥毒伤气，运血无力，皆可导致瘀血内结。久病心情不畅，肝气不舒，亦可引起气结血滞。气滞血瘀相因为患，冲任瘀滞，胞脉阻隔，则经来涩少或经水不行。

三、主要内舍脏腑证候病机

干燥综合征患者每多合并存在脏腑损伤，功能失常，究其原因有二：燥毒伏藏于经络脏腑之间，直接引起脏腑功能受损，此其一也；由外感或他脏他腑传变而来，此其二也。《素问•缪刺论》说："夫邪客于形也，必先舍于皮毛，留而不去，内舍于孙脉，留而不去，内舍于络脉；留而不去，内舍于经脉，内连五脏，散于肠胃，阴阳具感，五脏乃伤。此邪之从皮毛而入，极于五脏之次也。"本病证候表现浅深轻重亦能应之。

（一）肝

干燥综合征合并的肝损害主要表现为肝内胆管的慢性炎症，有时出现黄疸，但有部分患者容易出现硬化性胆管炎和胆汁淤积性肝硬化，结合其临床表现，可归属于"黄疸""胁痛""癥瘕""虚损"的范畴，此为燥毒内舍肝胆所致。其病机综述如下：

1. 肝气郁结　肝在胁下，胆附于肝，其经脉分布于两胁，因此肝胆有病，往往反映到胁肋部位而发生胁痛。《灵枢•五邪篇》说："邪在肝，则两胁中痛"。肝为将军之官，其性动而主疏泄，燥毒入络，侵袭肝脏，或因情志抑郁，皆能使肝失条达，疏泄不利，气阻络痹亦致胁痛。《金匮翼胁痛统论•肝郁胁痛》说："肝郁胁痛者，悲哀恼怒，郁伤肝气。"说明胁痛与肝气郁结之关系最为密切。

2. 瘀血停着　气郁日久，或因燥毒深入经络，壅滞气血，血流不畅，逐渐积滞而成瘀血，阻塞肝络，而发生胁痛。《杂病源流犀烛•肝病源流》说："由恶血停留于肝，居于胁下，以致生胁肋痛，按之则痛益甚。"可见瘀血与胁痛的关系极为密切。如复兼情志不舒，气机怫郁，致使肝失条达，胆失疏泄，胆液不循常道，泛溢肌肤；或日久瘀血内着，甚者形成癥积，

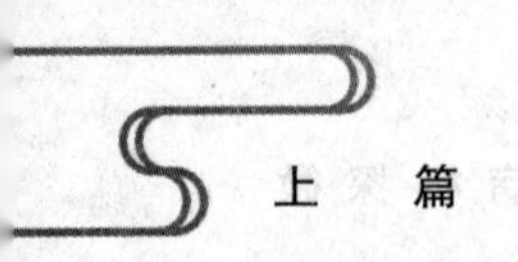

阻塞胆道，胆汁外溢，而致黄疸。

3. 肝阴不足　燥毒蕴袭，耗伤肝肾之阴。肝阴不足，肝络失于濡养，而拘急发生胁痛。《景岳全书·胁痛》篇说："内伤虚损胁肋疼痛者，凡房劳过度，肾虚羸弱之人多有胸胁间隐隐作痛，此肝肾精虚不能化气，气虚不能生血而然。"《金匮翼·胁痛统论》也说："肝虚者，肝阴虚也，阴虚则脉绌急，肝之脉贯膈布胁肋，阴虚血燥则经脉失养而痛。"

4. 脾虚寒湿　久病邪毒留滞或由于用药过于寒凉滋腻，损伤脾胃阳气，脾虚不能运化水湿，湿从寒化，以致寒湿阻滞中焦，胆液排泄受阻，渍于肌肤而发黄。正如《临证指南》所说："阴黄之作，湿从寒水，脾阳不能化湿，胆液为湿所阻，渍于脾，浸淫肌肉，溢于皮肤色如薰黄。"

此外，脾虚不能运化水谷以生气血，由于气血亏虚，血败而不华色，可以发生黄疸。《景岳全书·黄疸》在阴黄中曾有所论述，他认为阴黄"则全非湿热，而总由血气之败，盖气不生血，所以血败；血不华色，所以色败"。

（二）心

干燥综合征合并心脏损害，主要有心肌炎、心包炎（心包积液）、心律失常等，归属于中医的"胸痹""心悸""喘证"等范畴。其发病机制主要包括以下几个方面：

1. 燥毒扰心　心藏神而主血脉，故《灵枢·邪客篇》云："心者，五藏六府之大主也，精神之所舍也"。燥毒深入，扰动心体，失其所养，故而悸动不宁。

2. 心脉瘀阻　心主血脉，燥毒之邪耗气伤津，心气不足，心阳不振，阳气不能鼓动血液运行；阴液亏虚，脉道滞涩，营行不畅，致使血液运行滞缓，瘀血内生，瘀血与燥毒胶结，导致心脉瘀阻，心失所养，发为心悸怔忡，胸闷或痛。

3. 气阴亏虚　心属阳中之阳，心脏赖此阳气维持其生理功能，鼓动血液的运行，温濡脏腑百骸。燥毒既可灼伤阴液，又能耗伤阳气。心之气阴不足，一则致心失所养，心神失摄可以为心悸；再则肝肾之阴为燥毒所耗，肝阳浮越，虚火内炽，扰动心神。所以《石室秘录》谓："怔忡之证……惊悸不已，此肝肾之虚而心气之弱也"。

4. 水气凌心　素体禀赋不足，难耐燥毒侵扰，心肾之阳易伤，致使阳虚水逆，气化失利，水液不克下行，停于心下或凌心射肺，不独出现心悸气短，胸膺满闷，喘息不舒，抑且小便不利，肢体浮肿，肢凉欠温，苔白脉沉。

（三）脾

干燥综合征侵犯胃肠道很常见，主要有萎缩性胃炎、消化道溃疡出血、免疫性肠炎、肌炎及贫血、白细胞和血小板减少症等。并以纳呆、便秘、腹泻、便血、虚损为多见。兹就其病机分述如下：

1. 脾胃阴伤　素体阳盛，阴血亏虚，兼之燥毒久蕴，化热伤阴，是以肠腑少血不得滋，欠津无以润，糟粕结聚，涩滞难行或行而不畅，形成便秘，其来也渐，或习以为常。若胃阴受损，则受纳无权，胃动迟缓，和降失调，则现口干口苦，胃脘嘈灼胀痛，纳顿少饥，日久亦可造成胃膜萎缩之症。

2. 脾气虚弱　燥毒蕴袭，首先耗伤胃阴，进一步又可损伤脾气。脾气虚亏，运化无力，不能正常运化水谷精微，致使水反成湿，谷反成滞，湿滞内停，清浊不分，混杂而下，可表现为腹泻。脾主统血，脾气虚弱，统摄无权，阴络受损，每可出现黑便，抑或皮下青紫发斑（紫癜）。另外，脾主肌肉四肢，脾气虚弱，不克输布精微濡养肌肉，则四肢痿软无力，缓纵不收，甚则肌肉萎缩不用。又脾胃为后天之本，气血化源不及，日久每可酿成虚损之症。

3. 瘀阻肠络 燥毒久蕴入络，夹瘀内舍于肠间，气血不畅，功能失调，小肠不能泌别清浊，大肠传导失司，发为泄泻。亦有少数患者，由于瘀血壅阻，结聚不散，致使肠府膜损络伤，发为便血。

（四）肺

干燥综合征合并的呼吸系统损害，主要有慢性支气管炎、间质性肺炎、肺纤维化、胸腔积液等，自气管至胸膜皆可侵及，出现咳嗽、气喘及呼吸困难等临床症状，类似中医“咳嗽”“喘证”“肺痿”，这是燥毒侵犯肺脏的表现。兹据历代有关论述，结合临床实际情况对其病机讨论如下：

1. 燥邪犯肺 肺主气，为五脏之华盖，上连喉咙，开窍于鼻，司呼吸，为气机出入升降之道，司清浊之宣运，外合皮毛，主一身之表。肺既招损，外卫薄弱，是以易招邪犯。且肺为娇脏，畏寒畏热，主清肃，不耐邪侵。外感燥热之邪，肺气壅遏不宣，滞气凝津为痰，清肃之令失常，气道不利，肺气上逆，发为咳嗽、咯痰，甚则气短而喘。

2. 瘀阻肺络 燥毒久蕴入络，气血运行不畅，瘀血内生，毒瘀互结，内阻肺络，致使肺气不利，宣肃失司，发为喘咳，动则益甚，肺气耗伤不复，渐入虚损一途。

3. 肺肾亏虚 咳嗽气喘呼吸异常，主要病机关乎肺肾。前人有云：“肺为气之主，肾为气之根，肺主出气，肾主纳气，阴阳相交，呼吸乃和。”燥毒伤肺，气血失畅，肺络伤损，病久及肾，致使肾精亏损，不能纳气归元，助肺吸气，致使出纳升降失常，咳喘始作。

（五）肾

干燥综合征合并肾损害，主要见于肾小管功能缺陷，如尿酸化机制障碍，可出现肾小管酸中毒，肾性尿崩症、肾小球肾炎、肾结石、高尿酸血症及低钾性麻痹等，表现为血尿、蛋白尿、多尿、四肢运动功能障碍等，此缘燥毒伤肾所致，结合其临床表现可归属于中医“尿血”“尿频”“消渴”“痿证”等范畴，其病机分述如下：

1. 阴虚火旺 肾为水脏，乃全身阴液之本，燥毒久羁，汲伤肾阴，阴虚则生内热，火热迫血妄行，肾络破损血溢，随溺而去是以尿血；热与湿结，无形湿热，聚而不解，变生浊毒，蒸腾结为有形之石。

2. 肾气失摄 肾为封藏之本，主司二便。禀赋不足，又兼肾阴亏损不复，阴损及阳，肾阳（气）虚乏，封藏失职，摄纳无权，膀胱不约，是以尿频量多失固，溲色清淡；肾气（阳）虚惫，肾与膀胱功能失司，不能摄固精微，遂使精微下流随溺而去，可见顽固蛋白尿。

3. 瘀阻肾络 燥毒久延，瘀血阻络，肾阴肾阳俱损，精微流而失摄，津气失而不继，经脉失于濡煦，肢体失养，是以运动乏力而出现痿证、虚损之候。

【参考文献】

[1] 胡冬裴. 中医病因病机学 [M]. 北京：中国协和医科大学出版社，2004.

[2] 雷燕. 络病理论探微 [J]. 北京中医药大学学报，1998，21（2）：18-23，72.

[3] 雷燕，黄启福，王永炎. 论毒瘀阻络是络病形成的病理基础 [J]. 北京中医药大学学报，1999，22（2）：8-11.

[4] 周仲瑛，等. 中医内科学 [M]. 北京：中国中医药出版社，2004.

[5] 傅宗翰. 论肝 [J]. 中医杂志，1980，21（6）：404-408.

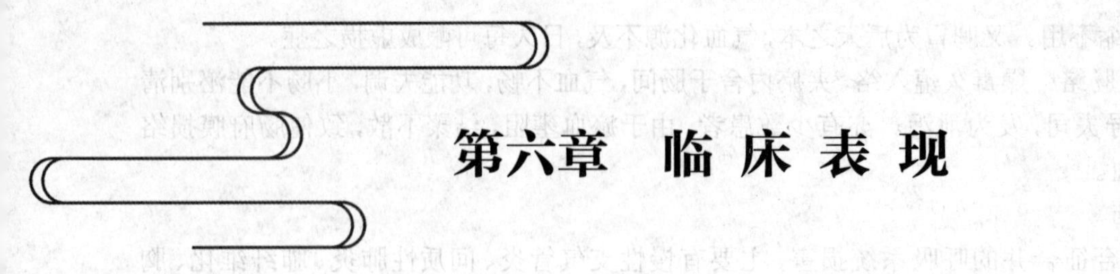

第六章 临床表现

【发病特点】

一、发病率

30年前我们开始研究干燥综合征时，多数医生都认为干燥综合征是一种罕见病。然而随着风湿病学科的迅猛发展，本病的概念被广泛地认识与普及。临床各科医生对本病有了较多的认识和警惕，因而误诊、漏诊大为减少。据国内有的单位统计2000年前患者从出现各种不适症状到确诊平均需5年，而2000年以后平均仅需2年。临床报告的发病率有上升趋势，开始了罕见病向常见病的转变。1933年Sjögren指出在2000名眼病患者中有1例干燥综合征，1977年北野等报告62例类风湿关节炎患者中有27.4%合并干燥综合征，由此可见干燥综合征发病率之高。据国内外大部分有关报道，干燥综合征在自身免疫性结缔组织病中的发病率大约仅次于类风湿关节炎，位居第二[1]。曾有风湿病学家说："一切具有难以解释的多系统炎性病变患者应考虑干燥综合征"。香港《快报》报导则更惊人："一种神秘而危险的疾病，正影响着四百万美国人。"2002年本病的诊断标准发布后，在英国、土耳其及希腊统计各国女性的患病率分别为0.4%、0.2%和0.29%。北京地区患病率为0.33%～0.77%[1]，目前尚未见到有关本病大样本的全国性流行病学调查报告，风湿病学界普遍认为本病为风湿免疫科的最常见的疾病之一，必须给予本病以足够的重视。

二、年龄

发病年龄以中老年为多，40～60岁占绝大多数，少年儿童少见。据我们观察93例患者的平均年龄为46.97±11.04岁。大部分起病年龄为30～40岁，最小为9岁。

三、性别

绝大多数患者为女性，占90%以上，男女比例为1∶9～1∶17。400万美国患者中8成是女性。我们的93例观察组中男性4例，占4.3%。

四、发病及演变特点

本病多由积渐而来，起病多呈隐袭状态，患者常难以说清具体罹病的时间，只能以月，甚至年的概念来描述病程。干燥综合征病程漫长，93例观察病例的病程最短4个月，最长20年，平均病程4.11±4.88年。在其疾病发展的过程中活动期（发病期）与缓解期（静止期）

常交替出现，给患者造成长期的病痛。缓解期口眼干燥的症状亦不同程度地持续存在，患者必须保持有异于常人的一些生活习惯，而活动期或因肾、肺、肝或关节的多种并发症的存在，患者又不得不中断正常的工作与学习生活，多次住院或急诊，严重影响患者的生活质量，造成持久的经济负担。因不同患者或同一患者在不同阶段，其证候表现复杂多变但多有侧重，往往被误诊为相关疾病（如病毒性角膜炎、类风湿关节炎、腮腺炎等）。其首发症状以口干、眼干和关节疼痛为多。

【临床表现】

本病临床症状复杂多变，除唾液腺、泪腺等腺体受累而出现口干、眼干等相应症状外，仅次于系统性红斑狼疮（SLE），还可累及全身多系统多脏器。不同患者有不同系统和器官的损害，其症状的轻重程度差异亦较大，因此在临床工作中须仔细识别，具体症状可分为局部、全身和内舍脏腑症状（合并症）。

一、局部证候

（一）口腔症状

1. 口干　出现率高，常先于其他病变，是本病最常见的初发症状，80% 以上患者常以此为主诉症状。也有认为占 100% 的，据我们统计 93 例中占 99%，其临床表现的特点是口干但不都伴有渴饮，纵饮亦只能暂缓片刻，终不解其燥，因此每多频频饮漱，但不欲咽以求湿润而已。轻度的干燥常易被忽略，或仅表现为口黏。部分患者口干症状非常严重时，则需随身携带饮用水，以备不时含漱，因此多不愿与他人交谈，妨碍职业活动（如教师等）。患者口干夜间尤甚，妨碍睡眠，多因口燥如挫如裂而醒，十分痛苦。笔者曾接诊一男性患者朱某某，因恐熟睡后张口呼吸而益促其干，曾痛苦地在睡前以胶布粘贴口腔防止口腔水分蒸发而冀以稍缓其症状者，痛苦之状可见一斑。因其唾液减少或黏稠，口干症状常给咀嚼带来一定困难，故进食喜稀而恶干，进干食每喜以汤水拌下，馒头、饼干等干食尤难下咽；亦常导致味觉异常，表现为食而乏味或口腔烧灼感，粗糙感，假牙固位不良。这些都是由于本病侵及唾液腺，导致唾液分泌减少所致。

2. 口腔溃疡　由于唾液分泌的减少，不能维持口腔稳定的内环境，使各种微生物的生长失调，局部发生炎症，破坏口腔黏膜。在唇、颊、舌、软腭、咽、悬雍垂或扁桃体等处均可以发生单个或多个溃疡，大小不一，深浅不等，此起彼伏，反复发作。其损害可以表现为轻型口疮和疱疹样口疮，也可发生腺周口疮型，后者显示病情严重，尤其发生在咽部的腺周口疮型溃疡，疼痛剧烈，溃疡愈合慢，患者难以进食，极为痛苦。

3. 齿　齿为骨之余，龈为胃之络，燥毒不伤胃津必耗肾液，齿的变化反映出津液的盛衰。由于燥毒为患，齿失去津液濡润，多枯槁易损，可见光燥如石；齿干而有泽，为胃津虽伤而肾阴未竭；严重者燥如枯骨，干而无泽，提示肾阴枯涸。由于唾液的减少，口腔的自洁和防御作用减弱，细菌侵蚀牙齿，因口腔内环境差，患者的龋齿常难以控制，而形成“猖獗龋”，其特点是牙龈胀痛易于渗血，牙齿浮松燥脆，色泽枯黯，逐渐变黑，继而小片脱落，出现龋洞时无法及时修补，龋洞已经迅速扩大，最终牙齿呈粉末状或小块状破碎脱落而只留下残根。50% 以上的患者可出现牙齿的症状，中晚期患者常常已经满口义齿。

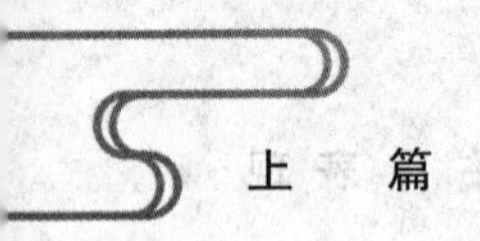

4. 唾液腺　由于疾病影响，所有的唾液腺经常出现肿胀疼痛，多发生于腮腺，其次为颌下腺或舌下腺，临床表现为腮颊漫肿，或两侧交替肿胀，界限不清，伴酸胀疼痛、压痛，妨碍咀嚼。严重时出现发热等全身反应。绝大部分于1～2周内自行缓解，常被拟诊为“单纯性腮腺炎”。一小部分患者在唾液腺炎后遗留腺体永久性肿大，其中腮腺肿大占40%，颌下腺次之，舌下腺肿大者较少。本组病例腮腺肿大发生率为49.5%。

5. 唇　患者口唇干燥起皱，口唇色红，可出现口角皲裂脱皮，或痒或痛，甚则肿胀。此症出现并不限于季节。

6. 舌　舌受累后可出现舌面干，有皲裂，舌背有碎裂纹，舌体薄瘦。舌乳头萎缩，使舌面呈暗红，光滑有似镜面，有时可舌痛，甚至舌面溃疡，检查舌系带底部很少有唾液积聚。类似中医阴虚的舌象。

7. 咽　咽部的黏膜可因外分泌腺体分泌减少而出现相应症状。患者咽喉部干燥不适，或有裂痛，或感阻塞，似有异物，状类“梅核气”征，或见吞咽不爽，亦可出现声音嘶哑，刺激性干咳等症状。

（二）眼部症状

患者由于免疫反应性干燥性结膜角膜炎引起症状。眼干症状与口腔干燥一样常为本病患者的主诉症状之一，干燥性角膜结膜炎是本病具有特征性的临床表现，其发生率极高，有报道出现率达97%，本组的出现率为100%，眼睛干燥的症状难治，长期发展的后果可造成角膜溃疡，损伤视力。眼干可出现在本病的全过程。其临床特点是不仅双眼干燥，还会出现自觉眼部难以描述的不适感，如干眼感，疼痛感，沙砾感，烧灼感，眼前幕状遮蔽感，眼睑沉重感（少数患者眼睑下垂），视物疲劳感或视力下降，或少泪或无泪，严重时欲哭亦无泪。曾有陈某某诉其母逝世时悲恸至极，但却仅能发出哭声，而滴泪全无；因其泪少患者频频用力眨眼，被戏称为“悟空眼”。患者经常目赤羞明，对气流很敏感，风吹常加重干燥的症状，患者往往在户内比户外舒适。当注意力集中而瞬目减少时，如开车，读书，角膜暴露在空气中的时间超过了泪膜破裂时间，或夜间或清晨醒来时，由于睡眠时泪液分泌减少，即感症状加重。烟雾对角膜直接刺激，对于患者来说几乎不能耐受。患者晨起眼角目眵多黏稠可拉长如丝状。由于本病患者的眼部症状较多，且常无特异性，早期常易被忽视，造成漏诊或误诊，所以在采集病史资料时，应予提高警惕，亦不能仅着眼于眼干的症状，而忽略其他眼部症状及全身症状，因为个别病例初期甚至还有可能出现多泪或溢泪者，这是由于眼部的干燥刺激短暂泪液反射性地分泌增加的缘故，此时应避免产生漏诊。眼部症状较难控制，预后亦差，特别是后期症状严重，并发症多，甚至会导致失明。

（三）鼻部症状

鼻腔干燥结痂，常有痒感，部分患者有“通气过度”的感觉，五官科专科检查显示干燥综合征患者常合并有萎缩性鼻炎。由于涕液分泌减少，鼻腔干燥，因而患者常有不自主的“擤鼻”动作，嗅觉欠敏，偶见鼻衄，干燥的鼻痂阻塞欧氏管可发生浆液性中耳炎，导致传导性耳聋。

（四）关节肌肉症状

1. 关节　多数病例有关节痛或关节炎症状，约为80%，本组中70.9%，合并类风湿关节炎者约占50%，而类风湿关节炎合并干燥综合征者占10%～25%，关节症状多好发于四肢关节，尤多见于手指、腕及跖趾关节，也有累及大关节如肩、膝关节者，较少有关节畸形，运动障碍，骨质破坏。其关节症状多为酸痛，一般患者痛感并不过剧，但多游窜不定，以其难言定处，而又久延不已，颇类“行痹”“尪痹”之状，部分患者伴有“晨僵”现象，关节症状常随整体病情缓解而减轻，但常有反复。此类证候不仅局限于关节，肌肉疼痛者亦不少见，少数患者肌肉萎缩，形瘦日重，并多伴有乏力。肌肉关节症状较少随天气变化而增减，与一般关节炎有不同之处，其出现多早于其他证候或与其他证候同时出现，且一旦出现多见于整个病程中。由于关节症状常伴随干燥综合征的其他症状同时出现，故有“燥痹”[2]或“阴虚痹”[3]的名称。由于关节症状可见于多种疾病，尤其是结缔组织病，故应予仔细鉴别。

2. 肌肉　本病患者形体多偏瘦弱，肌肉干削，松弛无力，四肢软乏，酸痛，多见手掌鱼际干瘪，少数病例出现眼睑垂重，可发生重症肌无力，属于中医“痿证”的范畴，约有10%的患者经肌酶谱和肌电图检查发现有肌炎改变。

（五）皮肤症状

约半数患者出现皮肤干燥，甚者有如古代文献所描述的肌肤甲错，表皮呈鱼鳞状。一般患者出汗较少，皮肤多干燥而有欠光滑湿润感，并常有皮肤粗糙皴裂，其中有鳞屑者占15%～25%，全身皮肤瘙痒者亦不少。还有的出现紫癜性皮疹（瘀点状），出现率约30%，多见于下肢分批出现如米粒大小的红点，颜色逐渐加深，界限清楚，10天左右自行消退，后遗有色素沉着。也有红斑样皮疹，但出现率较少。此外网状青斑亦常见到，多见于大腿处，青紫色缕缕网纹隐于皮下，多由局部毛细血管扩张所致。还有部分患者指（趾）末节肤色改变，由苍白到发红到紫黯，局部皮肤触之较凉，自觉或麻或痛，尤在受寒或接触冷水后明显，待温暖后可自缓，冬春季节尤甚，此即为“雷诺现象”，有时被误认为冻疮，约有三分之一患者出现此类证候。其他血管炎的表现占13%～20%。笔者曾接触患者虞某某，四季手指苍白或紫黯，夏季亦触之如铁，常伴麻痛感，更有个别患者出现指端溃疡，组织坏死结痂。

（六）阴道症状

外阴皮肤、阴道黏膜干燥和萎缩，白带减少，甚或全无，有涩痛感或烧灼感，影响正常性生活。容易继发阴道真菌感染，行走及活动时内裤摩擦痛感明显，常令患者异常困惑与焦虑，甚或出现外阴溃疡。

（七）神经症状

SS患者在整个病程中出现神经系统受累表现并不少见，常以周围神经损害多见，单侧或双侧，多起病隐匿，表现为四肢末端麻木胀痛，或如针刺或如蚁行，悠悠不休，这类患者常常病程冗长，病情顽固，难以取效。另外部分患者会出现中枢神经受累的表现，表现为偏瘫、偏盲、认知障碍、精神异常等，少部分患者会并发视神经脊髓炎，导致视力下降或丧失、截瘫等严重表现。

二、全身证候

（一）发热

发热是干燥综合征病程中常见的全身症状之一，本组病例中出现率为62.4%，其热型多不规则，有高热，也有低热，可伴有恶风汗出等肺卫证候，有似“外感发热”，经休息或对症处理后3～4天即可缓解。如出现高热（体温达40℃以上），伴有气分或营血分症状，而且原有干燥综合征临床表现加重者，常提示本病病情有进展活动的可能，此时相关检测指标多有相应阳性征象出现，必须重视积极处理，以求及时控制病情发展。而在高热后出现持续低热或间断低热（在38℃或以下），多表示疾病趋向缓解，此种证候，可反复多次出现，甚

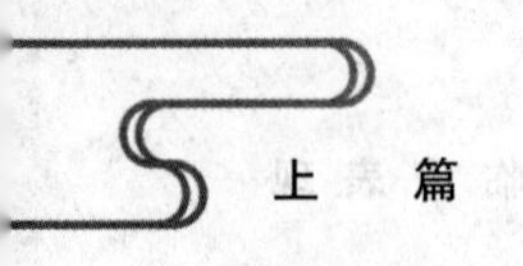

至有的患者可一月出现 2～3 次，亦需注意疾病有无活动的趋向。发热的原因有内因与外因两类，内因乃缘机体免疫紊乱，正气耗伤，阴阳偏颇，营卫失调；外因可由继发感染，邪毒侵扰，邪正相争使然。

（二）月经不调

由于干燥综合征患者女性占绝大多数，所以月经不调也是其重要的临床表现之一。其临床特征是经行后期，经色或淡或黯，经量逐渐减少，常数月一潮，并甚至经闭者，部分患者也可能由于使用雷公藤制剂或其他免疫抑制剂后所形成，此与《金匮要略·血痹虚劳篇》之“内有干血”而形成的“干血劳”又何其相似。《兰室秘藏·妇人方》：“夫经者血脉津液所化，津液既绝，为热所灼，肌肉消瘦，时见渴燥，血海枯竭，病名曰血枯经绝。”[4] 盖亦指此等症也。

（三）疲劳

疲劳亦称“疲乏”或“倦怠”，《灵枢·海论》称之为“怠惰”，是指精神困倦，肢体懈惰的临床症状，临床上极为常见，它在干燥综合征中尤为多见和突出，本组临床病例中疲乏的出现率为 75.3%，是贯穿干燥综合征始终的全身表现之一，患者就诊常以此为主诉。其临床特征是患者精神萎顿，自感周身倦怠困乏，尤感双侧下肢无力，因之懒于活动和语言，常无明显的诱因，如继发于其他疾病之后或长夏暑邪薰蒸等，而是“未劳而累”，每每不以休息而缓解，甚则清晨起床即感乏力，与中医学中的“虚劳”表现极为相似，这一方面是疾病耗伤人体正气所形成的躯体症状，另一方面也由于疾病的长期痛苦折磨，过多的精神压力而产生的“心理疲劳”。由于疲劳症状常为多种疾病所共有，因此临床上需要仔细鉴别。

（四）消瘦

消瘦是指肌肉瘦削，体重减轻，甚至骨瘦如柴而言，《内经》等医籍有“风消”“脱形”“大肉消脱”“羸瘦”等名称，消瘦是本病多数患者的形体特征之一，多伴有皮肤粗糙，手掌鱼际干瘪，肌肉松弛而少弹性，面容憔悴、色黯苍老等一系列气血津液消灼耗伤的虚劳见证，而与正常的瘦形体质及其他疾病所导致的消瘦有别。

（五）舌象

多表现为舌面干燥，缺津欠泽，舌质或红或绛，或有紫气，或见瘀斑瘀点，部分患者舌下络脉粗黯，舌体多见瘪瘦且薄，苔少或光如镜面，以阴虚舌象表现较多，也有舌面湿润，苔白而滑，舌体肿大边有齿痕者，多见于禀赋阳虚，脾气不足者。从中医辨证来看，苔白厚而干燥，为胃燥气伤；舌淡红而干，舌色不荣，为胃气衰弱，不能运化气血津液；苔薄白而干燥，为肺津受损，邪虽去而正受损；若舌绛而不鲜，干枯而痿，为肾阴枯涸；但若病初起就出现舌干，为素体津气亏损，易出现正不胜邪；舌黑而干，为津枯火炽。舌绛而干燥为火邪入营。

（六）脉象

本病多见沉细小涩之脉，诚如俞根初所谓“燥症脉多细涩，虽有因兼证变证而化浮洪虚大弦数等兼脉，重按则无有不细不涩也。”细脉如丝而软，涩脉往来难按，沉小多属虚损，提示了本病的正气虚耗，津供失常，络阻气结之病理特征。

三、内舍脏腑证候

传统中医理论认为，疾病的发展由浅入深，由表入里，由皮毛、经络而入脏腑的传变过程，《素问·阴阳应象大论》中有：“邪风之至，疾如风雨，故善治者治皮毛，其次治肌肤，其次治筋脉，其次治六府，其次治五脏，治五脏者，半死半生也。”燥毒内舍脏腑的表现相当于西医学的该病的各个系统的合并症，内舍脏腑证候的出现与疾病的转归及预后密切相关。这种辨证的出现决定于燥毒的轻重、体质的强弱、治疗的当否。邪毒入里的表现既有燥毒的症状，又有脏腑特有的症状。而特有症状每随不同个体、不同体质、不同阶段及不同脏腑的功能及病理特性而异。

（一）肝（胆）

燥毒症患者约有四分之一累及肝脏，燥毒侵犯肝脏可出现黄疸。本病的黄疸程度一般较轻，出现缓慢，较少有如黄色鲜明如橘的阳黄表现，多数为阴黄，晦黄暗滞，或如烟熏，伴见面容憔悴，食欲不振，神疲畏寒。黄疸日久，气滞血瘀，可现瘀血发黄，在黄疸的同时伴胸胁刺痛，肌肤甲错。肝经布于两胁，燥毒伤肝，故可出现胁痛，此症可由瘀血引起，胁肋刺痛，痛有定处，固定不移，胁下癥块；也可由肝阴不足而致，隐痛绵绵不休，遇劳加重；由气郁引起者多为急骤发病，胀痛走窜。肝病至后期，损害严重，患者疲乏，慢性肝病面容，食欲下降，以上症情加重，肝更受戕。早期可为气滞，后期血瘀明显，凝结肝络，正气大虚，遂成癥积。发生正虚瘀结之癥积，病情较重而难治。肝脾肿大，癥积日久，肝病传及肾、脾，气血水相因为患，气血瘀滞，血行不利而为水，每可出现臌胀（腹水）。本病出现的臌胀多为肝脾血瘀所致，多伴见胁腹刺痛，毛细血管扩张而见血痣，手掌赤痕。相当于西医学所指干燥综合征合并慢性自身免疫性肝损害、自身免疫性胆管炎、胆汁淤积性肝硬化等，均与干燥综合征引起的自身免疫反应有关。黄疸、胁痛、癥积、臌胀四症为燥毒损伤肝脏的主要临床表现，可随病情进展而逐渐加重。肝失疏泄，气血循行不畅，肝络郁阻，久则耗阴动风，则表现为四肢麻木不仁，疼痛剧烈，肢体颤抖，痉挛抽搐及偏头痛、偏瘫、失语等。西医学认为，中枢或周围神经组织的并发症，其预后多较差。

（二）心

干燥综合征燥毒内舍于心，主要伤及心气心血（阴）和瘀阻心络。部分患者时见心悸怔忡，或忐忑不安，胸闷胸痛，气短动则为甚，甚则出现水饮凌心之证，可伴见下肢浮肿，小便短少，唇色发绀，脉或细或涩，并有结代。诸症可反复发作，相当于西医学免疫性心包炎后出现的心包积液，以及伴发的全身浆膜腔积液、心肌炎、心律失常、心功能不全等。

（三）脾胃

脾胃受累为燥毒内舍脏腑中最为常见的，也是各种内舍证候中对患者生活质量产生重要影响的证候。患者出现脘腹隐痛，痛势绵绵，脘嘈灼热，时作时缓，纳呆口干，神疲乏力，面色欠华，形体瘦弱。患者还可经常出现泄泻，大便次数增多，腹部鸣响，粪质溏稀，夹有完谷，稍摄生冷油脂症状加重，更不耐生津濡润之品，大便常规化验及培养多无异常，此等证候分别相当于西医学的萎缩性胃炎、慢性胰腺炎、胆囊炎，免疫性肠炎（小肠或结肠）等疾病。此外，燥毒伤及脾胃，运化输布功能受损，气血生化不及，统摄失司，久则显现纳少便溏，四肢乏力，面色虚皖，及慢性出血症状（黑便、紫癜）等有似虚劳征象，又与西医学的全血细胞减少（白细胞、红细胞、血小板均低于正常）、肌无力等相吻合。

（四）肺

燥毒内舍除引起鼻咽喉部的干燥外，每易波及肺与气道，占干燥综合征患者的20%～30%，轻证患者无明显肺系证候，仅在检查中发现有限制性肺通气功能障碍与弥散能力降低。肺脏受累患者多表现为咳嗽咯痰，胸闷气喘，时轻时重，缠绵难愈，有似经久咳喘，气喘一般较轻，初期以实证为主如风寒袭肺，表寒里热，痰浊阻肺证候，一般止咳化痰平喘治疗

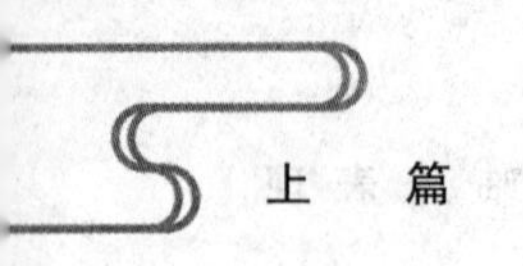

取效甚微。后期可转为虚证，肺气虚或肺阴虚，更有甚者或见胸闷气急、喘息不平、面浮肢肿，小便短少；或肺伤络损而见咯血之症。其中有侵及气管的病变如慢性支气管炎和支气管扩张。侵及胸膜发生胸膜炎、胸腔积液或胸膜增厚。肺实质的损害有慢性间质性肺炎，肺部病变为逐渐演变，病程日久可出现肺间质病变（14.79%）[1]。长期的病程损害机体免疫系统，正气不足，肺卫失固，患者可现不明原因反复发热，经常感冒。

（五）肾

干燥综合征合并肾脏受损者也很常见。肾脏受累，水液代谢异常，若肾阴亏损者，燥毒益甚。热与湿结，膀胱气化受阻，表现为尿频涩痛，腰痛溲短，或见尿血；若肾阳（气）亏损者则尿频量多，溲清而长，腰酸足软，懈惰异常；若肾虚络阻，精微失摄，筋骨肌腠失于濡养，患者反复发生痿证，表现为软瘫，首先四肢肌肉无力，继而丧失活动能力，严重者翻身、抬颈，起坐无力，甚至呼吸困难危及生命。肾损害在燥毒症的后期患者较为常见，可达三分之一。并发的肾脏损害复杂而多变，肾损害在燥毒症中被证明对预后影响较大。西医学证实[1]干燥综合征导致的肾脏疾患有肾小管酸中毒、慢性间质性肾炎、肾性尿崩症、泌尿系结石、低钾性周期性瘫痪等。肾损害进展较慢，仅有1.3%的患者肾功能损害进展到尿毒症期。

【类症鉴别】

一、口干

1. 口干与口渴　口干与口渴是中医诊法中最易混淆的两个概念[4]，其产生原因及临床表现均有不同，求其根源，其实是中医燥与火的混淆，盖口干程度较轻，多为津液不足，津不上承，而少实热之邪，多无大量饮水要求，口渴程度较重，多为火邪有余，热盛津伤，多有实热之邪，常需多量饮水。两者的鉴别可参《景岳全书》[5]所论：“口渴与口干大有不同，而人多不能辨。盖渴因火燥有余，干因津液不足。火有余者当以实热论，津液不足者当以阴虚论。……故凡于大泻之后、大汗之后、大劳之后、大病之后、新产失血之后、过食咸味之后，皆能作渴。凡此数者悉由亡阴亡液、水亏枯涸而然，本非热证。不得误以为火。……水亏于下者，宜补脾补肾。若阳虚而阴无以生，气虚而精无以化者，使非水火并济，则何益之有？”口干的诊治较之口渴则要复杂许多。

2. 口干与消渴（血渴）　消渴以多饮，多尿，身体消瘦为特征，是因“消”而“渴”的一类特定疾病，其发病的根本是因阴虚燥热而发生的一系列病机演变所致，除口渴引饮，饮不解渴外，还有身体消瘦等伴见证候，为今之糖尿病、甲状腺功能亢进等常见口渴喜饮症状。此外，干燥综合征所表现的口干，其临床特点亦如《金匮要略·惊悸吐衄下血胸满瘀血病脉证治》所云：“口燥，但欲漱水不欲咽，为有瘀血。”与唐容川在《血证论》中有关于“血渴”[6]的描述有相似之处。“瘀血发渴者，以津液之生，其根本出于肾水，有瘀血，则气为血阻，不得上升，水津因不能随气上布。”而血渴中瘀血的形成，可以是阴虚燥热，耗津灼液，或是后期阴阳两虚，阳虚寒凝所致。

3. 口干与郁证　另外，还有一种口干症状，常发生于中老年人，女性尤多，夜间及休闲时症状明显，甚则自诉卧醒后舌黏上颚难以张口，而白昼症状轻微，并不碍进干食，亦无眼干、口疮、腮肿、齿脱等多种伴随症状，西医学相关检查排除糖尿病、甲亢、干燥综合征等相关疾病。此类患者还多伴有情绪不稳，郁闷善虑，烦躁多疑等特有现象，且诸症随心情变化而进退，西医谓之为“精神性口渴”或“焦虑性口干”。而中医多辨为忧思过度、气机郁结，津液阻滞不能上承所致，似属“郁证”范畴，需予鉴别。

二、眼干

眼干须与许多眼科疾患相鉴别，如椒疮（相当于西医学的沙眼）、粟疮（滤泡性结膜炎）可并发眼珠干燥，并可见频频眨目。赤脉传睛（眦结膜炎），除干涩外，还可见两眦赤脉，渐侵白睛。白涩症（干燥性结膜角膜炎）与燥毒症的眼部症状表现基本一致。但上述眼科疾患，多以眼睛局部证候为主，一般不出现口干、肤干、痹证及多个脏腑功能损害的全身临床表现，而燥毒症却除了眼部症状外，同时伴见复杂多变的全身症状为其特征，以此鉴别。眼科专科检查可以鉴别各种不同原因引起的目干，因此对诉眼干的患者应进行眼科有关检查以协助明确诊断。

三、痹

1. 三痹（风寒湿痹）　燥毒症与风寒湿痹都可出现痹证表现，关节肌肉肿胀疼痛，多由风寒、风湿或湿热侵袭关节肌腠，局部气血阻滞所致，常起于肢体劳作，外邪乘之，临床表现实证居多，亦较易缓解。行痹外感风邪为主，关节疼痛游窜，或见畏风，发热，苔薄脉浮缓；痛痹外感寒邪为主，疼痛剧烈，逢寒加剧，局部常有冷感，苔白脉弦紧；着痹外感湿邪为主，痛处固定，重者，肌肤麻木不仁，苔白腻脉濡缓。此外，热痹以外感温热之邪为主，或为外感风寒湿邪不解，郁而化热所致，疼痛明显，伴有红肿，扪之灼热，遇凉则舒，脉濡数或滑数。三痹起病多较迅速，病程相对较短，症状亦较剧烈，常随气候变化而起伏，经过相应治疗较易缓解，一般较少内舍脏腑，不出现或较少出现严重虚证。而本病伴见的痹症多为酸痛，部位常不固定，多数痛势较轻，受气候变化影响不甚明显，在起病方式与病程演变上亦有不同，尤有局部和（或）全身的燥证表现，故可鉴别。

2. 尪痹　燥毒症亦有关节疼痛迁延不已，局部肿胀变形及气阴虚弱的特点，临床当与尪痹相鉴别，尪痹为痹证迁延不愈，反复发作导致脉络瘀滞，肌肉瘦削萎缩不用，其关节疼痛的特点与本病有一定类似，但其病程初起往往有实痹的过程，后期身体尪羸，关节常常出现僵硬变形，功能丧失，及头眩气短，自汗纳少，血虚面㿠，虚弱之象明显。燥毒症除与类风湿关节炎重叠者外，大多数患者极少遗留永久性的关节畸形。

四、黄疸

凡以目黄、溲黄、肤黄等为主要症状者，《内经》称之为“黄疸”。中医理论将其分为“阳黄”“阴黄”两大类，前者多由肝胆湿热浸淫，胆汁犯溢所致，其黄色泽鲜明或伴发热、口渴、纳呆、口苦、泛恶厌油、倦怠、苔黄腻、脉滑数等；而干燥综合征所见之发黄，多属“阴黄”范畴，其黄晦滞，面容憔悴，肤色晦暗，乃肝络瘀血阻滞，影响胆液正常循行而成，伴有口舌干燥，目涩视糊，头昏乏力，齿龈渗血，胁肋隐隐胀痛或刺痛，舌质紫黯或有瘀斑，脉细涩等症。

五、虚劳

虚劳以之名病见于《金匮要略·血痹虚劳病脉证并治》[7]，泛指由多种原因导致的阴阳气

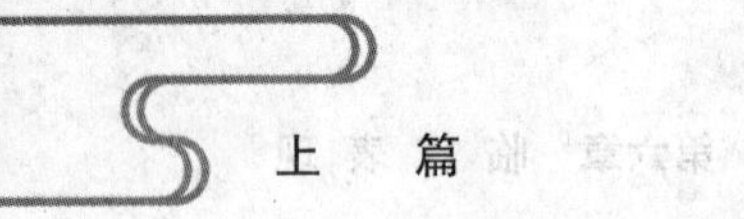

血亏损或脏腑功能羸弱所产生的一切正气不足证候，与燥毒症迁延日久所产生的虚证（以气阴两虚多见）有明显区别，且燥毒症每多伴随出现的燥证、痹证及其他特殊的临床表现，又为一般虚劳证所少见。

六、月经不调

月经不调是妇科的常见病症，由于干燥综合征女性患者占绝大多数，因此有时易于混淆。干燥综合征患者所致的月经不调，可发生于任何年龄的成年女性，但以40岁以上中年者多。其特点是月经量少，延期多见，渐而至月经闭止，少数也可出现崩漏。发生原因可由燥毒致瘀阻滞胞络，肝肾阴亏，冲脉失盈，亦可由病程中使用西药激素或免疫抑制剂或雷公藤制剂等中药所导致，崩漏者多因燥毒化火，迫扰胞脉，或气阴亏虚，冲脉失摄所成，除月经的证候外，伴发干燥综合征原发病的临床表现是其鉴别要点。

【参考文献】

[1] 董怡，张奉春. 干燥综合征 [M]. 北京：人民卫生出版社，2015：6.
[2] 李满意，娄玉钤. 燥痹的源流及临床意义 [J]. 风湿病与关节炎，2014，3（5）：57-63.
[3] 马永桢. 干燥综合征辨证论治六法 [J]. 南京中医学院学报，1994，10（5）.
[4] 姚乃礼，等. 中医症状鉴别诊断学（第二版）[M]. 北京：人民卫生出版社，2004.
[5] 张景岳. 景岳全书 [M]. 上海：上海科学技术出版社，1959.
[6] 唐容川. 血证论 [M]. 上海：科技卫生出版社，1959.
[7] 张仲景. 伤寒杂病论 [M]. 南宁：广西人民出版社，1980.

第七章　类证鉴别、辨识要点与中医诊断标准探讨

口眼干燥出现最早，概率最高，这些干燥的症状按中医传统理论辨证属于“燥证”的范畴。燥证的理论在中医学历代医家的论述中内容丰富，因此充分认识和熟悉这部分理论，对干燥综合征的识别和辨证有着非常重要的指导和借鉴作用。

【传统燥证的辨证】

一、燥证的临床特征

《素问·阴阳应象大论》“燥胜则干”[1]是对燥证最早的概括，但《素问》最关键的病机十九条中却没有提到燥证的辨证。刘完素在此基础上增加了“诸涩枯涸，干劲皴揭，皆属于燥”。这是一类以津液受损为主要病理特征疾病的共有证候。刘完素又根据燥在五行之中属金的理论，认为燥证“内舍于肺，外在皮肤”，故从手阳明肺经与手阳明大肠经来辨证。喻昌在《医门法律》中承《素问》之体系，“秋伤于燥，上逆为咳，发为痿厥”，首创秋燥论[2]，使从外感致燥的辨证理论更加完整。秋季之主气为燥，久晴少雨，气候干燥，易形成燥邪而发病。喻昌曰：“秋月天气肃而燥胜，斯草木黄落。”就形象地概括了秋季易燥的气候特点。燥证起病，先犯肺金。金为水之源，金受火克，不能生水而源于上，则皮肤、肠胃、筋骨不得荣养，诸燥证始作。《景岳全书》有：“秋令太过，金气胜而风从之，则肺先受病。”燥证后期，其病累及五脏，《诸病源候论》阐述了燥证之中心脾积热证的形成机制：“手少阴心之经也，其气通于舌，足少阴脾之经也，其气通于口，脏腑虚热，气乘心脾，津液竭燥，故令口舌干焦也。”病及于里，内伤脏腑，《素问·宣明五气论篇》云：“心为汗，肺为涕，肝为泪，脾为涎，肾为唾，是为五液。”五脏不足，津液失润，均可化生内燥。脾胃津不上承则口干少涎，肾之真阴不足，则津液亏耗，肝血虚，肺燥阴伤也为致燥之因。由是观之，燥邪致病具有干涩的特征，因燥而干，因干而涩，呈现一派阴津不足或输布涩滞的征象。《罗氏会约医镜》曰：“在外则皮毛枯槁，在上则咽干口燥，在中则烦渴便焦。”燥还具有裂开的特性，因涩而脆，因脆而裂，所以皮肤干燥皲裂出血，干咳伤肺，络损咯血亦多见。

二、燥证的分类

（一）按病因分外燥及内燥

外燥的致病之因为外来之燥邪，燥为六淫之一，自《内经》以来已有比较成熟的理论，“岁金太过，燥气流行”，当岁运及时令失宜时，燥气外感而入，伤于人体，燥气先伤于上焦，

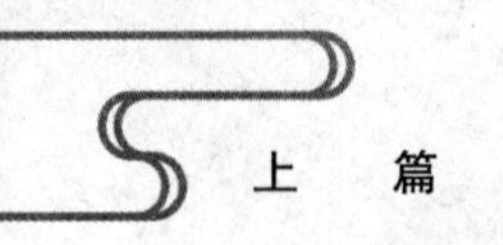

肺为华盖，病者当有外感肺卫表证之象，如恶寒发热，咳嗽，苔薄脉浮，除此之外，还具有燥邪致病的一些特征性表现，如鼻咽干燥，口干不多饮，唇燥起皮，口角裂痛，干咳，痰少难咯或少量白痰。即所谓"秋伤于燥，上逆为咳"的秋燥表证，本病轻而易愈，大多病在卫、气分阶段即可告愈，危重病例少见，较少传入脏腑。内燥则病情较为严重而难治，病因亦较复杂。内伤于燥，津液精血大亏，则形瘦面枯，口渴多饮，皮肤干燥如鳞，咳频而呛，痰少难咯，声嘶胸痛，痰中夹血，大便燥结，苔燥舌红等，内伤于燥，津液不足，脏腑经络不得濡养，病重而缠绵，严重者可致阴伤成劳。《临证指南医案》从致病之因的角度将燥证分为外感与内伤两个方面："燥为干涩不通之疾，内伤外感宜分。外感者由于天时风热过胜，或因深秋偏亢之邪，始必伤人上焦气分。内伤者，乃人之本病，精血下夺而成，或因偏饵燥剂所致，病从下焦阴分先起。"[3]外感之燥乃时令之气所导致，内伤之燥则因体质亏耗，津伤失布所由生。喻昌制订治燥律五条，亦将此区分为内燥与外燥，辨证宜分，施治亦殊。针对初发之风燥袭表证，创辛凉甘润法，针对肺阴耗伤之内燥，拟方名清燥救肺汤，救肺燥，以防肺金之燥顺传或逆传于五脏而变生诸证。

（二）按性质分为温燥及凉燥

燥邪有干燥和涩滞的特性，在《素问玄机原病式》中曰："（六淫之中）风、热、火同阳也，寒、燥、湿同阴也。"而喻嘉言的《秋燥论》中丰富了燥证的属性，乃有温燥、凉燥之别，阴阳之殊。秋令燥气的外感，因初秋与深秋的气候有偏寒或偏热的不同变化，故有温燥与凉燥的不同属性。二者都属外感之邪所致，如《景岳全书》曰："燥气虽亦外邪之类，然有阴阳，从阳者因于火，从阴者发于寒，热则伤阴，必连于脏，寒则伤阳，必连于经，所以有表里，必须辨明而治之。"[4]温燥与凉燥同为秋燥之类，均见咳嗽，口咽干燥，恶寒发热，头痛，而温燥偏于热，即何廉臣所谓燥之复气，见干咳无痰，舌边尖红，凉燥偏于寒，即所谓燥之胜气，为咳嗽痰白，故可鉴别。凉燥其病状如风寒但唇燥咽干，咳嗽连声，剧烈者引起两胁串痛，胸满气逆。温燥即温病之一种，更为常见，症见干咳无痰，咳剧则气逆而喘，胸满胁痛。

（三）按部位分上中下三燥

叶天士继承了前贤的思想，在丰富的临床实践中将燥证分为上燥、中燥和下燥，总结出了"上燥治气，中燥增液，下燥治血"的规律。燥证的发生发展过程千差万别，全身各个脏腑都可受其侵害。燥从上受，初起上焦肺金受病，肺主气，司呼吸，主宣发肃降，使卫气和津液输布全身，燥伤于肺，卫外不固，宣肃失司，则肺气上逆而咳嗽、喘促，肺阴耗伤则咳嗽痰少，多为干咳，肺开窍于鼻，则口鼻干燥。肺主皮毛，津液不能润泽皮毛则肤干，毛发不荣，肺气不足则少气不足以息，神疲乏力，燥伤肺络则咯血。

燥伤胃津，则为中燥，燥邪损伤胃肠阴液，中焦液亏，运化不及，水谷精微不能正常输布而见口干、咽燥、渴饮、肌热易饥、嘈杂不安、大便干结等症。

燥耗肾液，则为下燥。燥邪损伤下焦肝肾真阴，多见于疾病后期病情积重时。盖肝藏血，肾藏精，精血为人体生命之源，肝肾阴亏，精血乏源，则五脏六腑失于濡养，全身脏器功能低下。经脉失于濡养，"筋燥则痉挛"，四肢抽搐轻而频作，或为蠕动。

（四）按病之浅深分为在气在血

叶天士首创了温病学卫气营血理论，以之代表病邪入侵机体的病位浅深。燥邪致病，初犯机体，根据性质的不同有温凉之别，但均侵于肺金，肺为华盖，在上焦气分，在这个阶段为喻嘉言清燥救肺汤所适用，燥邪在气。

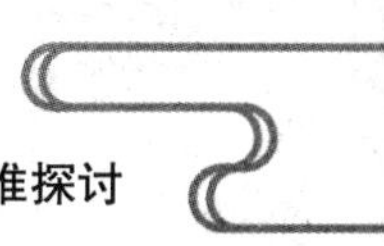

"气分失治，则延及于血；下病失治，则槁及乎上"病久入血，邪恋正虚，为精血干涸而致燥，也可表现为口干咽燥等上焦的燥象，但其病邪已深入，病程长久，精血失荣，阴津亏损，不能上承，病由积渐而成，痼结难治，燥邪在血。

【燥证之另类】

中医传统的燥证理论是干燥综合征辨病及辨证的基础。但干燥综合征所表现出的"燥证"与传统燥证相比，在发病原因，起病形式，临床特征，转归预后等方面均有其"特异"之处，可以说是燥之"另类"。

1. 干燥综合征有别于外燥　干燥综合征的燥证与外燥有一定的相似和联系，如在其病程中有经常或反复出现的不规则发热，伴恶风和（或）腮腺肿胀，颌下淋巴结肿痛等症，类似外感风热证。所以有人在对干燥综合征的分型中有将其列为风热证型者。西医学也认为干燥综合征的发病原因之一是可能与某些病毒（如 EB 病毒）感染有关，但尚无确切证据说明此种感染与该病的发生有明显的因果关系。但干燥综合征的发病学和流行病学表明其发生与季节及气候没有明显的相关性，更无外燥侵袭的起病方式与病机转变过程。说明干燥综合征的燥证有其独特性而与外燥（秋燥）显然不同。

2. 干燥综合征与内燥也明显相间　至于内燥之由，谢利恒在《中医大辞典》中说："大病而剋伐太过或吐利而伤亡津液，或养生而误饵金石，或房事过服补阳燥剂，以及醇醉炙肉，一切辛热之药，皆能偏助邪火，损害真阴，日渐煎熬，血液衰耗……"其内燥证的发生，常由于多种原因导致了体内阴液耗伤，津失濡润。而干燥综合征的发病原因则更为复杂，起病隐袭，病程绵长，其干燥程度也较一般内燥证、消渴及热病伤阴所致干燥要严重得多，亦较难恢复。

3. 症状重笃而乖戾　从中医辨证角度分析干燥综合征的临床表现还有一些自身的特点，本病干燥的程度较重，表现为以唾液、泪液、汗液等体液分泌显著减少；此外本病同时伴有一系列具有"痹证"特点的表现，如关节肿痛、晨僵；其久延不愈常可影响脏腑，多为邪阻经络，脏腑失荣所致，多变而复杂；燥胜成毒，气阴随耗，每又导致邪盛与正虚并见，出现黄疸、心悸、咳喘、多尿、癥积等多种证候。此种临床表现，远非一般燥证（外燥或内燥）所具有，乃系燥毒炽盛，燥邪由量变到质变的结果。

4. 与一般燥证不同的病程和转归　干燥综合征的病程较长，经年屡月，燥久不已，在脏腑功能衰减，正虚邪盛的情况下，每多内舍脏腑而可见种种合病，导致有时较为笃险，如癥瘕、黄疸、喘息、怔忡、血证、痿躄、尿崩或水肿等，因此在疾病的转归上又与一般燥证不可相比。

5. 干燥综合征的特殊临床表现与燥的特性有异　本病除与阴虚失布有密切的因果关系外，有时还可表现出一些特殊的临床症状，从表面上看似乎与其阴虚液燥的基本病机相悖，如大便稀溏、口淡不渴、面浮肢肿、乏力怕冷、舌质淡胖等，多与本病患者个体的特异性体质（阳虚质）或病情异常演变（如从阴虚演变为阳虚或气虚）有关，此又为一般燥证所罕见。

6. 常法治疗难以取效　清燥润燥，养阴生津，是一般治燥的常法，每每用之即可见效，而对干燥综合征的燥证来说，有时效果不彰，必须以润燥配合益气健脾，解毒，活血诸法合用始得应手，这又是本病与一般燥证的不同之处。

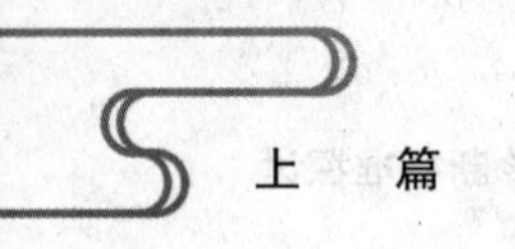

【干燥综合征的辨识要点】

一、四诊要点

（一）望诊

1. 一般望诊　神情疲惫，面容憔悴，或目窝下陷，目眦多眵，眨眼频繁，腮颊肿胀，口疮时作，齿槁残缺，唇干起揭，口角燥裂，肌肤甲错，指甲灰厚，指尖溃痂，肌肉瘦削，鱼际瘪陷，皮下结节，或见紫癜。

2. 望舌　无苔或少苔，舌干少津，或如镜面，舌红或绛，裂隙满布，舌体薄瘦，亦或见少数患者舌胖而淡，边有齿痕（多为气阴亏虚或素质阳虚者），舌下静脉常见紫黯增粗或结肿块。

（二）闻诊

声音低怯，音喑不扬，气短懒言，或有频频咳嗽。（多见于脾肺双虚，气阴不足患者）

（三）问诊

患者多以口眼、皮肤干燥症状、关节肌肉疼痛等痹证表现，及异常倦乏（无明显原因）、不规则发热、月经不调（延期量少或闭经）等为主诉；病程绵长，起病隐袭。患者常不易诉说起病的确切年份及月份。病程中出现多次病情反复。时缓时剧，迁延反复，患者常有多处延医的治疗经过。

（四）切诊

1. 一般切诊　触之皮肤干燥糙手，皮下常有结节，压之疼痛；有雷诺综合征者四肢不温，触之铁冷。

2. 切脉　本病患者脉象表现虚脉多于实脉，常见脉象有沉、细、缓、涩等，活动期常表现为数脉。

二、病情演变的特征

干燥综合征的辨识是动态而非静止的，随着疾病的发展和邪正的消长，在其演变过程中，常见活动期与缓解期间隔交替出现，在不同的时期辨证的内容亦有相应变化，虚实、邪正相互错杂。活动期症状急迫而显著，邪盛为主，多可见实证或虚实夹杂证；缓解期以虚证为主或虚中夹实证，症状多较缓而轻，这是本病在病程演变过程中的又一大特征。

【“燥毒症”的中医诊断标准探讨】

通过对干燥综合征的多年临床实践资料的分析研究，我们认为干燥综合征是具有其自身独特性质的一类燥证，因此遂用“燥毒症”以名之。最初，我们是借助西医干燥综合征的诊断标准应用于我们中医临床并确诊病例，随着观察病例的增多和经验的积累，很自然地逐渐形成了一套中医自己的初步辨识燥毒症的诊断标准。验证临床并与西医标准对照，有较高的符合率，由此启示我们：应当而且能够以中医理论为指导，遵循该病自身的发病规律和特点，利用中医四诊的特有方法，在中医的辨识体系内建立与以西医学命名的干燥综合征有类似要求的中医诊断标准，这种做法不仅可以提高中医对疾病的认识和诊断水平，充

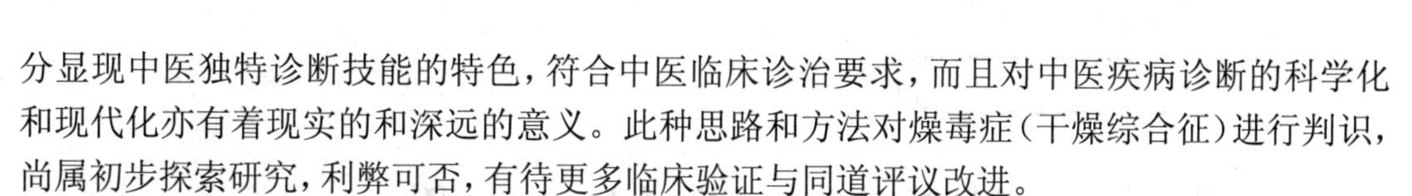

分显现中医独特诊断技能的特色，符合中医临床诊治要求，而且对中医疾病诊断的科学化和现代化亦有着现实的和深远的意义。此种思路和方法对燥毒症（干燥综合征）进行判识，尚属初步探索研究，利弊可否，有待更多临床验证与同道评议改进。

燥毒症的中医诊断标准

一、主要表现

1. 流行病学特点　患者为女性，年龄或大于40岁；

2. 体质（禀赋）缺陷　本病多数患者个体具有特异性体质，多为阴虚质或燥红质，少数病例为典型的阳虚质；

3. 典型的津亏液燥、失荣失布的临床表现　口干，眼干，鼻干，咽干，皮肤干燥，外阴干涩；

4. 有其他相关疾病（如尪痹、狐惑、阳毒发斑、肌痹、皮痹等）的临床症状；

5. 反复不明原因的不规则发热，异常倦怠（不劳而累）；

6. 舌脉　舌苔干红或红绛，少苔或无苔，或如镜面，舌体薄瘦；脉细无力，或细数，或涩。

二、次要表现

1. 起病隐袭，病程绵长，至就诊时其典型症状（如口干、眼干、关节肿痛等）出现半年以上；

2. 有反复招感外邪，药毒伤害，不良饮食习惯史；

3. 多发性龋齿，皮肤结节红斑，肢端阵发性苍白青紫，反复出现腮腺肿痛、瘿瘤等；

4. 有内舍脏腑的特殊临床表现　如黄疸、癥积、反复咳嗽咯痰、喘息、心悸、纳少、消瘦便溏、尿多烦渴、肢体瘫软无力等；

5. 治疗史　按一般燥证单纯滋阴润燥治疗，效果不佳。

有三条主要表现，三条次要表现者可诊断燥毒症；而有两条主要表现，三条次要表现者为可能燥毒症。与西医干燥综合征的诊断标准相参照，符合率较高。

【参考文献】

[1] 黄帝内经[M]. 北京：科技文献出版社，2001.
[2] 陈熠. 喻嘉言医学全书[M]，北京：中医中药出版社，1999.
[3] 叶天士. 临证指南医案[M]. 北京：华夏出版社，1995.
[4] 张景岳. 景岳全书[M]. 上海：上海科学技术出版社，1959.

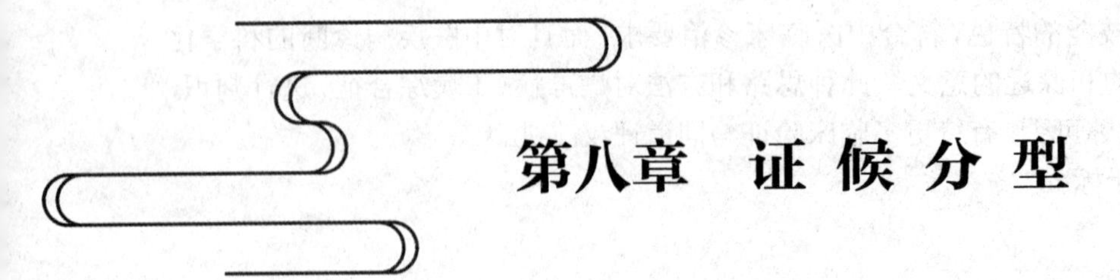

第八章 证候分型

【概述】

一、证候分型的意义

辨证论治是中医理论和临床诊治的精髓。在尚没有确切的科学方法将中西医两种医学体系完全融会贯通的情况下，用中医传统理论对干燥综合征进行辨证，进而指导治疗是中医诊治的特色，也是当代中医诊治干燥综合征的研究重点，这直接关系到该病的治疗效果。

干燥综合征既属中医“燥证”，又是“燥证”的“另类”，所以其临床特征有待人们从临床实践中去体认和积累。

80年代开始，中医文献报道本病以个案为多，我们也是从众多个案的临床表现中逐步积累对干燥综合征的认识的。由知之甚少到知之较多，由粗浅了解到深入认识，在此基础上，深入比较干燥综合征与传统燥证的异同。干燥综合征在其发生发展过程中，临床表现有很大变化，它在不同阶段所现症状亦各不相同，据此，我们依其病情的演变，将其归纳为不同的证候类型。并按中医传统的“审证求因”理论，探讨其病因病机，寻求其病情的演变规律，掌握其临床特征，为认识干燥综合征的病理本质和确立治疗原则奠定基础。

二、证候分型的依据

对疾病进行证候分型是人为的，往往带有较强的主观性，对干燥综合征也不例外。不同医家对干燥综合征从不同角度观察，见仁见智，可以有不同的证候分型，名称繁多，不一而足。我们认为对一个临床表现复杂的疾病的证候进行比较客观的分型，主要看它是否符合该病实际病情演变的规律。我们对干燥综合征的证候分型，主要依据的原则有三：即该病自身的演变发展规律、不同的病因以及患者体质因素的特点，将此三者综合起来分析，在燥毒症发生发展过程中，邪正消长转化贯穿其疾病的全过程。在干燥综合征的病程中，也和其他免疫性结缔组织病一样，有发作期（活动期）与缓解期的明显不同，发作期以邪实证候为主，缓解期以正虚证候居多。病因之燥毒也有外侵与内生的区别，其邪毒虽都为积渐而成，但邪之中人也定有深浅轻重之分，而人体禀赋还有阴虚与阳虚之殊，故在受邪之后，当有阴虚，气（阳）虚转化之异。

干燥综合征的证候分型是其治疗的基础，但分型过多过少均会使治疗上难以规范，不能起到执简驭繁的作用。1987年我们[1]通过多年来对燥毒症的观察积累，从本病的病机和病情演变出发，将其分为四个基本类型：燥毒型、阴伤型、气虚型、涩滞型。从中可以反映津伤液燥是燥毒症的病理基础，正虚邪实是燥毒症的临床特点。

随后10余年的临床探索，发现相当一部分患者同时具有阴伤型和气虚型的表现，这部分患者多为病情发展的中后期，相对病程较长，虚象明显，虚多邪少，常常合并脏腑病变，在诊疗上都很有特点，因此在原有分型的基础上加入了双虚型（气阴亏虚），成为五个类型[2]。

【文献分型概况】

干燥综合征辨证分型宜从发病机制及其病程着手，抓住几个阶段的主要病机特点，综合四诊的临床表现进行全面地分析后作出。由于本病并没有形成公认的中医专家指南或共识，因此文献中的分型也各执一说，主要有以下几个流派：一是因本病突出的干燥症状，以阴虚为基础进行分型，辨其脏腑，辨其兼夹；二是因其虚象多端，以虚证为基础分型，辨病位及气血阴阳亏虚的不同性质；三是因本病有多种实证因素的参与，将热毒、瘀血、湿热等实证因素加入分型的考虑。总之，现代对本病研究的各位医家因于对病因病机的重点不同的认识，从而围绕着不同的病理中心，或燥毒，或阴虚，或虚劳，或瘀血，或湿热，形成了不同的分型。总的来说，其中不外虚实两端，实证多见于活动期，为燥毒，为湿热，为风热，为热盛，为血瘀，为气滞。虚证多见于缓解期，为气虚，为阴虚，为阳虚，为血虚，其中正虚（阴虚）、热毒、瘀血是最常见的分型。

在以阴虚为纲的分型理论中，路志正[3]2001年在《实用中医风湿病学》中将本病分为气阴两虚、阴虚津亏、阴虚热毒和阴虚血瘀型，在学术界有较多的认同。刘维[4]据此标准统计376例SS患者这4种证型数量相近，各占24%～26%。随后路志正[5]对本病的辨证进行了修改完善，于2004年提出将本病分为4型：为肺脾（胃）阴虚，津液亏乏；心肝血虚，筋脉失荣；湿热郁遏，津液失布；肝肾不足，痰瘀痹阻。朱良春[6]以阴虚为纲，将本病分为肺胃阴虚、肝肾阴虚与肾阴虚三型。同以阴虚为本，王鸿慧[7]分为肝肾阴虚、肺肾阴虚和阴虚夹痹。马永桢[8]以肾虚液燥为中心，分为肺胃津伤、心脾血虚、肝肾阴虚、阴虚燥热和阴虚湿瘀阻络等证型。熊曼琪[9]认为全身阴虚是病之根本，分证为阴虚津枯、清窍失养，阴虚津枯、燥邪外袭，阴虚火旺、毒邪蕴结，阴虚津枯、痹邪阻络，阴阳两虚5型。唐晓阳[10]将本病分为5型，肝肾阴虚型、气阴两虚型、阴虚血瘀型、阴虚湿热型和阴阳两虚型。

在以虚证为主要立论的辨证分型中，潘文奎[11]在研究了其他医家对干燥综合征进行以舌诊为主的中医临床观察后，较早地提出了干燥综合征的辨证分型方案，有阴虚、阳虚和气虚三种。李刚[12]以三脏亏虚为本，分证为阴虚火旺、脾胃虚弱、气滞血瘀、气阴两亏和肾阳不足。临床上见到干燥综合征患者多为天癸渐衰的中年妇女，故潘开明[13]以肾虚为中心，分型为肝肾阴虚和脾肾阳虚两型。马武开[14]以舌诊为主要辨证分型方法将本病分为阴虚内热、气阴两虚、阴虚血瘀和脾虚湿阻型。

在加入实证分型的辨证中，傅宗翰等[1]临床观察大量病例后，对本病病因病机进行探讨，以燥毒及素质禀赋为发病关键，辨证归纳为燥毒型、阴伤型、气虚型和涩滞型4型。章琴韵[15]将本病分为阴虚内热、湿热、气阴两虚和风热4型。巫君玉[16]以肾亏液燥为主，分为阴虚内燥、气阴两虚、阴阳两虚、风热、湿热、气滞血瘀和痰浊内结。徐志鸿[17]以虚为病源根蒂，分为阴虚、肝郁气滞血瘀、阴阳两虚和脾胃气虚。赵丽娟[18]分为肝肾阴虚，津亏液燥；阴虚内热，复感燥毒；脾胃气虚，湿热瘀阻；气滞血瘀，水津不布4型。刘冰[19]将本病分

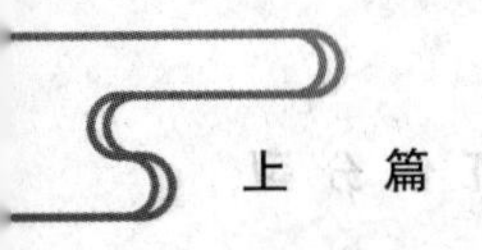

为阴虚内热、气阴两虚、血瘀血虚和湿热4型。王新志[20]依其临床见症为分5型：风热、脾胃虚弱、气阴两虚、气滞血瘀和肝肾阴虚。娄玉钤[21]按舌象表现分型为燥邪犯肺、湿热蕴结、风热伤津、气血瘀阻、阴虚内热、肝肾阴虚、肺肾阴虚、脾胃阴虚和气阴两虚。王礼门[22]以毒、瘀为中心，分为邪犯上焦、燥热内灼，燥热伤津、肺胃阴伤，燥热伤津、瘀热内阻，津涸血虚、肝肾阴虚，久病伤气、气血两虚。周翠英[23]分为燥毒亢盛、阴虚津亏、阳虚津结和瘀血阻络。夏桂成[24]将更年期妇女的干燥综合征简要地分为阴虚型、阳虚型及瘀滞型。叶一萍[25]将湿邪因素纳入分型，将本病分为阴虚火旺、气滞血瘀、阳虚寒凝、湿热郁遏4型。

以脏腑理论为指导，谷家立[26]从五脏证治，分肺气亏虚、心血瘀滞、脾胃失运、肝气郁滞和肾阴亏虚。顾军花[27]从肝论治SS并将其分为9型：肝郁气滞证、心肝火旺证、肝胆（胃）郁热证、肝郁脾虚证、肝气失敛证、肝肾阴虚证、阴虚血瘀证、肝肾精血两亏证和阴虚火旺风动证。按照疾病病程的不同阶段分型，苑丽娟[28]结合病程作三段三方，从上、中、下三焦分治干燥综合征，分为心火上炎、胃阴不足和肾阴亏虚。潘新[29]对SS进行分期辨治，早期以上焦内燥为主，中期轻症以中焦内燥为主，中期重症以中焦燥毒为主，晚期以下焦燥毒为主。马伟明[30]辨治本病分3期4型：①初期：营卫不和。②中期：气滞阴亏。③重症：阴虚火旺。④后期：阴亏血瘀。陈湘君[31]将干燥综合征的病程分为急性期，属阴虚燥热偏盛型，早期或轻型多见气阴两虚，中晚期肝肾阴虚多见。协和医院董振华[32]结合现代西医学对干燥综合征的认识，针对干燥综合征病变广泛，全身受犯的特点，详立分型，本证为阴虚津亏、气虚失运、瘀血内阻和阴虚挟湿4型；系统性损害中皮肤黏膜损害分为血虚寒凝和血热瘀阻2型；呼吸系统有虚热肺痿、虚寒肺痿和痰热阻肺3型；消化系统有阴虚气滞和肝胆湿热2型；肾脏损害为脾肾不足和气阴两伤2型。

为探寻辨证论治的规律性，马武开[33]对2011年以前的16篇中医研究干燥综合征文献进行研究后发现共有证候类型32种，可见辨证分型存在一定模糊性，受各家学说的影响。其中出现频次较高的依次是气阴两虚证、津亏血瘀、肝肾阴虚和阴虚内热，在辨证分型中阴虚、气虚、热毒、血瘀均是比较常用涉及的证候要素之一。

【分型研究】

随着临床病例的增多和观察的深入积累，我们发现在本病的五个类型证候中[2]，同一类型病例之间还有某些细微差别，从而还可在该类型之下再分列出若干个“亚型”或证候。因此，我们在综合了本病的病因病机特点、患者体质、发病特征、病程和临床表现的基础上，将本病分为以下五个类型和若干个证候，兹分述如下：

一、燥毒型

本证型多见于干燥综合征的疾病初起或活动期，正气未衰，燥邪炽烈，邪正交争，症状表现急而重笃，病程多较短暂。

证候特点：口干舌燥，目涩泪少，唇燥起皱，肌肤甲错，肌肉消瘦，舌体光瘦，脉形细涩等一派燥涩之象。此种燥证多为一系列综合征群，常系全身性表现，涉及面宽，证候表现复杂多样。

病机分析：燥乃无形之邪，其为病者机体上部表现症状较多，且易耗伤人之阴津，故与湿邪相对而有阳邪阴邪之别，这里“阳邪”是从其致病特点来确定其属性的。《中华大字典》有“燥音臬，其旁从火”，故古有“燥乃热之渐”之说，犹草木之枯燥而易火燎者然。燥象既盛，变而成毒，极易从热化火，而为燥热。《易》曰：“燥万物者，莫熯乎火。”火热系属阳邪，二阳相并，犹易伤阴动血，因此与燥象同时出现的有肌肤燥热，面红烘热，低热羁留，牙龈溃痛，齿衄鼻血，目红多眵，口渴溲热，脘嘈喜冷，唇色樱红，舌质红绛碎痛，苔少或黄等症。但又与单纯阴亏或燥胜者有间是其特征，此等证型系属燥邪猖獗，邪盛酿毒，毒壅化热，热极生火，火燎益燥，互为影响。临床所见，本型以邪实为本，以实证或虚中挟实为多，常见于病程较短或素体阳热偏盛者，病久不去，必将耗阴损气，而向阴伤气虚转化，也就由实转虚了。

本型分证：燥毒炽盛证和燥火扰络证。

二、涩滞型

本证型难拘定格，或以瘀为主症，或以痰为主症，或以气滞为主症，多系“第二致病因子”在起主导作用。因此，其临床所见除均有燥证特征外，还可见到由瘀、痰、气滞所派生出来的诸种证候表现。其症多为虚实夹杂，种种变症不一而足，出现时间亦常不定。

证候特点：其偏血瘀者，乃气血阻滞，脉络不利所致，可见关节肿胀疼痛，部位相对固定，甚则畸形，活动受限，或肢端麻冷疼痛，肤色或白或紫，有失红活，或见皮下结节较硬，触之疼痛；或见面色晦暗，形瘦憔悴，肌肤甲错，经少或闭经，舌有紫气或有瘀斑瘀点，舌下静脉曲张，脉涩；其偏痰者，乃津滞凝痰，隧络阻痹所致，可见久咳咳痰，胸闷气急，或咽喉阻塞不畅如有异物，或肌腠之下痰核，或腮颊漫肿无时，酸胀疼痛，苔腻脉滑或细弦等。

病机分析：津液为人体脏腑功能活动的物质基础，周流匀布乃其常，凝滞壅聚是其变，其贵在随气血周流。机体各部脏器组织因之各得其所，则津血匀调，滋而不燥，通而不滞。一旦气虚失运，津液布途障碍，流径受阻，或由于阴虚生热，凝津不行燥结成痰，阻塞孙络，结而成形，是以或为发颐（腮腺肿胀），或为瘿瘰痰核（淋巴结肿、甲状腺疾病）。津液又是人体营血的有机组成部分，它是稳定血液浓度的重要因素，有助于营血的流畅以行以养，其或因气弱不布，或因热壅气滞，均可导致阴伤血瘀、津燥凝涩，而使津不运血，血不载气。外不能布达四末，内不克濡煦筋骨，是以经脉失荣失通，肌肉关节酸痛无定，肢端寒冷色白紫黯有失红活，种种阻塞凝痹之症丛生。

本型分证：气郁津阻证、痰气交结证、瘀血阻络证和寒盛津凝证。

三、阴伤型

本证型是干燥综合征病程中最为常见的基本证型，可由燥盛化火，日久耗灼阴津发展演变而来，亦可见于素质阴液亏虚者，证属虚象或虚中挟实之候，可见于本病的全过程，但以缓解期为多见。

证候特点：口干咽燥，入夜尤甚，唇干燥裂甚或起揭，目涩视昏，肌肤甲错，形瘦色苍，颧凸肉消，鱼际瘪陷，头晕耳鸣，腰膝酸软，倦怠无力，午后潮热，干咳音嘶，五心烦热，纳少便结，齿浮松脆易落，男子遗泄，女子经少经闭，舌体瘦红苔少或光如镜面，脉形细数等。

病机分析：津液是人体一切正常水液的总称，由机体摄取饮食物的精微所化生，主要是指人的体液而言。推而广之，还包括汗液、涕液、唾液、泪液、胃液、肠液、尿液等分泌液和

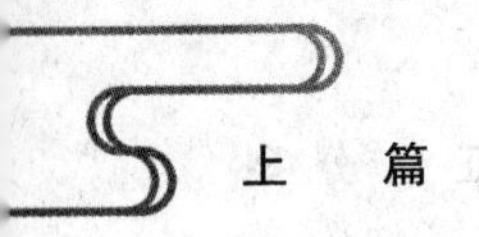

排泄液，有渗灌、滋填、充养、滑润、排泄等作用。在人体脏腑功能活动作用下，津液为水液衍化而成。其性有形，类水属阴。它在人体的代谢过程中，又与人体的“火”维持着微妙的动态平衡。津液主柔主濡，故人体各脏器组织四肢百骸无不受其惠养。津充则润，津亏则燥，燥则耗阴，是以内燥与阴虚二者有着密切的因果关系。津伤不行固可致燥，燥盛化火又必灼津，津耗则燥益甚，且能在阴伤的基础上，导致水火平衡失调，虚热内生，而既生之虚热，又每常进一步灼伤阴津，形成病理循环，出现一系列阴伤内燥之征，故阴伤失调，津燥失布是本病的主要病理基础。阴津既伤则失润失布，外不能润泽皮毛，内不能滋灌脏腑，为此孔窍失润，关节失利，骨空失填，脑髓失养，故诸症丛生。

本型分证：津液亏损证和阴虚内热证。

四、气(阳)虚型

本证型多见于禀赋阳虚气弱素质患者，或由病程久旷，燥毒郁热损阴耗气，或由阴液亏虚，阴损及阳（气）转化而成，临床每见病程久延，体质羸弱，全身脏腑功能衰退的特征。从病情上看，远较单纯阴伤者为重。

证候特点：除见一派干燥症状外，多同时伴见一系列气（阳）虚症状，如气短心悸，懈惰无力，纳少便溏，面色浮皖，口干少饮，肢端欠温，或白或紫，甚则畏寒凛冷，指胀胫肿，肢节困重酸楚，苔薄滑舌质淡胖边有齿痕，脉濡而细，其临床表现与一般阴伤内燥者迥异，自属特殊。

病机分析：按人身气之与津，犹风之与水，风无水不生，水少风不动，其在人体则气无津不养，津无气不布，是以气足则津充，气运则津流。今气虚脾弱，津液缺少气之推动，则当升不升，当降不降，当灌不灌，当滋不滋，输布受阻，抑且有失匀调。由于此等证候常由阴津亏虚转化而来，阴津亏损于先，气虚津燥在后，或与阴津亏乏并存，是以机体阴阳之平衡，水火之互济有失常态，出现燥者自燥，湿者自湿，二者并存之矛盾现象。气为人身津血流行的动力，能量的泉源，故气虚者阳弱，脏腑功能衰减，不独可以出现一系列虚寒之症，而且能够凝津滞血，从而出现水饮、痰浊、瘀血等第二致病因子，进而产生出各种不同的相关证候。

本型分证：肺卫气虚证、脾气虚弱证、肾虚不固证和水气上凌证。

五、双虚型(气阴亏虚)

本证型亦为干燥综合征的常见证型。患者既有阴虚，又有气虚的表现，气虚阴亏并存，是阴虚型和气虚型的复合证型，证候表现邪少虚多，以虚证为主。其临床表现因阴虚或气虚的程度而各有侧重。远较单纯阴亏或气虚复杂且重。以缓解（静止）期多见，亦或合并内舍脏腑病变。

证候特点：目涩而干，口干咽燥，关节疼痛，神疲乏力，少气懒言，形体瘦弱，面容憔悴，或有低热，反复外感，肌肤干糙，肢端易紫，舌红少苔或舌质淡胖边有齿痕，脉细无力，或数或涩。随内舍脏腑的不同，而有相应的证候表现。

病机分析：燥毒伤阴，津亏液燥是干燥综合征的基本病理，根据阴阳互根的原理，阴伤及阳（气），常常导致阳气亦虚，形成气阴俱损之证，多见于禀赋薄弱，素体亏虚的患者，是以阳（气）虚与阴（津）伤互见。

本型分证：气阴亏虚证和阴阳失调证。

【参考文献】

[1] 傅宗翰，刘永年. 干燥综合征的辨证施治规律[J]. 南京中医学院学报，1987，(3)：11.

[2] 刘永年. 干燥综合征的中医诊治与研究（第一版）[M]. 北京：人民卫生出版社，2006：84.

[3] 路志正，焦树德. 实用中医风湿病学[M]. 北京：人民卫生出版社，2001：466-476.

[4] 刘维，等. 干燥综合征中医证候规律探讨[J]. 中华中医药杂志，2010，25（9）：1374-1376.

[5] 曾庆祥. 路志正治疗干燥综合征经验[J]. 中医杂志，2004，45（6）：413-415.

[6] 吴坚，蒋熙. 国医大师朱良春干燥综合征辨治实录及经验撷菁[J]. 江苏中医药，2014，46（5）：1.

[7] 王鸿慧. 辨证治疗老年干燥综合征23例[J]. 湖南中医杂志，1997，13（3）：47.

[8] 马永桢. 干燥综合征辨证论治六法[J]. 南京中医学院学报，1994，10（5）：29.

[9] 熊曼琪，邓兆智. 内分泌科专病与风湿病中医临床诊治[M]. 北京：人民卫生出版社，2000：308.

[10] 唐晓阳. 运用传统中医药治疗干燥综合征的临床观察[J]. 黑龙江中医药，2013，43（4）：20-21.

[11] 潘文奎. 试论口眼干燥综合征的辨证施治[J]. 甘肃中医学院学报，1988，(1)：20.

[12] 李刚，徐国榕. 中医口腔病症学[M]. 北京：人民军医出版社，1989：451.

[13] 潘开明，冯佩诗. 从肾论治干燥性角、结膜炎[J]. 中医杂志，1982，23（4）：40.

[14] 马武开，等. 以舌象为主要辨证依据分型治疗干燥综合征64例[J]. 实用中医内科杂志，2011，25（10）：8-9.

[15] 章琴韵. 口眼干燥关节炎综合征的中医治疗[J]. 中医杂志，1987，28（2）：44.

[16] 巫君玉，白永波. 现代难治病中医诊疗学[M]. 北京：中医古籍出版社，1993：130.

[17] 徐治鸿. 实用中医口腔病学[M]. 天津：天津科技翻译出版公司，1991：225.

[18] 李佳瑜，陈颖. 赵丽娟治疗干燥综合征经验[J]. 世界中医药，2010，5（4）：248-249.

[19] 刘冰，郑仲久. 辨舌施治干燥综合征34例[J]. 湖北中医杂志，1993，15（6）：17.

[20] 王新志，唐缨. 浅谈干燥综合征的辨治[J]. 中国医药学报，1995，10（1）：56.

[21] 娄玉钤. 中国风湿病学[M]. 北京：人民卫生出版社，2001：2209.

[22] 王礼门. 干燥综合征的中医治疗[J]. 实用中医内科杂志，2000，14（3）：15.

[23] 周翠英. 风湿病中西医诊疗学[M]. 北京：中国中医药出版社，1998：345.

[24] 夏桂成. 更年期妇女干燥综合征的辨证施治[J]. 江苏中医，1991，(4)：13.

[25] 叶一萍. 试述干燥综合征的分型辨治[J]. 浙江中医杂志，2010，45（8）：572-573.

[26] 谷家立，黄云. 干燥综合征的五脏证治刍议[J]. 中医杂志，2000，41（10）：635.

[27] 顾军花，陈湘君. 从肝论治干燥综合征[J]. 中医杂志，2011，52（4）：292-294.

[28] 苑丽娟. 三段三方治疗干燥综合征[J]. 辽宁中医杂志，1996，23（8）：353.

[29] 潘新. 干燥综合征的中医诊治体会[J]. 湖北中医学院学报，2007，9（1）：61-63.

[30] 马伟明，高望望. 干燥综合征证治初探[J]. 浙江中西医结合杂志，2003，13（5）：309-310.

[31] 周珺，顾军花，茅建春. 陈湘君教授扶正法治疗干燥综合征经验[J]. 辽宁中医药大学学报，2008，10（2）：91-92.

[32] 董振华. 干燥综合征的中医治疗[J]. 中国医刊，2000，35（10）：47.

[33] 马武开，等. 干燥综合征中医证候分类临床文献研究[J]. 中华中医药杂志，2013，28（2）：482.

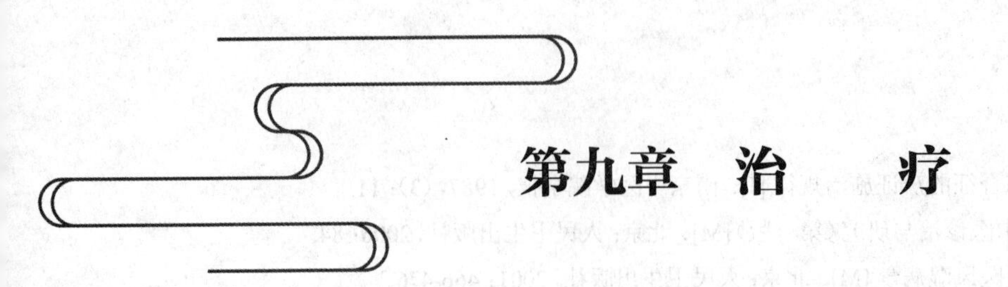

第九章　治　疗

【古代医家文献治燥选要】

干燥综合征在中医古代文献中无相似的病名记载。其复杂的临床表现散见于“燥证”“虚劳”“痹证”等篇目中。《素问》首次记载了“燥胜则干”的论点，描述了燥邪伤人所出现的证候，并提出“燥者濡之”的治疗原则。金元时期刘河间在《素问玄机原病式》中不仅完善了病机十九条，并创立麦冬饮子以治之。由此以降，各家对燥证论述颇多，他们从不同角度对燥证的治疗进行了较为系统的探讨和研究。清代喻嘉言在《医门法律》中有进一步的阐述，并根据刘河间“风热胜湿为燥”的理论提出辛凉甘润法治疗燥证，创立了著名的清燥救肺汤。王孟英又将燥证分为温燥和凉燥，“初秋有夏热之余气，感之者多见温燥病证，深秋有近冬之寒气，感之者多见凉燥”，治分温润、凉润二法。叶天士在继承前贤学术思想的基础上，结合自己的临证经验，认为秋燥一证，治肺为急，日久必入血分。提出“上燥治气，下燥治血。慎勿用苦燥之品，以免劫烁胃津”的治疗原则，至今仍指导临床。唐容川在《血证论》中首次论述了血瘀所致“血渴”的特征，最早萌发血瘀致燥之说，开创祛瘀治燥的先河。

【干燥综合征的中医治疗】

一、治疗原则

（一）整体化原则

整体观是中医学的特点之一，在对疾病治疗上也必须时时处处遵循这一原则。干燥综合征是容易导致全身性多脏器组织损害的免疫性结缔组织病，但也常在它的病程中某个阶段出现突出的局部临床表现，对此如何给予恰当的治疗，也就突出了标与本、现象与本质、局部与整体的关系问题，为此我们应当把这些局部突显的临床症状放在整个疾病过程中去考量，才不致陷入舍本逐末，见树不见林的狭隘被动境地，例如有的干燥综合征患者在某个阶段或自始至终以痹证为主要临床表现，这时我们应当将其与单独的“三痹”进行比较分析，从而认清此二者的重要区别，不去做祛风化湿、散寒逐痹的简单处理，从整体考虑其病因病机及临床特点，把“蠲痹”融化在润燥流津，解毒通络等针对其病因病机本质的治法之中，实践证明往往可以避免误入治疗上的歧途，收到较好的效果，对于干燥综合征，患者的其他突出的局部临床表现也同样如此。

（二）动态化原则

矛盾运动是事物的普遍规律，这一规律也贯穿在中医的治疗学中，从中医的临床实践中认识到干燥综合征与其他大多数免疫性结缔组织病一样，在其整个病程中，充斥着邪正交争，彼此消长的变化，亦即存在着疾病活动期和缓解期交替出现的特征，充分重视这个动态变化规律，不仅可以使我们确切认识某个阶段疾病的临床特征，及其邪正消长变化的情况，如活动期症状急迫而剧烈，多出现实证或虚实夹杂，治疗上当以祛邪为主；缓解期每以虚证为多，症状多较平缓，每以虚证为多或虚中夹实，治疗上多以扶正为要。这样才能够使我们比较冷静地观察疾病的发展演变及转归预后，并采取切合病情的治疗方法，从而取得更好的治疗效果，做到寓防于治，从容地控制病情的发展进程。

（三）个性化原则

矛盾的特殊性寓于矛盾的普遍性之中，干燥综合征被认为是燥证中的异类，是以其在燥证的一般规律之外，还必然有其独特的表现，因而在治疗上必须给予格外重视，《内经》云："燥者濡之""以甘缓之"，前人治燥立法多本乎此旨，总不出"滋润"而已，但在很多情况下，以治燥常法治疗干燥综合征多难合拍。李梴在《医学入门》中指出"燥者血涩而气液为之凝滞，润者血旺而气液为之流通。"津液滞涩或因血虚，或因瘀阻，或因气病，或因毒蕴，或因络痹，不一而足。单纯滋柔濡润，难中肯綮。清•喻嘉言"但以润治燥不求病情，不适病所，犹未免涉于粗疏耳"之论足堪借鉴。此外，对于干燥综合征患者来说禀赋有不同，体质有强弱，阴阳有偏胜，因而同属一病临床表现纷繁复杂，有属热属寒之殊，在气在血之异，亦需详加鉴别，知常达变灵活处之。

（四）病证合参原则

由于现代免疫学的飞速发展，干燥综合征既与传统"燥证"密切相关，因此应用辨证论治原则，是治疗干燥综合征的基础，但由于辨证论治原则在治疗该病方面存在的某些局限，加之西医对该病研究成果的突破，足以供我们参考和借鉴。所以采取辨病与辨证相结合，辨证论治与专方专药相结合，又是我们需要遵循的另一原则。这种方法不仅可以提高治疗效果，而且可以使我们避免和减少治疗上的误区。

二、常用治疗方法

前人治燥立法繁多，或滋肾，或养肝，或益肺，总以流津增液为其经纬，本此又可派生出诸种治法，兹择其要者分而述之如下。另外，本书涉及方药请在中医专业医生指导下运用。

（一）滋阴生津法

适用于阴津亏损、燥象丛生者，是治疗本病的基本法则。阴虚与内燥二者有着密切的因果关系，津伤不行固可致燥，燥胜化火又必灼津。"因乎内者，精血夺而燥生，……则化源日涸，宜柔腻以养肝肾"，代表方有增液汤、六味地黄丸、二至丸等，药采玄参、生地黄、熟地黄、天冬、麦冬、生山药、枫斗、玉竹、天花粉、黄精、墨旱莲、女贞子、龟甲、白芍、乌梅等，其兼有阴虚内热者，可酌加知母、黄柏、牡丹皮；低热者加地骨皮、白薇、银胡、功劳叶、青蒿等以除蒸热。

（二）养血活血法

适用于津液匮乏，营血失充，血脉涩滞，运行不畅者。津液为营血之组成部分，可谓津血同源，血虚者则津少燥结，营血为之瘀涩，气液为之凝滞。口目诸窍，筋脉百骸失于濡润，

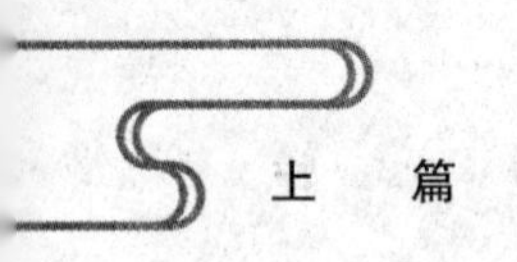

燥象乃生。治疗当宗养血活血，生津润燥，如李梴谓“润则血旺”，即寓润燥于养血活血之中，代表方为《医学正传》之生血润肤饮，药用生地黄、阿胶、赤白芍、当归、丹参、桃仁、小胡麻、鸡血藤等。

（三）清营解毒法

适用于燥毒炽盛，侵及营血者，患者常见口干舌燥，目涩泪少，唇燥起皱，肌肤甲错，肌肉消瘦，舌体光瘦，脉形细涩等一派燥涩之象，同时可见发热面赤，牙龈溃痛，齿衄鼻血，目鸠赤红，脘腹嘈杂灼热，大便干结等。此乃燥邪猖獗，邪胜酿毒，毒壅化热，热积化火，火燎益燥所致。“燥万物者，莫熯乎火”，《素问·至真要大论》有“燥淫所胜……甚则嗌干面尘，身无膏泽，足外反热”。“燥乃热之渐”，燥象既胜，易从火化，而为燥热火毒，火热皆属阳邪，二阳相并，犹易伤阴动血。治疗当泻实祛邪为主，以清燥解毒、泄热降火为其大法，方主犀角地黄汤、加味白虎汤、三紫汤加减，药采清热解毒之广角或水牛角（代替犀角）、土茯苓、大黑豆、绿豆衣、紫草、白花蛇舌草、黄芩、连翘、贯众等；泄热降火之生石膏、知母、牡丹皮、生地黄、夏枯草，润燥护阴之玄参、玉竹、白芍、石斛、小胡麻、甜柿霜等。

（四）益气布津法

适用于气虚无力推动津液输布致燥者，人体津液运行，赖气推动输布，元气不充，则津液运输不畅，受累之地“供津不全”。气足则津充，气运则津流。气虚可因禀赋阳虚气弱，或因病程日久，燥邪热毒损津耗气所致，或由阴液亏虚、阴损及阳（气）转化而成。故当补脾以生气，养气以流津，一如风助水行，总冀达到气旺津充，周流灌溉之目的。方选参芪、两仪膏、四君、七味白术散等，药用党参、黄芪、太子参、白术、山药、葛根、薏苡仁、炙甘草、红枣、荷叶等。

（五）化瘀通络法

适用于脉络血瘀燥象丛生者，脉络为津液输运之通道，一旦脉络瘀滞，津不随血而至，瘀血痹阻而生燥象，晦暗面尘、身无膏泽，与《金匮》大黄䗪虫丸证之脉理相通，此处津液不足乃为假象，燥非真燥，一旦瘀去络通，则津液流布，燥亦荡然无存，代表方为大黄䗪虫丸，药用䗪虫、大黄、牡丹皮、赤芍、红花、地鳖虫、水蛭、茺蔚子、丹参等。

（六）润燥蠲痹法

适用于本病见痹证而兼津燥者，此时因阴血亏虚，燥在血脉，而生风症，血燥生风或阴伤血滞失通，风淫于肢节筋骨，痹证乃生，遂见筋脉肌肉关节痹阻疼痛，肿胀，活动不利等症。治疗原则当润燥活血、疏风蠲痹。然蠲痹之品，其味多辛，符合《内经》“辛以润之”之旨，其能开腠理，散津液。因此治疗此证者宜择辛而不烈，温而不热者，加入滋柔养润之品中。代表方为大秦艽汤加减，药以秦艽、防风、当归、升麻、威灵仙、海风藤、桑枝、金刚刺、玉竹、木瓜、鸡血藤、鹿衔草、土茯苓等。

（七）化痰软坚法

适用于津液涩滞，燥结凝痰而成瘿，成核，成结者，人体津液以流为常，一旦津液匮乏，津燥凝滞，易结而成痰，其结于项者为瘿，结于腋者为核，更有燥毒化火，炼液成痰，燥痰聚结，甚者遍身多处结核。治疗可用消瘰丸、指迷茯苓丸法，药采玄参、牡蛎、贝母、栝楼、蒲公英、丹参、穿山甲、煅蛤壳等。

（八）调气流津法

适用于人体气机郁滞致使津液流行受阻、输布不及所致干燥症状丛生者。在临床上除显现一派津液燥涩症状外，还可见有胸闷太息，呼吸不畅，胁肋胀满疼痛，脘痞嗳气，心情郁闷，咽部阻塞不爽，肢困乏力，舌苔薄腻，脉细弦不畅诸症。盖人体津液的生成、流行、输布，全赖气机的调畅，所谓“气行则津（水）行”是也。而在人体气机的调控中，肝气的疏泄尤为关键，它操控着人整体气机的平衡。所以，舒调肝气促使人体气机运行顺畅，则津液布途通而无阻，转承旁达各归其常，则燥何以生？代表方有逍遥丸、四逆散、柴胡疏肝散等，药选柴胡、当归、白芍、郁金、陈皮、金橘叶、绿梅花、苏梗、路路通等。

（九）温阳解凝法

适用于阳虚体质或久病阳气亏损寒从内生致燥者，盖血（津）得热则行，得寒则凝，今阳虚寒盛而致津液凝滞，流布失展，湿敛而燥。此犹如隆冬寒风凛冽，霜雪骤降，大地冻裂，湿敛土干呈现一片凋零燥涩之象。而人体亦会相应地出现怯寒凛冷、四肢冰凉、皮肤皲裂、面皖唇绀、肢端青紫或白、神倦乏力、苔白干皱舌质白或紫，脉沉细涩难寻。故在治疗上应予温壮阳气，除寒解凝之法，方选右归饮、阳和汤、参附汤、桂附八味丸等化裁，药采熟附子、人参、黄芪、肉桂或桂枝、麻黄、鹿角片（胶）、淫羊藿、仙茅、巴戟天、菟丝子、熟地黄、枸杞子等。取其温阳益气、蒸腾气化、散寒通脉、促进津液恢复流利的作用，而一俟春风送暖，阳光普照，冰凌融化，地湿复流则燥气自解，而人亦应之。

三、分型论治

（一）燥毒型

1. 燥毒炽盛证

（1）主症：口干舌燥，目涩泪少，唇燥起皱，肌肤甲错，干糙脱屑，肌肉消瘦，咽干面尘，口干进食不爽，干咳作呕，大便燥结，下身干燥作痛，月经量少或闭止，舌燥光瘦起皱，脉形细涩等一派燥涩之象。

（2）治法：清燥解毒。

（3）方药：可选桑杏汤、沙参麦冬汤、清燥救肺汤加减。药选桑叶、南沙参、北沙参、玄参、天冬、麦冬、玉竹、天花粉、百合、石斛、芦根、绿豆衣、白芍、生地黄、紫草、生甘草等。

2. 燥火扰络证

（1）主症：除见一派燥毒炽盛证候外，同时可见发热（高热或持续低热），不恶寒，牙龈溃痛，口舌生疮，齿衄鼻血，皮肤紫癜，目鸠红赤，泪少眵多，咽喉肿痛，唇色樱红，脘腹嘈杂，灼热喜冷，干咳带血，大便干结，溲短黄赤，舌质光红或苔黄焦黑，脉细涩或弦数等。

（2）治法：清燥泄热，降火宁络。

（3）方药：可选犀角地黄汤、三紫汤、清营汤加减。药选水牛角（代替犀角）、地骨皮、生地黄、玄参、牡丹皮、生石膏、知母、紫竹根、紫草、白花蛇舌草、连翘、银花、大青叶、贯众、蒲公英、生甘草等。

［应用与体会］

本证型多见于疾病初期，或反复发作的活动期。燥邪猖獗，邪盛酿毒，毒壅化热，热极生火，火燎益燥，互相影响。治疗当以泻实祛邪为主，兼养阴护络，以剿代抚，以清促滋。遵《内经》“燥者濡之”“以苦下之”“以甘缓之”之旨，苦降以平热，甘柔以润燥，而达祛邪安正之目的。方宗沙参麦冬汤、清燥救肺汤、加味白虎汤、犀角地黄汤、三紫汤加减，药采冲和，不因燥热而迳取苦寒，避免过苦伤津愈助其燥，过寒冰遏愈滞其津，统而筹之，网开一面，断其

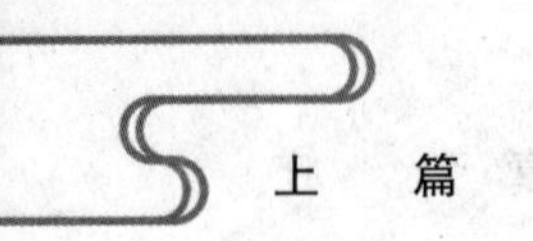

致燥之由，化热之机，即寓领邪外出之意耳。兼有风热者，加疏风散热之桑叶、菊花、荆芥、防风、炙僵蚕；兼有湿热者，加清热化湿之藿香、佩兰、黄芩、茯苓、薏苡仁等；气分热盛而发热者，加清气分热之石膏、知母、连翘、升麻、白花蛇舌草等；目疾重者加谷精草、石决明、决明子；低热缠绵者加用地骨皮、白薇、秦艽、龟甲、鳖甲等；血络失宁者加墨旱莲、白茅根、阿胶。其中药用阿胶，重在取其润燥滋液，以宁络护肤，"以肤养肤"，处方特意注明"新阿胶"，即猪肤胶。仿《伤寒论》"猪肤汤"润燥滋液之意，还交代患者平日宜食皮肚汤。"五果为助"，并嘱患者常食柿、香蕉、鲜梨、藕；而柑橘性温，不宜多食；葱姜芥蒜辛辣炙煿，鱼虾海腥当属禁列，恐其助燥生火，徒增病情。

（二）涩滞型

1. 气滞津阻证

（1）主症：口干眼干，胸胁满闷，频喜太息，情绪低沉，焦虑抑郁，脘腹痞胀，纳食不香，大便不爽，夜寐不实，月经愆期量少不畅，乳房作胀，苔薄腻脉细弦。

（2）治法：调气流津。

（3）方药：方选逍遥散、柴胡疏肝散加减，药用：炒柴胡、当归、赤白芍、木蝴蝶、郁金、麦冬、石斛、绿梅花、丹参、甘草等。

2. 痰气交结证

（1）主症：口眼干燥，咽喉阻塞不爽，吞之不下，腮颊不时肿胀，或疼痛发热，颌下颈项常有痰核瘿气，有似"瘰疬""瘿瘤"，情感抑郁，或烦躁易怒，胸闷脘胀，苔薄腻，脉细弦或滑。

（2）治法：豁痰利气，软坚散结。

（3）方药：瘰疬散、指迷茯苓丸、海藻玉壶散加减，药用：柴胡、当归、赤芍、浙贝母、煅牡蛎、莪术、桔梗、玉竹、夏枯草、僵蚕、玫瑰花、金橘叶等。

3. 瘀血阻络证

（1）主症：肢体关节肿痛，常有定处，活动不利，双侧手指末端苍白发紫，遇冷尤甚，或麻或痛，甲床周边溃疡结痂，月经渐少或闭经，苔薄舌紫脉细涩。

（2）治法：活血化瘀，疏经通络。

（3）方药：血府逐瘀汤、桃红四物汤、身痛逐瘀汤化裁，药用：当归尾、生地黄、赤芍、牡丹皮、桃仁、红花、鬼箭羽、防风、桑枝、秦艽、桂枝、紫草、丹参、鸡血藤、地鳖虫、全蝎等。

4. 寒盛津凝证

（1）主症：畏寒肢倦，手足清冷，皮肤干燥，粗糙皲裂，皮屑增多，缺少光泽，唇燥不渴，肢端皮肤苍白发紫，关节冷痛，大便溏薄，小便清长，苔白而干，舌质淡白紫黯脉沉细迟。

（2）治法：温阳除寒，流湿润燥。

（3）方药：阳和汤、参附汤、右归丸、补阳还五汤等，药采附子、肉桂（桂枝）、干姜、鹿角片、黄芪、当归、淫羊藿、仙茅、吴茱萸、焦白术、炙甘草、菟丝子等。

［应用与体会］

燥毒缠绵，久羁入络，伤津耗气，气血津液周流不畅，凝滞壅聚，为痰为瘀，抑因阳虚寒盛，湿凝水遏，不一而足，皆缘病情变化中所衍生之病理产物（第二致病因子）为祟，虚实夹杂，变症多端。其治乃本"必伏其所主而先其所因"，法随证出，难拘定格。亦应"久病入络""怪病多属痰""极寒凝津致燥"之论。治法总以疏通经隧，流散津液为要。瘀阻隧络征象明显者，以活血化瘀通络为主，药用归尾、桃仁、赤芍、熟军、䗪虫、地鳖虫、水蛭等；痰甚凝结成块成核者，可用消瘰丸、指迷茯苓丸等加减，药用玄参、牡蛎、贝母、茯苓、法半夏、风化硝炒枳壳、栝楼、蒲公英、黄药子、煅蛤壳、瓜子金、夏枯草等；兼有寒邪凝津者，加用附子、肉桂（或桂枝）、党参、焦白术、干姜、鹿角片、炙甘草等；兼有肝郁气滞者加柴胡、香附、青皮、陈皮、白芍等。并可酌情选用外治法，以紫金锭醋磨外敷以化痰散结，甲鱼二龙膏贴敷以消痞除癥。

（三）阴虚型

1. 津液亏损证

（1）主症：口干咽燥，夜间尤甚，唇干燥裂，甚或起揭，毛发干枯，目涩视昏，形体消瘦，面容憔悴，干咳音嘶，纳少脘嘈，头晕耳鸣，腰膝酸软，外阴干涩，溲短，舌红苔少或剥，舌上少津，脉形细数等。

（2）治法：滋阴生津。

（3）方药：可选增液汤、益胃汤、六味地黄丸、二至丸等。药选南沙参、北沙参、天冬、麦冬、石斛、玉竹、天花粉、黄精、墨旱莲、女贞子、淡秋石、燕窝、龟甲、白芍、乌梅等。

2. 阴虚内热证

（1）主症：口干咽燥，形体消瘦，面容憔悴，潮热盗汗，五心烦热，午后颧红，或低热缠绵，小便短黄，大便燥结，遗精早泄，月经短少，苔薄黄或少苔，舌质艳红，脉虚细数等。

（2）治法：养阴清热。

（3）方药：清骨散、青蒿鳖甲散、知柏地黄汤、两地汤、左归饮等加减，药采北沙参、麦冬、生地黄、银胡、青蒿、地骨皮、秦艽、鳖甲、龟甲、白薇、白芍、功劳叶、鲜石斛、黄柏、知母等。

［**应用与体会**］

本证型的主要病机关键在于阴亏液燥，故论治当宗“燥者濡之”之旨，以滋养阴津为大法。燥毒炽盛必然灼伤阴津，津伤则其燥益甚，水火失衡，虚热内生，既生虚热，每常进一步灼耗阴津，出现一系列阴虚内燥之征。人体阴亏致燥，犹天之久旱无雨，土燥地裂，禾苗焚槁，非雨露滋沃不得润活返青，然“阴亏骤补无功”，必细雨沁滋，方能层层浸渍，久而受惠。故猛剂重剂滋填乏效，反惹腻滞生变，“润物细无声”，尤需耐心久服养柔，方臻佳境。偏于脾胃津亏见口舌干燥、饥不欲食者，可选沙参麦冬汤、益胃汤合玉女煎化裁；偏于肺肾阴虚见口干咽燥声音嘶哑者，可选百合固金汤加减；偏于肝肾阴虚见口干目涩、视物模糊者，可选一贯煎合左归饮加减；兼有燥火内热消灼者，可酌加知母、黄柏、牡丹皮以清热；低热缠绵骨蒸者加地骨皮、白薇、银胡、功劳叶、葎草、青蒿等以除蒸；口干咽燥裂痛者常用甜柿霜、芦根、淡秋石等以生津；眼涩甚者可加木贼草、谷精珠、决明子等，并可外用珍珠明目液点眼；虚火损络者配用藕节、白茅根、景天三七、仙桃草以宁络；血滞络阻而出现骨节肌肉疼痛者可加用金刚刺、阿胶、桃仁、红花、土茯苓以滋燥通络；腰膝酸软乏力者增投枸杞子、女贞子、黄精、黑大豆以填补肝肾。配合食疗，嘱患者常食用鸭、鳖、火腿、淡菜、木耳、梨、柿等甘寒清淡柔养之品以佐助之。

（四）气（阳）虚型

1. 肺卫气虚证

（1）主症：口干并无渴饮，平素常咳嗽咯痰，活动气短，易于自汗，体弱畏风，经常感冒，神疲乏力，肢端常凉，面色皖淡，大便或溏，苔薄白舌淡胖，脉濡细。

（2）治法：益气固卫。

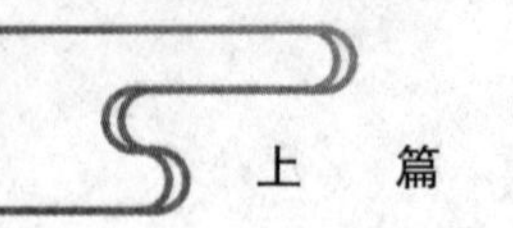

(3) 方药：玉屏风散、四君子汤加减。药用生黄芪、太子参、防风、白术、茯苓、炙甘草、桔梗、陈皮、红枣等。

2. 脾气虚弱证

(1) 主症：口干不喜饮漱，口淡纳差，腹胀便溏，四肢不温，神疲音低，面部浮皖，肌肉疲困，苔薄舌淡脉细弱。

(2) 治法：健脾益气。

(3) 方药：参芪膏、六君子汤、七味白术散等，药用党参、黄芪、白术、茯苓、炙甘草、葛根、山药、白扁豆、制黄精、红枣等。

3. 肾气不固证

(1) 主症：口干渴饮，碍进干食，肢软乏力，小便频数，量多清长倍于常人，甚则色淡如水，溲愈多渴愈甚，肢凉少温，腰膝酸软，男子遗精早泄，女子带下清稀，苔白脉沉细。

(2) 治法：补肾固摄。

(3) 方药：缩泉丸、五子补肾丸、桑螵蛸丸、茯菟丸等化裁，药用黄芪、山药、山萸肉、茯苓、枸杞子、菟丝子、乌药、益智仁、煅龙牡、桑螵蛸等。

4. 水气凌心证

(1) 主症：心悸怔忡，胸闷气短，呼吸短促，甚则不能平卧，头晕目眩，神情困顿，纳少腹胀，形寒肢冷，溲短浮肿，面色少华，苔白滑润舌胖，脉沉细或沉弦。

(2) 治法：温阳益气，活血利水。

(3) 方药：参附汤、真武汤合桂枝甘草龙牡汤加减，药用红参、党参、黄芪、附子、桂枝、肉桂、炙甘草、猪苓、茯苓、白术、泽兰、丹参、葶苈子、龙骨、牡蛎、菟丝子、淫羊藿、紫石英、红花、当归、车前子等。

[应用与体会]

气在本证型中占有主要地位，气虚阳弱，则津凝血滞。因此在治疗上不应囿于“阴虚者必燥，燥甚者伤阴”的常论，而一味地滋润。是当另辟蹊径，从气的方面着眼，治当养肺以固卫，补脾以生津，养气以流津，温阳以活血，总冀达到气旺津行，周流施灌的目的。此间气(阳)亏虚，尚有肺(卫)、脾(胃)和肾气的区别，在辨治方面应有不同，需予注意。至于肢端肤色苍白或紫黯而见雷诺现象者加桂枝、细辛、当归、鸡血藤等；关节肌肉冷痛者加鹿衔草、桑寄生、杜仲等；浮肿者加苍术、葫芦瓢、连皮苓、车前子等；大便泄泻者加炮姜炭、补骨脂、芡实。对于此型辨证必须准确，对燥证而无脾虚气馁阳弱者，温(热)药不可漫投。此外，即使辨证不悖，选方用药亦应全面斟酌，注意补脾宜免壅滞，益气需避温燥，补阳宜乎温润，滋燥犹防阴腻。根据临床观察，此型疗效常较他型逊色，不无投鼠忌器之故。除药物治疗外，平日膳食宜忌亦当从属于病机特性和辨证需要，不可以其燥而恣啖寒凉腻滞之品，宜常食山药、薏苡仁、芡实、莲子、糯米、红枣、栗、冬菇、野味等，冀达“甘守津还”，培助生机之效果。

(五) 双虚型

1. 气阴亏虚证

(1) 主症：口干咽燥，夜晚明显，不喜干食，纳差肢倦，常有口疮，头晕耳鸣，大便或溏，苔少花剥露底，脉细无力。

(2) 治法：益气养阴。

(3) 方药：生脉散、两仪膏合七味白术散为代表方。药用太子参(或西洋参)、麦冬、五味子、黄芪、葛根、白芍、乌梅、生白术、山药、熟地黄、制黄精等。

2. 阴阳失调证

(1) 主症：口干纳差，大便或溏，神疲乏力，伴有烘热汗出频频，多如雨滴，汗后恶风，肢体怕凉，掌心亢热，寐差心烦，或易郁怒，苔净或薄腻，脉濡或细数。

(2) 治法：养护气阴，调协阴阳。

(3) 方药：甘麦大枣汤、二仙汤、柴胡加龙牡汤加减；药用：炙甘草、淮小麦、大枣、淫羊藿、黄芪、太子参、黄柏、菟丝子、熟地黄、山药、山萸肉、煅龙骨、煅牡蛎、白术、糯稻根、景天三七、酸枣仁、百合等。

［应用与体会］

本证型多见于疾病的缓解期，好发于中老年围绝经期女性患者，邪微正虚，邪正双方处于一种低水平的平衡状态，病情相对稳定。具体治法方药，可视阴虚抑或气虚偏重而定，总以兼顾为要。并可适当配合心理治疗。

四、主要证候的治疗

(一) 局部证候的治疗

1. 口干

口腔干燥是干燥综合征常见症状，此类证候往往见于本病患者的全过程。我们对此积累了一些较为有效的治疗方法，包括全身的辨证治疗和简易的药茶及食疗与针灸等。如用枫斗泡水代茶，伴气虚乏力者亦可以洋参泡茶代饮，嘱患者频频饮服，并可常服银耳百合汤，绿豆汤等。

(1) 阴津亏虚

主要脉症：口干唇燥、碍进干食、唇舌破溃、牙龈肿痛、舌体光瘦而红、甚至齿脆松落，或伴有发热、便秘等症，脉弦细或细涩。

治法：养阴生津，佐以清燥解毒。

方药：增液汤合消渴方(《外台秘要》方)加减。药用生地黄、天冬、麦冬、玄参、玉竹、五味子、乌梅、石斛、白茅根、龟甲、女贞子、天花粉等滋养脾胃之津，肝肾之阴；土茯苓、生甘草、绿豆衣、大黑豆、玄参、紫草等以解毒清燥。

(2) 脾胃气虚

主要脉症：口腔干燥，饮水不多，饮不解燥，伴有气短心悸，懈怠无力，面色㿠淡，纳少便溏等症状，舌质淡红边有齿痕，脉濡细。

治法：益气润燥。

方药：代表方如钱氏七味白术散，药用太子参、黄芪、黄精、白术、茯苓、山药、白芍、炙甘草、升麻、葛根、荷叶等。

(3) 气郁津阻

主要脉症：口干舌燥，鼻腔干涩，咽部不爽，似有痰阻，频喜饮漱，伴见胸胁痞闷，常喜呻吟，纳谷不香，嗳气频作，情绪郁闷善虑，苔薄腻舌质欠鲜脉细弦。

治法：调气舒肝，流津润燥。

方药：四逆散或逍遥散加减。药用炒柴胡、当归、白芍、生甘草、枳壳、合欢皮、金橘叶、绿梅花、丹参等。

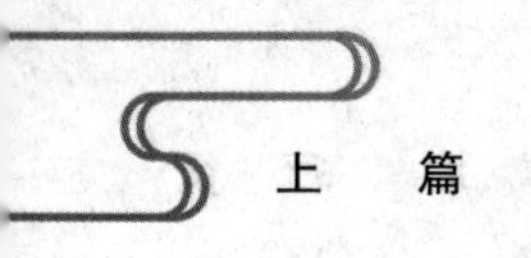

2. 眼干

眼干似乎比口干更为常见，多描述为眼睛干涩，似有砂尘进入，严重者称有欲哭无泪的感觉。干眼症是本病最主要证候之一。其症状多反复难愈，且逐渐加重。治疗本症多采用补益肝肾，养血生津，佐以活血通络，升津润燥之法。

(1) 燥热侵袭

主要脉症：眼干而涩，隐隐作痛，畏光怕风，眵黏如丝，目赤如鸠，舌质红苔黄，脉滑数。

治法：清燥明目。

方药：疏风清肝汤(《医宗金鉴·卷六十五》方)合八味还睛散(《和剂局方》方)加减，金银花、连翘、栀子、菊花、防风、刺蒺藜、木贼草、蝉蜕、决明子、青葙子、当归尾、赤芍、生甘草、石斛、女贞子、桑叶、桑皮、牡丹皮、红花、玉竹等。

(2) 燥毒滞络

主要脉症：两目干涩，不耐久视，目红不退畏光，眼圈发黑，舌质暗红，脉细涩。

治法：清燥解毒，祛瘀通络。

方药：海藏地黄散(《审视瑶函》方)加减，枸杞子、甘菊花、玄参、麦冬、桃仁、黑郁金、黄芩、当归、桑皮、大黄、谷精草、白蒺藜、蝉蜕、黄连、木贼草、牡丹皮、赤芍、丹参、红花、紫草、生甘草等。

(3) 肝肾阴虚

主要脉症：两目干涩，视物模糊，并伴有眩晕耳鸣，爪甲枯脆，失眠盗汗，腰膝酸软，肢体麻木，筋脉挛急，舌质红苔少或无，脉沉细或弦。

治法：滋补肝肾，润燥养目。

方药：杞菊地黄丸、二至丸加减或配以石斛夜光丸。常用药有枸杞子、甘菊花、生地黄、熟地黄、白芍、当归、木贼草、决明子、谷精草、石斛、玉竹、女贞子、首乌、桑椹子等。

干眼症除辨证治疗外，局部对症治疗同样重要。可用玻璃酸钠滴眼液、羟糖甘滴眼液点眼，合并炎症目赤眵多而涩痛者，还可用黄芩眼药水或抗生素滴眼液。此外，干眼症还可以配合针刺治疗。

3. 痹症

干燥综合征患者大多有关节疼痛，较少出现明确的关节炎体征(红肿、活动障碍)，尽管关节症状长时间存在，但普通X线检查关节结构大多正常，除合并类风湿关节炎的病例外，其他病例较少出现关节畸形。

在病机认识上，我们认同“(阴)血虚生风”论。认为本病关节炎的特征与一般痹证不同，患者肢体关节虽然作痛，反复迁延，但局部红肿并不多见，少有关节畸形肿大，且临床合并一派阴血亏虚之象，如口眼干燥，肌肤干涩，面色无华，甚至低热羁留，五心烦热，舌红，苔少，脉细等。因此，治疗上主张以疏风蠲痹、养阴(血)润燥为大法。此时因阴血亏虚，血燥生风或阴伤血滞，筋脉失通，风淫于肢节筋骨，痹证乃生。治疗遂当养血活血、疏风蠲痹。而不因循传统“三痹”治法。然蠲痹之品，其味多辛，用以开腠理，散津液。因此治疗此类燥痹宜选辛而不烈，温而不热者，加入滋柔养润之品中，方较妥帖。

(1) 邪气痹阻

主要脉症：风寒湿热之轻重不同，临床表现各异，风湿热痹表现为关节红肿热痛，得冷稍缓，痛不可触，病势较急，伴低热、恶风、口渴、烦闷不安等全身症状，舌质红苔黄燥、脉滑数。久病损伤阳气，以其卫外不固，易为风寒湿邪所伤，或湿从寒化，多为风寒湿痹，表现为关节肌肉疼痛，风邪偏盛者关节游走疼痛；寒邪偏盛者关节剧痛，痛有定处得温痛减；湿邪偏盛者肢体关节肿胀，重者疼痛，肌肤麻木，阴雨天加重，舌质淡苔薄白，脉多濡缓。

治法：风湿热痹宜疏风祛湿，清热蠲痹；风寒湿痹宜祛风除湿，散寒通络。

方药：风湿热痹用桂枝芍药知母汤或当归拈痛汤加减，药用桂枝、赤芍、知母、桑枝、制豨莶、当归、生薏苡仁、忍冬藤、络石藤、秦艽、土茯苓、木瓜等；风寒湿痹用大秦艽汤或蠲痹汤加减，药选黄芪、白术、薏苡仁、防风、羌独活、桂枝、当归、川芎、海风藤、徐长卿、威灵仙等。

（2）停痰留瘀

主要脉症：关节疼痛，时轻时重，关节肿胀畸形，屈伸不利，舌质紫黯，脉细涩或滑。

治法：活血蠲痹，化痰通络。

方药：桃红饮、身痛逐瘀汤、指迷茯苓丸加减，药用桃仁、红花、当归、威灵仙、制豨莶、炮穿山甲、伸筋草、金刚刺、土茯苓、法半夏、僵蚕、薏苡仁、虎杖、风化硝炒枳壳、海藻等。

（3）肝肾亏虚

主要脉症：常见久痹不愈，反复发作，或呈游走性疼痛，或呈酸楚重着，活动不利，痹着不仁，腰脊酸痛，神疲乏力，面色无华，舌质淡苔薄白，脉细。

治法：补肝肾，祛风湿，蠲痹痛。

方药：独活寄生汤，三痹汤，药用桑寄生、黄芪、黄精、续断、杜仲、秦艽、虎杖、防风、茯苓、当归、白芍、牛膝、生地黄、川芎、独活等。

4. 口腔溃疡

口腔溃疡，症情顽固，治疗棘手，对并发于干燥综合征的口腔溃疡的治疗，应当分清虚实，辨别寒热（本症性质属热者多），灵活施治，取效方好。

（1）燥热熏灼

主要脉症：起病较急，病程较短，口疮初起黏膜红赤稍有隆起，一枚或多枚，如绿豆或黄豆般大小，呈圆形或椭圆形，疼痛明显，妨碍饮食，口舌干燥，大便干结，小便短黄，舌红苔黄脉滑或数。

治法：清火解毒。

方药：清胃散、泻黄散合凉膈散加减，药用升麻、黄连、生甘草、知母、石膏、淡竹叶、金银花、生地黄、牡丹皮、野蔷薇、芦根等。

外治可用野菊花、金银花、黄柏、生甘草、野蔷薇等煎汤漱口，并以冰硼散、绿袍散等外搽，有一定的疗效。

（2）阴津虚耗

主要脉症：起病较缓病程较长，口疮反复发作，间歇期短，此起彼伏，溃疡大小不等，数量不多，黏膜微红，疼痛不甚，并多伴有一系列阴虚津少的证候。

治法：养阴生津护膜。

方药：知柏地黄丸、玉女煎加减，药用生地黄、玄参、知母、黄柏、牡丹皮、地骨皮、玉竹、龟甲、石斛、凤凰衣、野蔷薇、淡秋石、女贞子、百合等。

外治用珠黄散、锡类散、西瓜霜外用，疗效较好。

（3）脾气虚弱

主要脉症：起病缓慢，病程绵长，口疮数目较少，淡红或不红，遇劳或失眠后加重，疼痛

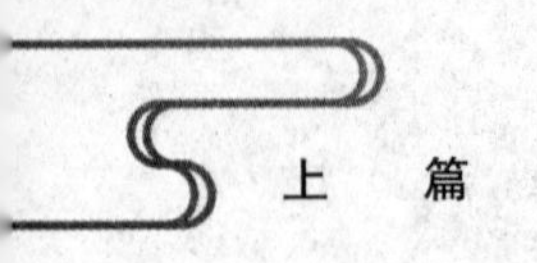

轻微，伴神疲乏力，纳少腹胀，气短便溏，面色萎黄，苔薄白，舌淡胖边有齿痕，脉濡缓或细。

治法：甘温益气，健脾布津。

方药：参芪丸，七味白术散加减，药用潞党参（或太子参）、生白术、山药、熟薏苡仁、炒白芍、制黄精、炙甘草、葛根、荷叶、菟丝子、红枣、白残花等。

5. 腮腺肿胀

部分患者病程中会出现单侧或双侧腮腺肿大，多生于病侧腮颊肌肉不着骨处，伴有酸胀疼痛感觉，或有发热，但少伴其他外感症状，常发生于成年女性。经过短暂治疗常能消除，但约有半数患者会留有永久性肿大，可按辨证施治原则处理。

(1) 风热蕴结

主要脉症：起病较快，恶风发热，头痛身楚，咽痛且红，口干，多一侧腮部疼痛肿胀，局部焮红有压痛，舌质红，苔薄黄，脉浮数。

治法：疏风清热，散结消肿。

方药：荆防败毒散，银翘散加减，药用荆芥、防风、桔梗、浙贝母、生甘草、金银花、连翘、薄荷；病情重者，清热解毒，软坚散结，可以普济消毒饮加减，加黄芩、牛蒡子、板蓝根、僵蚕、生薏苡仁、蒲公英、赤芍等。外用紫金锭研调外敷，或外用如意金黄散。

(2) 痰瘀交结

主要脉症：起病缓慢，或腮腺肿胀消散较慢，或有硬结，皮色不红，咀嚼时腮颊酸痛不适，张口欠利，苔薄腻，脉弦细滑。

治法：化痰散结，活血消肿。

方药：消瘰丸合仙方活命饮加减，药用玄参、生牡蛎、浙贝母、僵蚕、赤芍、皂角刺、生薏苡仁、天花粉、夏枯草、牡丹皮、黄芩、穿山甲、当归、忍冬藤、紫花地丁、海藻、丹参等。并可配合针灸治疗。

（二）全身证候的治疗

1. 发热

干燥综合征本身或合并感染皆可以引起发热。大体而言，发热病程短者大多因外感诱发，或合并存在某种感染，可以按温热病辨治。长期低热，不恶寒者，多为干燥综合征本身引起，可以按内伤发热辨治。

(1) 外感发热

主要脉症：发热，微恶风寒，咽痛且红，咳嗽，痰少而黏，咯吐不爽，口眼干燥，或伴有关节酸痛，舌边尖红，苔薄白，脉浮数。

治法：滋阴疏风，宣肺达邪。

方药：桑杏汤、加减葳蕤汤加减，药用沙参、玉竹、麦冬、桑叶、杏仁、牛蒡子、大贝母、牛子、前胡、桔梗、黄芩、炒栀子、芦根等。

(2) 燥毒炽盛

主要脉症：发热，口干舌燥，目涩泪少，唇燥起皱，肌肤甲错，肌肉消瘦，牙龈溃痛，齿衄鼻血，目鸠赤红，脘腹嘈杂灼热，大便干结。舌体光瘦，脉形细或带数。

治法：清营凉血，解毒清燥。

方药：清营汤加减，药用生地黄、玄参、麦冬、水牛角、赤芍、牡丹皮、绿豆衣、贯众、升麻、白花蛇舌草、生甘草等。

(3) 湿郁发热

主要脉症：午后身热，热势不扬，胸闷脘痞不饥，周身困重，舌苔黄腻，脉濡细。

治法：化湿清热。

方药：三仁汤合甘露消毒丹加减，药用滑石、菖蒲、茯苓、通草、杏仁、薏苡仁、白豆蔻、黄芩、藿香、佩兰、芦根等。

(4) 气郁发热

主要脉症：身热心烦，热势不高，常随情绪波动，精神抑郁或烦躁易怒，胸胁胀满，喜叹息，口干口苦。舌质红，苔黄，脉弦。

治法：达郁清热。

方药：丹栀逍遥散、滋水清肝饮加减，药用柴胡、当归、赤芍、郁金、牡丹皮、栀子、合欢皮、生地黄等。

(5) 瘀血发热

主要脉症：夜间阵热，或午后及前半夜发热，身体凉，心里热，或自觉身体某些部位发热，伴有口干咽燥而不欲饮，面色黯或萎黄，肌肤甲错，躯干或四肢有固定痛处或肿块。舌质青紫或有瘀斑、瘀点，脉涩。

治法：化瘀除热。

方药：血府逐瘀汤加减，药用生地黄、赤芍、桃仁、红花、丹参、郁金、卫矛、柴胡、黄芩、秦艽、枳壳等。

(6) 阴虚发热

主要脉症：午后或夜间发热，手足心热，或骨蒸潮热，口干咽燥，目涩少泪，心烦盗汗，少寐多梦，大便干结，尿少色黄。舌质干红或有裂纹，苔少或无，脉细数。

治法：滋阴清热。

方药：青蒿鳖甲汤加减，药用生地黄、玄参、麦冬、胡黄连、地骨皮、青蒿、知母、银柴胡、鳖甲、墨旱莲、白薇等。

(7) 气虚发热

主要脉症：发热常在劳累后发生或加剧。热势多低，偶有高热，伴有头晕头昏，气短乏力，少气懒言，自汗怕风，容易感冒，食少便溏。舌质淡，苔薄白，脉细弱。

治法：益气除热。

方药：补中益气汤加减，药用黄芪、党参、白术、当归、陈皮、柴胡、升麻、胡黄连、功劳叶、炙甘草等。

2. 月经不调

月经失调主要由干燥综合征本身引起，亦可由某个免疫抑制剂或某些中药引起，当结合患者整体状况确立治疗大法。

(1) 气血虚弱

主要脉症：月经后期，量少色淡质稀，继而经闭不行，气短神疲，毛发不泽，舌淡苔薄脉沉细。

治法：益气养血，盈冲调经。

方药：八珍汤加减，药用黄芪、党参、白术、茯苓、当归、白芍、熟地黄、茺蔚子、月季花、凌霄花、鸡血藤、阿胶、龟甲、牛膝、丹参、女贞子等。

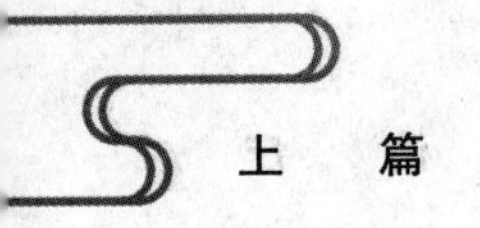

(2) 肝肾不足

主要脉症：月经后期量少逐渐闭经，腰膝酸软，头晕耳鸣，舌淡红，苔薄白，脉沉弱或细涩。

治法：补肾养肝，和血调经。

方药：左归饮、四物汤加减，药用熟地黄、枸杞子、菟丝子、桑寄生、山药、怀牛膝、当归、赤芍、白芍、龟甲、阿胶、鸡血藤、益母草、丹参等。

(3) 气滞血瘀

主要脉症：经闭不行，烦躁易怒，胸胁胀满，五心烦热，舌暗红，脉弦细涩。

治法：理气活血，祛瘀通经。

方药：血府逐瘀汤加减，药用生地黄、玄参、牡丹皮、赤芍、当归、香附、郁金、桃仁、红花、牛膝、茺蔚子、柴胡、枳壳等。

(三) 内舍脏腑证候的治疗

1. 肝

(1) 肝气郁结

主要脉症：胸胁胀痛，心情郁郁不舒，喜太息，或乳胀，嗳气时作，纳谷不馨，舌淡红，苔薄黄，脉弦。

治法：疏肝解郁。

方药：柴胡疏肝散加减，药用柴胡、赤白芍、青陈皮、枳壳、郁金、牡丹皮、绿梅花、佛手、合欢皮等。

(2) 瘀血停着

主要脉症：胁下痞块，胀满刺痛，白睛或黄，色泽晦暗，口干不欲饮，眼圈发黑，舌罩紫气，边有瘀点，舌底络脉增粗，青紫迂曲，脉细涩。

治法：活血通络，解毒消癥。

方药：复元活血汤合旋覆花汤加减，药用旋覆花、降香、茜草、赤芍、牡丹皮、桃仁、红花、当归、黄芪、炮甲片、小胡麻、生地黄、天花粉、鸡血藤、丝瓜络、煅牡蛎、煅鳖甲、丹参、郁金等。

(3) 肝阴不足

主要脉症：胸胁隐痛，绵绵不休，口眼干燥，大便燥结，低热缠绵，疲乏无力，头昏目眩，夜寐不宁，舌红少苔，脉细数。

治法：养阴柔肝。

方药：一贯煎加减，药用生地黄、沙参、麦冬、石斛、当归、白芍、丹参、枸杞子、酸枣仁、川楝子、郁金、绿梅花等。

(4) 脾虚寒湿

主要脉症：目肤发黄，色如烟熏，食少腹胀，身重无力，肢冷便溏，苔白腻脉濡缓。

治法：健脾助运，温化寒湿。

方药：茵陈术附汤合五苓散加减，药用茵陈、桂枝、猪苓、茯苓、泽泻、白术、附子、干姜、炙甘草、薏苡仁、平地木、丹参等。

2. 心

(1) 燥毒扰心

主要脉症：心慌胸闷，忐忑不安，身热口干，舌质红绛，苔黄，脉数欠整。

治法：清燥解毒，养心宁神。

方药：清营汤加减，药用水牛角、生地黄、玄参、沙参、麦冬、莲子心、百合、柏子仁、牡丹皮、淡竹叶、玉竹、珍珠母、磁石、连翘、丹参、苦参、卫矛、生甘草等。

（2）气阴亏虚

主要脉症：胸闷心悸，活动气短，神疲乏力，心烦不宁，失眠多梦，或有低热，口眼干燥，舌质淡红，苔少或光剥，脉濡细数，或有结代。

治法：益气养阴，解毒宁心。

方药：生脉饮加减，药用黄芪、太子参、生地黄、玄参、麦冬、玉竹、茯苓神、远志、五味子、紫石英、丹参、百合、莲子心、白薇、地骨皮、生甘草等。

（3）心脉瘀阻

主要脉症：胸闷胸痛，或引肩背，或作或止，唇色不鲜，口干眼涩，唇色欠泽，心慌气短，舌质暗红或紫，苔薄白，脉细数或弦涩，或有结代。

治法：活血化瘀，养心开痹。

方药：血府逐瘀汤合天王补心丹加减，药用生地黄、玄参、玉竹、麦冬、柏子仁、远志、桃仁、红花、三七、卫矛、当归、丹参、赤芍、郁金、降香、延胡索、甘草等。

（4）水气凌心证

主要脉症：心悸怔忡，胸闷气短，呼吸短促，甚则不能平卧，头晕目眩，神情困顿，纳少腹胀，形寒肢冷，溲短浮肿，面色少华，苔白滑润舌胖，脉沉细或沉弦。

治法：温阳益气，活血利水。

方药：参附汤、真武汤、桂枝甘草龙骨牡蛎汤加减；药用红参（党参）、黄芪、附子、桂枝（或肉桂）、炙甘草、猪茯苓、白术、泽兰、丹参、葶苈子、龙牡、菟丝子、淫羊藿、紫石英、红花、当归、车前子等。

3. 脾

（1）脾胃阴伤

主要脉症：脾阴虚者可见口干或渴，燥热心烦，不思纳谷，嘈杂干呕，大便秘结；胃阴伤者则见口中干苦，中脘嘈灼或绵绵隐痛，嗳气少食；二者均可出现舌红少苔，脉细数。

治法：滋阴生津，和胃润肠。

方药：脾阴虚者：增液汤合麻仁丸加减，药用生地黄、玄参、麦冬、沙参、知母、火麻仁、桃仁、生白术、当归、玉竹等；胃阴伤者，用麦门冬汤并益胃汤化裁，药用沙参、麦冬、干地黄、白芍、石斛、乌梅、玉竹、枇杷叶、甘草等。

（2）脾气虚弱

主要脉症：大便时溏时秘，稍事滋润或稍进油腻，大便次数增多，倦怠乏力，舌淡苔白，脉濡细。

治法：健脾益气。

方药：参苓白术散加减，药用太子参、炙黄芪、茯苓、炒白术、白扁豆、桔梗、山药、炒薏苡仁、红枣、炙甘草、陈皮、枳壳、荷叶、焦六曲、内金等。

（3）瘀阻肠络

主要脉症：腹中隐痛，大便或秘，口干纳少，肢倦神疲，或有便血，舌质黯，或有瘀点，脉细涩。

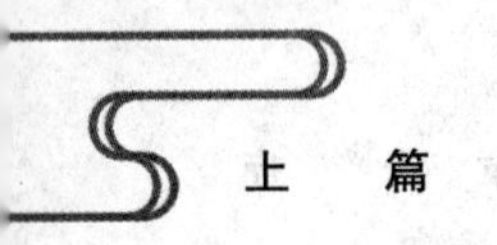

治法：益气养血，祛瘀安络。

方药：通幽汤加减，药用黄芪、太子参、白术、生地黄、熟地黄、当归、桃仁、红花、赤芍、卫矛、升麻、参三七、仙鹤草、白及、生甘草、炙甘草等。

4. 肺

（1）燥邪犯肺

主要脉症：咳嗽少痰，不易咯出，发热恶寒，口干咽燥，舌质红，苔薄黄，脉细数。

治法：清燥宣肺，化痰止咳。

方药：桑杏汤、清燥救肺汤加减，药用桑叶、桑皮、前胡、杏仁、大贝母、枇杷叶、南沙参、天花粉、阿胶、麦冬、冬瓜子、芦根等。

（2）瘀阻肺络

主要脉症：经久咳嗽痰多，气短喘促，动则尤甚，不耐劳作，口腔干燥，低热缠绵，舌红有紫气，脉弦细带涩。

治法：活血通络，利肺平喘。

方药：桃红四物汤，杏苏二陈汤加减，药用苏子、前胡、杏仁、桑皮、赤芍、丹参、冬瓜仁、桃仁、红花、卫矛、三七、当归、橘皮、金荞麦、郁金等。

（3）肺肾亏虚

主要脉症：气短喘促，疲乏自汗，口眼干燥，倦怠乏力，舌红苔少脉细尺弱。

治法：补肺益肾，纳气平喘。

方药：七味都气丸加减，药用熟地黄、山药、山萸肉、麦冬、沙参、五味子、黄芪、黄精、黑苏子、当归、紫石英、坎炁、补骨脂等。

5. 肾

（1）阴虚火旺

主要脉症：小便黄赤或尿血，口眼干燥，腰膝酸软，头昏目眩，低热缠绵，齿槁经闭，心烦不宁，舌红少苔，脉细数。

治法：滋阴泻火，凉血止血。

方药：知柏地黄汤加减，药用生地黄、玄参、知母、黄柏、墨旱莲、小蓟、藕节、地骨皮、白茅根、阿胶等。

（2）肾气失摄

主要脉症：夜尿增多，小便中泡沫多，体倦神疲，腰膝酸软，四肢痿弱无力，舌淡苔白，脉细弱。

治法：补脾益肾。

方药：无比山药丸、桑螵蛸散加减，药用山药、黄精、地黄、茯神、泽兰、泽泻、菟丝子、覆盆子、金樱子、五味子、益智仁、桑螵蛸、杜仲、牛膝、黄芪、石莲子、煅牡蛎、白术、熟附片等。

（3）瘀阻肾络

主要脉症：镜下血尿，时有低热，舌质黯，边有瘀点，苔薄，脉细涩。

治法：解毒清燥，祛瘀宁络。

方药：小蓟饮子、茜根散加减，药选小蓟、茜草根、地榆、黄柏、藕节、白茅根、淡竹叶、栀子、墨旱莲、牡丹皮、丹参、生地黄、赤芍、红花、卫矛、土茯苓、白花蛇舌草、参三七、大黑豆、生甘草等。

五、专方施治——燥毒清煎剂的临床应用

干燥综合征的中医诊治中，辨证论治虽然能够个体化地处理每个患者，而专病专方却更能抓住疾病的共性，便于观察和总结治疗效果，为此我们在多年来辨治干燥综合征的基础上，根据该病燥毒侵扰、阴虚血瘀的共性，从实践总结出治疗该病的固定专方："燥毒清煎剂"，并将之制成浓煎剂，方便患者服用，临床使用疗效满意。于2001年申请省级课题"燥毒清煎剂治疗干燥综合征的临床研究"，结题后获得南京市科技进步二等奖。随着时代的进步，医学的迅猛发展，干燥综合征的治疗方法也不断增多，然而燥毒清这个专方在临床仍有着较大的应用价值，故在此将该方详细介绍如下：

（一）组成

生黄芪、玉竹、丹参、紫草、鬼箭羽、土茯苓、赤芍、白芍、生甘草。

（二）服法

每天1剂，先后加水400ml和200ml，分别煎煮两次，30分钟和15分钟，共取汁300ml，分两次，早晚饭后1小时服用。3个月为1疗程。

（三）方义

燥毒清煎剂以黄芪、玉竹为主药，其中黄芪又称黄耆，甘而微温，《本草求真》谓之为"补气诸药之最，是以有耆之称"，善治气虚血滞之证，现代药理研究证实其有较好的调节细胞免疫功能；玉竹，性味甘平，《本草纲目》谓其治"一切不足之症，用代参耆，不寒不燥，大有殊功"，为滋阴生津润燥之佳品，二味合为主药，阴阳相济，重在益气养阴而固其本。辅以紫丹参、紫草、鬼箭羽、赤芍活血化瘀、解毒清燥；土茯苓解毒去风湿，通利关节；白芍合甘草酸甘化阴，增加滋阴生津润燥之功。

（四）功用

益气养阴，解毒祛瘀。

（五）主治

本方适用于干燥综合征气阴两虚型患者，本病患者在急性活动期（多属燥毒型）症情得到控制后，燥邪（毒）虽被遏止，但正气同时亦遭损伤，病情逐渐向稳定期过渡而呈现一派虚损之象，此时临床上多有邪少虚多，虚实夹杂的证候表现，是其特点。

（六）应用

燥毒清（煎剂）应用于干燥综合征的临床治疗多年，效果比较满意，我们曾经以此方立题进行临床研究，观察93例（设相应的西药对照），结果较好：①治疗组的总疗效和愈显率均略高于西药对照组，统计学无明显差异（$P>0.05$），而1年后随访显示，中医治疗组复发率明显低于西药对照组，统计学检验具有显著性差异（$P<0.01$），说明中医治疗在维持缓解病情方面优于西药对照组。②燥毒清对证候的改善具有显著性疗效（$P<0.05$或$P<0.01$），能显著地改善本病的三大主要症状——口干燥症、眼干燥症和关节疼痛，并对伴随证候如神疲乏力、少气懒言、肌肤甲错、雷诺综合征、易感冒、舌质红苔少等均有不同程度的改善，治疗前后证候积分统计学检验具有显著性差异（$P<0.05$或$P<0.01$）。③应用燥毒清治疗后，患者的Schirmer试验和角膜染色试验均有显著性改善，均略高于西药对照组，统计学无明显差异（$P>0.05$），腮腺造影两组治疗前后无显著性差异，说明燥毒清煎剂治疗组不仅能改善本病的临床证候，对改善患者的外分泌腺功能亦具有确切的疗效。据现代药理学研究本

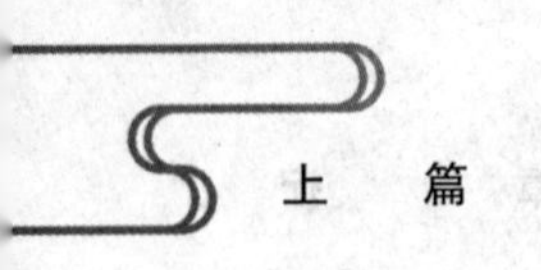

方中玉竹、甘草等对外分泌腺功能具有促进作用。④研究表明经燥毒清治疗后免疫性指标获得改善，其中对抗 SSA、抗 SSB、ANA、RF 的有效率均较治疗前有显著性差异($P<0.05$)，取得与西药对照组(胸腺肽或并糖皮质激素)相似或略强的疗效。此外，还对高 IgG、IgM 和 γ 球蛋白血症得到有效的改善，治疗后较治疗前具有非常显著性差异($P<0.01$)，治疗后患者血沉和 $β_2$ 微球蛋白显著性改善，说明治疗后疾病由活动期逐渐转入缓解期。这些研究表明燥毒清煎剂具有调节机体免疫功能、抑制炎症反应的作用。现代药理研究也表明燥毒清方中药物具有良好的免疫调节作用。⑤对血液流变学的影响：经燥毒清煎剂治疗后干燥综合征患者的全血比黏度、血浆比黏度、全血还原黏度、血沉、红细胞聚集指数、纤维蛋白原显著性改善，较治疗前有非常显著性差异($P<0.01$ 或 0.05)。⑥燥毒清煎剂还能促进造血功能，使血细胞升高。

(1) 不良反应与安全性评价

在燥毒清的不良反应研究中偶见轻度胃肠道不适如食欲下降、恶心和腹泻等，而未见其他明显不适。治疗前后的肝肾功能和心电图研究提示常规剂量下燥毒清煎剂对心、肝、肾和血液系统等无明显毒副反应。说明燥毒清水煎剂具有良好的安全性。这对需要长期服用药物维持治疗的干燥综合征患者来说，燥毒清煎剂具有明显的优势。

(2) 结语

目前现代免疫学在基础理论研究方面有了较大进展，但临床对干燥综合征等自身免疫性疾病的治疗尚缺少具有较强针对性的能够得心应手的药物和治疗方法。有鉴于此，我们在中医理论指导下，充分发挥中医药治疗此类疾病的优势，经过长期的临床实践和反复对比研究，积累了经验，筛选有效药物组成燥毒清煎剂应用于临床，取得了近期与相关西药相似的疗效，远期维护缓解的效果优于西药组。因此，我们认为燥毒清煎剂是治疗干燥综合征的一个较理想的复方中药，值得进一步挖掘与提高，以充分发挥中医药在治疗自身免性疾病方面的特长和优势，造福患者。

六、某些西药副作用的处理

(一) 糖皮质激素副作用的处理

激素主要配合用于干燥综合征的活动期及合并内脏损害、系统性红斑狼疮继发干燥综合征或重叠综合征患者。长时间或较大剂量的应用副作用较多，择其要者，辨治如下：

1. 库欣综合征

长时间或较大剂量的应用糖皮质激素的患者临床会出现向心性肥胖、满月脸、多毛、面红、兴奋失眠、食欲亢进、舌质红绛、舌苔黄腻、脉形弦滑或滑数等症状或体征，称为库欣综合征。西医学认为这是糖皮质激素引起的水钠潴留，糖、蛋白质、脂肪代谢紊乱的结果。中医通过审证求因，认为激素具有阳热之性，久用可以耗气伤阴。库欣综合征中医辨证多属阴虚阳亢，湿热内蕴，脉络瘀滞。治以滋阴潜阳，清热化湿，佐以活血化瘀。方用知柏地黄汤加减，药选知母、黄柏、生地黄、玄参、龟甲、牡丹皮、丹参、茯苓、泽泻、生薏苡仁、白花蛇舌草、忍冬藤、栀子等。

2. 脾胃损伤

使用糖皮质激素后，经常可以出现多食易饥，泛酸，胃脘嘈杂等症状，还可以诱发或加重消化道溃疡，甚至可以引起溃疡出血。中医认为这是由于久服激素，脾胃蕴热，灼伤胃络所致。我们在临证时可以在辨证的基础上酌情配伍一些和胃敛酸，护膜宁络的中药以减轻激素造成消化道黏膜的损伤。选方：乌贝散、左金丸加减，用药：炒乌贼骨、大贝母、吴茱萸、川黄连、白芍、陈皮、佛手、白及、参三七、凤凰衣、仙鹤草等。

3. 失眠

由于激素具有阳热之性，使用大剂量的激素很容易引起患者情绪亢奋，难以入睡，甚至彻夜不眠。临床可表现为以下两种类型：症属阴虚火旺者，可见心烦，难以入睡，咽干口燥，或口腔破溃糜烂，舌质红绛，少苔，脉细数等，治以滋阴降火，清心安神，方用天王补心丹加减，药选生地黄、天冬、麦冬、玄参、丹参、知母、黄柏、酸枣仁、首乌藤、景天三七、青龙齿、朱茯神、炙远志、莲子心、百合等；症属痰热扰心者，可见心烦失眠，口苦，黏腻不爽，晨起恶心，舌红，苔黄腻，脉滑等，治以清热化痰安神，方用黄连温胆汤加减，药选黄连、陈皮、半夏、茯神、枳壳、竹茹、远志、丹参、僵蚕、柏子仁、贝母、珍珠母、合欢皮等。

（二）免疫抑制剂副作用的处理

对病情较重或伴有内脏损害的病例一般主张首先使用肾上腺皮质激素，对激素治疗无效或为更好控制病情减少激素用量的病例可以使用免疫抑制剂。据认为，国外对使用环磷酰胺顾虑较多，多用甲氨蝶呤、硫唑嘌呤、羟氯喹，对病情严重的病例仍需要用环磷酰胺。

1. 脾胃损伤

免疫抑制剂最常见的副作用为胃肠道反应，表现为纳呆、恶心、呕吐等。中医认为这是药物损伤脾胃的结果。脾胃受戕，纳运失常，升降失和，从而出现纳呆呕恶的现象。临证多从健脾和胃立法，用四君子汤合连苏饮加减，药选太子参、白术、茯苓、姜半夏、黄连、苏叶、白豆蔻、佛手、凤凰衣、枇杷叶、炒谷麦芽、鸡内金等。

2. 系统损伤

（1）骨髓抑制

免疫抑制剂引起的较常见且较严重的系统损伤为骨髓抑制，主要表现为白细胞和血小板或全血细胞减少，临床可在使用免疫抑制剂的同时给予益气养血剂，予人参养荣汤加减，药选黄芪、太子参、白术、当归、干地黄、制首乌、墨旱莲、淫羊藿、菟丝子、鸡血藤、卷柏、虎杖、桂心、炙远志、五味子、红枣等，可以部分减轻其骨髓抑制作用。

（2）性腺抑制

免疫抑制剂对性腺有较明显的抑制作用，表现为精子减少或排卵异常、月经不调、闭经。在本病活动期，暂时可以不处理。待病情缓解时，可以从补肾活血解毒立法，择取熟地黄、山茾肉、菟丝子、桑寄生、淫羊藿、巴戟天、大黑豆、龟甲、黄精、枸杞子、鬼箭羽、白术、生甘草、炙甘草、当归、赤芍、丹参、红花、泽兰、紫河车等。

（3）化学性膀胱炎

化学性膀胱炎为环磷酰胺常见的副作用，由其代谢产物对膀胱的直接刺激引起，其严重程度与使用剂量有关，严重者可出现肉眼血尿，大量饮水可以减轻症状。临床辨证以下焦湿热证居多，治以清热利湿，凉血通淋，方用小蓟饮子加减，药选水牛角、大小蓟、生地黄、赤芍、牡丹皮、土茯苓、连翘、侧柏叶、羊蹄根、藕节、白茅根、生薏苡仁、车前草等。

七、撤减激素的经验体会

从临床服药后的反应来看，激素具有阳热之性，类似中医的辛温大热之药。干燥综合征患者本已燥热炽盛，水亏火旺，用激素后，助阳生热，一则更耗津液，二则“壮火食气”，其气必衰，进一步均可戕伐阳气。阴亏于前，阳损于后。激素一旦撤减，外源之阳热减少，体内阳气不足必然彰显于外。所以我们认为服用激素表现出来的一派阳热之象是一种假象。在激素使用的始终，都应该滋阴降火，以减少阳气的耗伤，所谓“阴中求阳”。西医学研究发现，在大剂量应用激素过程中，常反馈地抑制下丘脑 - 垂体 - 肾上腺皮质轴（HPA）系统，造成肾上腺皮质结构的退化和体积的萎缩以及功能的减退。

治疗剂量的激素使用一段时间后如果症情稳定或出现各种副作用，常需要考虑撤减激素。在撤减激素的过程中，容易发生“反跳”现象。在此过程中运用中药的关键目的在于防止反跳和巩固已经取得的疗效，减少激素的用量。激素服用时间短，剂量小，病情轻者，撤减比较容易，相反，服用时间长，剂量大者撤减比较困难。这与大剂量的激素抑制了 HPA，导致肾上腺皮质功能减退有关。

在激素减量时，既要重视激素的毒副作用，更要注意干燥综合征本身的病情稳定，在病情活动时不主张减量，要理解患者的心情，嘱患者少安毋躁，冷静妥善地处理减量过程中出现的问题。

我们的做法是随着患者病情由活动期向缓解期转换，邪正双方的斗争也经历着由邪实向正虚的过渡，两者处于一种低水平的动态平衡状态。在这个过程中，我们即着手在方中参入益气温阳之品，随其阴阳偏盛偏衰的不同，或甘温益气，或辛热助阳，药选黄芪、党参、仙茅、淫羊藿、巴戟天、黄精、桂枝、补骨脂、五味子、菟丝子、甘草等，温润平和，“微微少火，以生元气”，避免大辛大热，喧宾夺主，而悖解毒滋燥之要旨。待中药作用明显发挥，病情稳定，可以考虑将激素减量，此时应密切观察撤减激素后机体的反应，及时调整用药。对于已经成功减量停用激素的患者，也不应该放松善后调治，以防病情复发。为取得病情长期稳定，要继续较长时间服用中药，以尽可能减少复发。现代研究发现这些益气温阳补肾药具有促进肾上腺皮质分泌激素的作用。

在激素减量过程中，如果病情出现反跳倾向，必须立即加大激素用量，反跳一次剂量加大一次。因此，撤减激素务必慎重，在撤减激素前，应对病情作细致观察和全面评估，撤减过程务必缓慢，原用剂量大的可以减得多些快些，泼尼松每日用量在 30mg 以下时，每次减量要少些，时间要长些。当减量至 15mg 时，每次可减 2.5mg，两次减量间隔时间视具体情况而定。总之，要边减边看。

中药作用缓慢，需要经过一段时间才能显现出疗效。所以刚开始接受中药治疗，不能立即撤减激素，更不能立即停用激素。

【参考文献】

[1] 邱德文，张荣川. 中医治法十论 [M]. 贵阳：贵州人民出版社，1981.
[2] 傅宗翰，刘永年. 干燥综合征初探 [J]. 中医杂志，1983，24(8).
[3] 周翠英. 风湿病中西医诊疗学 [M]. 北京：中国中医药出版社，1998.
[4] 沈丕安. 红斑狼疮中医临床研究 [M]. 北京：人民卫生出版社，1997.
[5] 时振声. 时氏中医肾脏病学 [M]. 北京：中国医药科技出版社，1996.

第十章　干燥综合征验案选录

【例 1. 干燥综合征燥毒型验案】

陈某某，女，42 岁，已婚，工人。**初诊：**1979 年 9 月 27 日。

主诉：关节酸痛 4 年，口干舌燥 2 年，面红乏力 1 年。

病史及治疗经过：患者于 1975 年夏季出现两膝关节酸痛，阴天尤甚，时或波及肩踝，午后低热。午后膝关节酸痛加重。化验血沉 33mm/h，用中西药抗风湿治疗罔效，后关节酸痛波及周身，甚则步履不便。两年来常觉口干舌燥，唇裂起揭，常有齿痛衄血，间或呛咳，声音嘶哑，大便燥结难解，血沉高达 88mm/h，骨节酸楚，四肢乏力，面部烘热，皮肤干燥，色泛樱红，肌肉消瘦，颧骨突露，目干涩久视不清，口干少津，舌体龟裂涩痛，龈溃渗血。经腮腺造影，免疫科诊为干燥综合征。中医治疗分两个阶段：

第一阶段：病经四载，初起低热，关节酸痛，继之口干舌裂燥痛，便结难解，肢软力乏，形体干瘦，肤糙不润，面色泛红，唇红皱襞，舌红有裂，苔燥黄舌质红，脉沉细弦。辨证为燥甚阴伤，津液失布，予清燥布津和营通络。药用太子参、山药、荷叶、土茯苓、生地黄、天花粉、玉竹、黄精、石斛、小胡麻、金刚刺、玄参、木瓜、甜柿霜等随证加减。调治以后低热有下降趋势，痹痛减轻，大便通畅，口干较润，舌裂好转，血沉下降为 19mm/h，患者恢复工作。

第二阶段：疗程 1 年，患者上班后工作劳累，停药 5 月，兼以酷暑熏蒸，低热复见，血沉又复高至 56mm/h，形瘦颧凸，面颊泛红，口干龈血，唇红裂痛，舌糜作痛，周身懈惰，关节酸痛，声音嘶哑，大便干结，掌心亢热，鱼际瘪陷，肤干而燥，舌红苔黄细裂累累，脉弦细数。辨证为燥盛酿毒，耗阴扰络，拟清燥解毒，泄热宁络，兼以顾护阴津。药用广角粉、生地黄、牡丹皮、赤白芍、土茯苓、木瓜、乌梅、卫矛、墨旱莲、枫斗石斛、生石膏、知母、地骨皮、生甘草、绿豆衣、大黑豆、贯众、白茅根加减。调治近 1 年，低热平伏，血沉恢复正常，口干唇裂、面红便结、牙龈渗血等均有缓和，精神转佳，形体较前丰润。后以枫斗石斛泡水代饮，玉竹糖浆常服。随访至今仍坚持全日工作，一切情况尚好，症情偶有波动时，仍用原法汤剂不过 10 剂即可控制。

按：本例患者是我们最早接诊的干燥综合征病例，虽然将其发病经过分为两个阶段，但其初期临床表现呈现一派燥邪酿毒，热扰营络，伤阴动血证候，辨证以邪实为主，阴伤为次，治疗上明辨标本，细分虚实，采取祛邪安正的治则，以剿代抚，以清促滋，方采犀角地黄汤、白虎汤化裁，药证合拍，遂能获效。而后期燥毒势挫，贼去城空，遂本陈士铎“燥病既除，善后之计唯大补肾水”之意，治以六味地黄、玉竹、枫斗等滋灌肾水之品，以之善后。整个治疗过程层次分明，方寸未乱，取得了诊治此种类型干燥综合征患者的初步经验。

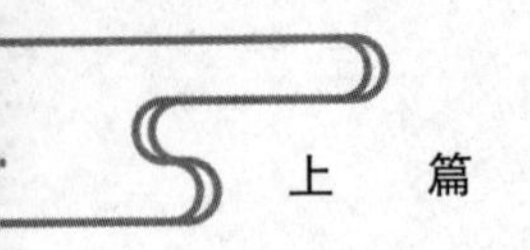

【例2. 干燥综合征以发热为首发症状验案】

梁某某，女，26岁，干部。**初诊：**1995年8月4日。

主诉：间断低热2年，口眼干燥半年。

病史及治疗经过：患者两年来不规则间断发热（37.5～38.2℃），每值夏暑为著，逐渐出现周身关节疼痛，疲乏无力，目干口燥，头昏头晕，先后在内科就医1年，诊断不明。对症治疗给予对乙酰氨基酚等。半年前合并口眼干燥，住鼓楼医院风湿科，查泪腺、唾液腺功能提示功能减退，腮腺造影以及血ENA多肽抗体等，诊断为原发性干燥综合征，未予特殊治疗，遂转求中医治疗。刻下低热复作，迁延月余，体温在37.5～38.0℃，形体消瘦，疲乏无力，目干眼涩，周身酸楚不适，无汗，食欲减退，头昏少神，二便如常，舌质红苔少脉细弦。查体：T：37.6℃，形体消瘦，面色少华，巩膜不黄，颈无瘿瘤。胸无畸形，呼吸均匀，两肺呼吸音清晰，无干湿啰音。心脏浊音界不大，心率76次/min，无杂音。腹部无异常。胸部X片：无异常发现。眼泪流量：右6.0mm/5min，左5.0mm/5min，角膜荧光染色两侧均阳性。血抗SSA（+），抗SSB（+），ANA（+），RF（+），ESR：64mm/h，IgG：18.00g/L，IgA：1.72g/L，IgM：1.21g/L。肝肾功能正常。辨证为素质阴虚，燥盛酿毒，不耐暑热熏蒸，虚热内扰。拟法养阴泄热，清暑润燥。

北沙参10g，野百合12g，地黄10g，青蒿10g，煅鳖甲12g，玉竹10g，石斛10g，土茯苓15g，地骨皮10g，白薇10g，白芍10g，生甘草5g，7剂。

二诊：复诊述午后低热"三分"，内热胸闷，目干口燥，舌偏红少苔，乃秋行暑令，燥热伤津，用滋阴润燥，甘寒咸寒并施。

南沙参、北沙参各12g，淡秋石3g，天花粉10g，玄参10g，龟甲12g，白芍10g，甘草3g，煅鳖甲10g，甜柿霜4g，石斛10g，葎草15g，7剂。

三诊：低热时作时休，双目干涩少泪，疲乏少力，胃纳一般，唇燥口渴，舌质红苔薄少，脉弦小，治再滋阴解毒，养目润燥。

玄参10g，北沙参10g，石斛10g，玉竹15g，甜柿霜4g，淡秋石3g，土茯苓15g，生甘草3g，女贞子10g，煅鳖甲15g，地骨皮10g，生地黄10g，大黑豆15g，木贼草10g，14剂。

四诊：低热渐平，燥象缓解，但近来手指关节疼痛，活动无碍，关节无红肿，偶或下午体温37.3～37.4℃，疲乏好转，头昏消失，舌质红，苔薄少，脉小弦。复查血沉34mm/h，乃燥症既久，伤津耗血，营分热毒，流窜熏扰。治再养阴泄热，清燥和络。

1. 广角粉3g，每日1次。

2. 生地黄12g，知母5g，石膏15g，粳米15g，萆薢10g，秦艽6g，桑枝10g，威灵仙10g，全蝎5g，白花蛇10g，鹿衔草10g，老鹳草10g，丹参10g，14剂。

3. 玉竹糖浆15ml，每日3次。

五诊：患者久经治疗，刻下燥象逐渐缓解，目干不著，低热已经连续3周未起，而诉全身关节酸楚疼痛，以手指及膝关节为主，手指遇寒，肤色发紫，轻度晨僵，疲乏。复查类风湿试验（+），ESR：45mm/h，黏蛋白3.4mg/L，ANA（−）。舌红苔少，脉小弦。乃阴虚血滞，经络痹阻，治以养阴解毒，通络蠲痹。

1. 生地黄12g，赤芍10g，玉竹12g，石斛10g，威灵仙10g，乌梢蛇6g，土茯苓15g，木瓜

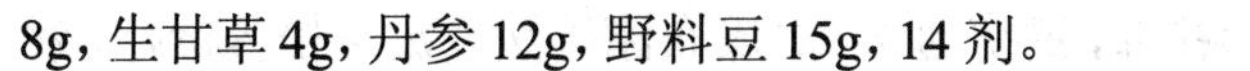
8g，生甘草4g，丹参12g，野料豆15g，14剂。

2. 昆明山海棠片，3片，每日3次。

3. 玉竹糖浆15ml，每日3次。

患者叠经治疗半年，低热消退，疲乏无力减轻，目干眼燥显著缓解，而转以手指关节酸楚不适为主，继以养阴润燥，解毒活络之剂巩固治疗，症状显著减轻，病情活动得以控制。

按：以发热为首发症状的干燥综合征患者，初起容易被误诊或漏诊，这主要由于本病的复杂性和医师的警惕性不够，非专科医师有时对本病缺乏足够的认识。本例患者低热迁延近两年，其后逐渐出现口眼部症状，而被确诊为原发性干燥综合征。这提示医师应该提高对本病的认识与警惕性。干燥综合征发热，可以表现为低热（持续38℃以下），亦可以表现为高热（39℃以上），约占全部病例的10%。

本病发热的原因主要为免疫源性。中医学认为发热的原因可分为“外感”与“内伤”两大类。本例患者发热迁延两年，低热为主，夏秋季节加重或发作，伴疲乏无力，继而口眼干燥，关节疼痛，头昏头晕，舌质红而苔少，脉细弦，显然属于“内伤发热”范畴。本例患者青年女性，体弱少气，体瘦血虚，乃属“阴虚体质”，复因久病发热，热伤气阴，加重病情，而导致病情迁延难愈，且因虚生变，阴虚生内热，血虚生风，风淫于脉，气血不畅，痹症丛生。因而出现上述一系列症状。气血阴阳的亏虚，均可导致内热。诚如《素问•调经篇》所说：“阴虚则内热”，并进一步阐述道：“有所劳倦，形衰气少，谷气不盛，上焦不行，下脘不通，胃气、热气熏胸中，故内热。”并提出“诸寒之而热者取之阴”的治疗原则。《诸病源候论•虚劳热候》论及内伤发热的病机为：“虚劳而热者，是阴气不足，阳气有余，故内外生于热，非邪气从外乘也。”不单阴虚生内热，气虚亦能生热。李东垣《脾胃论•饮食劳倦所伤始为热中论》指出，脾胃气衰，元气不足，会导致阴火内生。并创立了“甘温除热”的治疗方法。禀赋不足，或劳倦内伤导致气血阴阳的不足，还可以产生病理产物，成为第二致病因素，如气虚血滞生瘀，内热灼津成痰，血虚化生内风，从而加重病情，使得疾病迁延难愈。证之本例患者，素体阴亏，禀赋不足，兼之后天饮食劳倦失调，气阴俱亏，阴虚生热化燥。气虚津运不畅，血虚诸脉失荣，因虚生变，内风淫脉，气血不畅，诸证乃作。故治疗初从养阴润燥泄热入手，仿沙参百合汤与鳖甲地黄汤之意，本病阴虚生燥，燥盛成毒，故治疗中兼以清燥解毒退热，药选土茯苓、甘草、广犀角、大黑豆、白花蛇舌草、地骨皮、石膏、知母等。继以养血祛风，活血通络施治，如此辨证求因，审证丝丝入扣，药证合拍，始能起顽疾，挽逆舟。其后辅以滋阴润燥，养血祛风，蠲痹通络，巩固其效，取得满意效果。

【例3. 干燥综合征瘀滞型验案】

虞某某，女，51岁，工人。**初诊：**1982年7月7日。

病史及治疗经过：患者面颊红斑伴手指肤色紫黯数年，检查ESR增快，RF(+)，抗核抗体(+)，血中找到狼疮细胞，肝功能轻度损害，γ球蛋白增高，诊断为系统性红斑狼疮，继而出现口干鼻干、目干、阴道干涩，查泪流量试验、下唇黏膜活检，符合“干燥综合征”，遂诊断为“重叠综合征”（干燥综合征合并系统性红斑狼疮）。就诊时诉面颊赤缕红斑不断增多，其色黯而不鲜，四肢末端肤色经常苍白紫黯，触之铁冷，卧后起床或遇冷时加重，伴麻痛感，偶牙龈出血，头昏疲乏，关节酸痛，口干唇燥不思饮，目涩，右胁微胀，大便干结，苔薄不匀舌质不鲜脉细而涩，以往用养阴清热，解毒祛邪，蠲痹通络，清燥布津等法及泼尼松等治疗，效果不彰。综合脉症及病史，辨证似属邪毒内燥久病，瘀血阻于脉络，阻津滞血，血不载气，四末边陲失于温煦。拟方活血化瘀，助气通络。

黄芪30g，桂枝6g，生甘草、炙甘草各3g，赤芍10g，当归10g，细辛2g，红花10g，丹参15g，卫矛12g，玫瑰花3g，鸡血藤12g，陈皮5g，生姜二片，大枣3枚，7剂。

上方随证加减服药半年后，四肢青紫明显好转，手指转温，面部赤缕红斑减少色亦转淡，口眼干燥减轻，精神转振，已可操持家务，随访年余病情稳定。

按：本例重叠综合征患者，重点症状是雷诺现象与皮肤血管炎症病变，临床表现为口舌干燥，面部赤缕累累，斑点暗红，四肢末端肤色苍白青紫，触之铁冷，麻木且痛，舌有紫气，脉细而涩，临床辨证为瘀血阻络所致。《内经》云："寒邪客于经脉之中，则血流不畅"，王清任亦说"血受寒则凝结成块"。盖人身血液在脉中周流，得热则行速，遇寒则滞凝，凝则始成瘀。此例瘀血形成，主要缘于阳气虚弱，推动无力，寒自内生，凝滞血脉，是以前用养阴清热，蠲痹通络诸法罔效，而益气温阳与化瘀通络合法获效，药选黄芪、桂枝、细辛、当归、生姜、大枣、炙甘草等一派辛甘温热之品，用前颇有助热益燥伤津之虑，但用后不独血瘀症状趋于好转，而且干燥之征反见缓和，这是温通化瘀，助阳润燥的又一佐证。

【例4. 干燥综合征阴伤型验案】

吴某某，女，46岁。

主诉：口干眼干2年余。

病史及治疗经过：患者确诊干燥综合征2年，目干羞明，咽干，夜甚，进食必欲伴汤水，纳少胃脘灼热，左手指关节疼痛，时有低热，形瘦面色萎黄少华，腰腿酸软，脉细无神，舌中苔少抽心。血沉46mm/h，类风湿因子（+），蛋白电泳γ蛋白21.3%，免疫球蛋白高于正常值。

辨证：肝肾阴虚，气从燥化，血燥津伤，液供不调。

治法：养阴生津为主，润燥通络为辅。

处方：玄参、生地黄、天冬、水牛角片、石斛、紫草、北沙参、淡秋石、土茯苓、谷精珠、乌梅、生甘草、金刚刺、威灵仙、玉竹、龟甲、天花粉、柿霜、野料豆等随证择用，连续治疗近三个月。

复诊：血沉降为5mm/h，类风湿因子（−），γ蛋白15.7%，免疫球蛋白、补体C_3等均已正常，除稍感疲乏目涩外，无明显不适，舌中苔少但不露底。有阴津渐复之机，再用养濡之剂：生地黄、玄参、麦冬、枫斗、天花粉、青葙子、谷精珠、甜柿霜、生甘草、白芍、金银花、蚤休等。后继续服用原法汤剂并给予玉竹糖浆、枫斗泡水代茶，患者恢复正常工作。

按：本例患者的临床症状归属于干燥综合征缓解期的表现，以正虚阴伤为主，所以内外均显"燥盛则干"的特征。"燥者濡之"是治此等患者的不二法则，方从增液、六味、二至等化裁取舍，滋阴以清热，润燥以通络，上燥下燥并取，甘寒咸寒同用，方证相投，始有弋获。

【例5. 干燥综合征气（阳）虚型验案】

朱某某，女，45岁，干部，已婚。**初诊**：1999年12月23日。

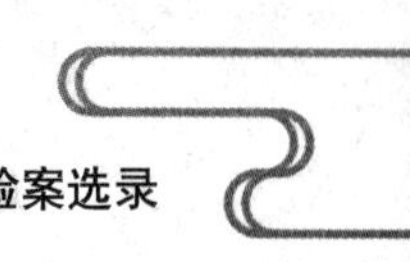

主诉：反复腹泻、疲乏气短17年。

病史及治疗经过：患者自1982年起反复腹泻，大便日解7～10次，并逐渐感全身疲乏气短，纳食减退，初起检查血沉快（最高达126mm/h），γ球蛋白增高（最高达31%），曾诊断为“高球蛋白血症”，用泼尼松、胸腺肽治疗，但效果不显。纤维结肠镜检查，诊断有“慢性结肠炎”。近几年来持续腹泻，大便日解多次，少则7～9次，多达10数次，质稀夹有不消化物，便时偶有腹痛，嗳气肠鸣，食欲不振，面容憔悴，多发性龋齿，疲乏无力，动则气短，面色萎黄，下肢不肿，口干不显，偶感眼涩，关节不痛。舌质红有裂纹苔少、脉细。化验：血常规：WBC：2.1×10^9/L，N：0.416，L：0.529，M：0.055，RBC：3.02×10^{12}/L，HGB：112g/L，PLT：121×10^9/L。尿常规：蛋白（++）。肾功能正常。RF（−），多肽抗体系列：抗SSA（+），抗SSB（+）。血清ANA（+）。ESR：87mm/h。双侧角膜荧光试验（+）。泪流量测定：左眼5mm/5min，右眼6mm/5min。唇腭黏膜活检见腺泡内大量淋巴细胞浸润。

辨证：脾气虚弱，燥毒滞络，津液失布，燥自内生，治以益气健脾，活络布津，七味白术散化裁：

太子参15g，煨葛根10g，怀山药15g，炒白术10g，土茯苓15g，生甘草、炙甘草各3g，杭白芍10g，熟薏苡仁15g，紫丹参15g，鬼箭羽10g，鸡内金5g，神曲10g，黄精12g，黄连3g，7剂。

二诊：口眼干燥不著，大便次数减少，日解3～4次，偶有下腹隐痛，面色无华，皮肤干燥，疲乏无力，胃纳一般，另诉年来入冬经常咳嗽，痰多，易于气短，动则尤甚，舌质淡红有裂纹苔少脉濡细，治疗原法既效继进。

太子参15g，煨葛根10g，白术10g，土茯苓15g，生甘草、炙甘草各3g，紫丹参15g，鬼箭羽10g，功劳叶12g，桔梗5g，陈皮5g，法半夏10g，鸡内金5g，菟丝子12g，黄精15g，鸡血藤12g，7剂。

三诊：咳嗽气短减轻，胃纳尚好，大便溏软，次数续有减少，口干不甚，面色少华，气短疲乏，苔脉同前，治疗原法出入再进。处方：上方去鸡内金、鸡血藤，加怀山药15g、黄芪15g，7剂。

四诊：大便溏软改善，日解2次，疲乏气短已有减轻，面色欠华，胃纳增加，形体消瘦，眼睑微浮，口不渴，眼不涩，舌质光滑苔薄脉细，乃脾肾气虚，津布失常，治以益气运脾，补肾纳气，活血布津。

炙黄芪15g，太子参15g，炒白术10g，茯苓15g，生甘草、炙甘草各3g，葛根12g，赤白芍各10g，丹参12g，鬼箭羽10g，菟丝子12g，神曲10g，鸡内金6g，补骨脂10g，14剂。

患者经上述治疗后，口眼干涩基本消失。长期腹泻得以缓解，复查血沉降至34mm/h。WBC升至4.1×10^9/L。尿蛋白消失。两眼泪流量基本正常，左眼14mm/5min，右眼15mm/5min。

按：干燥综合征患者可表现为“高球蛋白血症”，尤其早期，可出现在血清特异性抗体产生之前。因此对于“高球蛋白血症”，应该与本病做出鉴别，以免延误本病的诊断。本例虽经确诊干燥综合征，但并未显现一派阴虚燥热证候，而是初显脾气亏虚，一派阳气虚绥因而生燥之象。临床口干不甚，眼涩不显，后现肾气不足，并见面容憔悴，气短疲乏，动则气喘，大便不干，反而腹泻溏软等，故治疗不能一味养阴生津，而以益气运脾，补肾布津为法。方以七味白术散为代表，药采黄芪、煨葛根、太子参、白术、茯苓、炙甘草，健脾益气，升清止泻，以期气旺津布，虽见脾肾气（阳）虚，但药采中和，以菟丝子、补骨脂等温补阳气，而不用

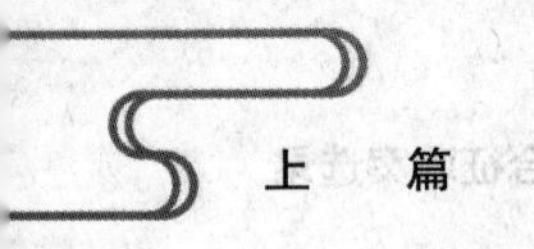

附子肉桂大辛大热之品，以免燥热劫津。气虚运血无力，瘀血乃生，瘀滞肠络，清浊相混，故治兼活血化瘀，通畅肠络，使之清浊各归其道，药选丹参、鬼箭羽、鸡血藤、赤芍等。本例采用益气温阳，活血润燥，非但未加重其燥，反助脾旺气充，血运津布。不见燥治燥，方能掌握本病的治法精髓。以益气温阳法治疗干燥综合征，冀其气充津流，燥邪自除，乃属该病治法常中之变耳！

【例6. 干燥综合征（气阴）双虚型验案】

朱某某，女，46岁，已婚。**初诊：**1998年5月11日。

主诉：口眼干涩，关节疼痛3年。

病史及治疗经过：患者3年来逐渐出现口干咽燥，进食多需夹以汤水，多发龋齿，两眼干涩，眼睑红赤，伴四肢关节疼痛而无红肿，经先后检查：两侧角膜荧光素染色（+），两侧泪流量（Schirmer试验）减少为0～1.5mm/5min，下唇病理活检示："腺泡内大量淋巴细胞浸润"，确诊为干燥综合征。虽然多种西药治疗而疗效欠彰。症见：目干泪少，口舌干燥，肌肤枯皱，频频多饮，然饮不解燥，关节疼痛，面色萎黄，形体消瘦，纳食不振，疲乏少力，大便干结。舌质红降，苔少，脉细涩。右手掌见一暗红结节约0.4cm×0.5cm。手腕及踝膝关节叩痛。查血：抗SSA（+），抗SSB（+），血沉86mm/h，IgG：21g/L。肝肾功能正常。证属气阴交虚，脉络瘀滞，津液失布。治以益气养阴，解毒活血。

黄芪15g，太子参15g，熟地黄12g，赤白芍各12g，紫丹参15g，土茯苓12g，生甘草3g，肥玉竹12g，葳灵仙12g，女贞子12g，鸡血藤10g，木瓜12g，7剂。

二诊：连续加减服药3周，口眼干燥显著减轻，关节疼痛减而未消，纳食改善，大便两日一解，右手掌红斑转淡缩小，但手足皮肤又起散在细小红疹，仍神疲乏力，面色少华，夜寐欠佳，治疗再以扶正通络，化瘀蠲痹。

黄芪15g，太子参15g，熟地黄12g，牡丹皮10g，丹参10g，赤芍12g，紫草6g，景天三七15g，玉竹12g，生甘草3g，土茯苓12g，大白花蛇12g，木贼草12g，木瓜12g，白花蛇舌草30g，7剂。

三诊：再经上方化裁治疗4周，关节疼痛完全缓解，口干眼燥改善，已能进食干物，右手红斑消退，皮肤细疹消散，精神大振，纳寐正常，二便自调，面色转华，舌质红苔薄脉细。此乃脾气渐复，气运津布，气血精微得以化生之象，仍宗原法巩固疗效。上方去大白花蛇、牡丹皮，加石斛12g、怀山药15g。14剂。另予通塞脉片6片，每日3次，六味地黄丸8g，每日2次。

经过上法调治半年，病家临床证候完全得以缓解，复查血抗SSA（-），抗SSB（-），血沉46mm/h，IgG：16g/L，双侧角膜荧光素染色（-）Schirmer试验右眼12mm/5min，左眼16mm/5min。各项理化检查指标达到正常或基本正常。

按：津伤液燥是干燥综合征的基本病理，然而若见干燥即予滋阴濡润，法虽不悖，但未免流于肤浅。盖干燥综合征之燥除阴津耗伤外，还当责之于气虚和血瘀。气虚则血运受阻，血瘀则津布障碍。本例患者证属气阴交虚，脉络瘀滞，津液失布，其治乃以养益气阴，活血解毒之法。方中黄芪甘而微温，补气的同时，更善理气行血，玉竹，性味甘平，滋阴生津，二味合为主药，重在益气养阴而治其本。辅以紫丹参、赤芍、紫草活血化瘀、流畅络脉；白花

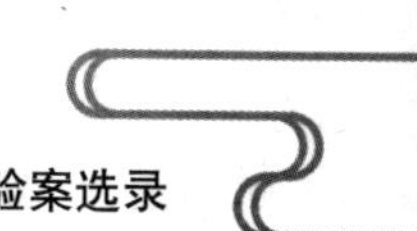

蛇舌草、土茯苓、生甘草、紫草等解毒清燥；佐以威灵仙合土茯苓善祛风湿、通络止痛，对于肌肉关节痹痛经久入络者，可酌加虫蛇之品，以搜风通络，蠲痹止痛；白芍合甘草酸甘化阴，增加滋阴生津润燥之功。本例患者的治疗标本兼顾，获得疗效的关键在于精确辨证，综合诸法论治，而非单纯养阴一途，并针对病机，随症加减运用，气虚甚者加党参、白术、黄精、山药等；阴虚甚者加地黄、玄参、石斛等；瘀血甚者加牡丹皮、红花、地鳖虫等；阳虚者加菟丝子、巴戟天、淫羊藿等；关节痛甚者加秦艽、金刚刺等。

【例7. 干燥综合征合并甲亢验案】

张某某，女，42岁，干部。**初诊**：1997年4月6日。

主诉：口眼干燥6年，突眼、出汗、心悸3年。

病史及治疗经过：患者6年前出现口眼干燥，口腔经常破溃灼热疼痛，多发性关节疼痛，但无红肿，经先后检查角膜荧光染色提示双侧角膜炎，泪流量右2mm/5min，左4mm/5min，唇黏膜活检病理为："腺泡内见大量淋巴细胞浸润"，符合干燥综合征。血液抗SSA阳性，抗SSB阳性。确诊为原发性干燥综合征。近3年来逐渐出现两眼突出，出汗，心悸，手抖，检查甲状腺肿大，血T_3、T_4显著性增高，TSH降低，诊断为甲状腺功能亢进症。经用抗甲亢西药治疗后T_3、T_4恢复正常，但突眼依旧，刻下口眼干燥，无泪，唇红，关节不痛，腮腺不肿，大便干结，有时心悸心慌，出汗仍多，怕热，舌苔中根薄黄舌质红脉细弦。查体见形体偏瘦，面色微红，两眼外突，眼睑略红，巩膜不黄，颈软，甲状腺不大，呼吸均匀，两肺呼吸音清晰，未闻及干湿性啰音，心脏浊音界不大，心率90次/min，第一心音亢进，腹部无异常。复查眼泪流量：右3mm/5min，左4mm/5min，角膜荧光染色两侧均（+）。血抗SSA（+），抗SSB（+），ANA（+），β_2-MG：6320μg/L。血T_3、T_4及TSH均正常。证属燥胜成毒，肝郁化火，津伤失布。予以清肝解毒、泄热生津。

南沙参、北沙参各12g，天冬10g，地黄12g，赤白芍各12g，生甘草3g，石斛15g，紫草6g，土茯苓12g，大黑豆15g，女贞子15g，野百合15g，木贼草12g，牡丹皮10g，栀子6g，石决明^{先煎}15g，决明子12g，7剂。

二诊：虽仍口眼干涩泪少，但已能进食干饭，出汗减少，仍然怕热，经常感冒，余情同前，舌苔微腻脉细弦略数，治疗原法化裁。

南沙参、北沙参各12g，赤白芍各12g，玉竹15g，石斛5g，甘草5g，地黄10g，丹参12g，紫草6g，土茯苓15g，大黑豆15g，女贞子15g，谷精珠12g，牡丹皮10g，栀子6g，石决明^{先煎}15g，7剂。

三诊：药后口眼干燥明显减轻，仍怕热自汗，大便溏泄，日解2次，疲乏肢软，苔脉同前，治用原法出入。

太子参15g，山药15g，生甘草、炙甘草各3g，白芍12g，石斛15g，土茯苓15g，黄精15g，牡丹皮6g，地骨皮10g，女贞子15g，煅牡蛎15g，薏苡仁15g，7剂。

四诊：大便次数不多，仍偏溏软，口眼干燥，恶热汗多，神食正常，舌质红苔薄脉细弦略数，治疗以清肝润燥，和脾生津。

太子参15g，麦冬10g，白芍薇各10g，石斛5g，生甘草、炙甘草各3g，土茯苓15g，牡丹皮6g，黄芩6g，煅牡蛎15g，女贞子15g，木贼草12g，薏苡仁15g，山药15g，7剂。

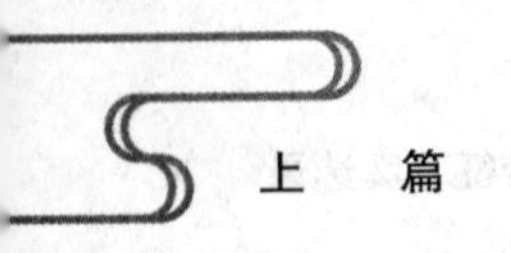

五诊：口眼干燥均有好转，恶热自汗，大便溏软，倦怠乏力，舌苔根部淡黄、脉数转静，治用前法巩固。

太子参15g，山药15g，生甘草、炙甘草各3g，白芍12g，石斛15g，牡丹皮10g，土茯苓15g，白术10g，煅牡蛎15g，薏苡仁15g，黄精12g，7剂。

按：原发性甲状腺功能亢进症初期表现常为肝气郁结证，继而出现肝火旺盛证，随着病程的延续，常常表现为心肝阴虚证候。本例患者在确诊为干燥综合征病史3年后，逐渐出现一派甲状腺功能亢进的证候，乃系免疫性甲状腺病，其辨证治疗与一般甲状腺功能亢进略有不同，李梴云："瘿皆痰与气相结而成。"久则气滞血瘀，肿而且硬。其病理因素以"痰、气、瘀"为主；而普通甲亢症常见肝火旺盛和心肝阴虚两个证型，其病理因素以"火热、阴虚"为主；本病的病理因素则以"燥毒、火热、虚损（包括气虚、阴虚和阳虚）"为主，其中阴虚燥毒因素可贯穿整个病变过程，因此，二者的辨证论治也有所不同。

本例患者诊断明确，在原发性干燥综合征的基础上合并甲状腺功能亢进。疾病初期以阴虚燥毒证为主要病变，继而出现心肝火旺，经过治疗后火热减退，气阴亏虚证候显见，且进一步发展为阴虚及阳（气），故临床除见口眼干燥，无泪，唇红，有时心悸心慌，出汗怕热，舌苔中根薄黄、舌质红、脉细弦等阴虚内热证外，同时出现疲乏无力，常易感冒，少气懒言，甚至大便溏软，次数增加，四肢怕冷等脾阳不足证候。此时阴损及阳，虚实夹杂，寒热互见，治疗也变得棘手而需兼顾左右。故宗《内经》之旨："补其不足，损其有余""调其阴阳，以平为期。"并宗张介宾之告诫："善补阳者必阴中求阳"。采取补脾益气，生津润燥，兼以清肝泄热解毒之法，选用沙参、麦冬、地黄、女贞子、石斛、白芍、玉竹等滋补阴液；太子参、白术、薏苡仁、山药、炙甘草等补益脾气，并佐以泄热清肝解毒之品如紫草、生甘草、大黑豆、牡丹皮、栀子、石决明等，以达脾旺气充，津布燥解，肝清热平的目的。

【例8. 干燥综合征眼部症状突出验案】

胡某某，女，41岁，干部。**初诊：**1986年9月26日。

主诉：双眼干涩作痛3年。

病史及治疗经过：自1983年起，双眼干涩刺痛，畏光流泪，反复发作并逐渐加重，屡经眼科检查诊断为"双角膜上皮糜烂，右虹膜睫状体炎，干燥综合征？"。曾用维生素A、B_2、E及角膜宁、硼酸眼膏、病毒唑、人工泪、干扰素、聚肌胞等乏效，后经免疫科确诊为"干燥综合征"而来院就诊。患者自诉双眼干涩已3年余，刺痛，目睛红赤，畏光羞明，泪少眵多，伴口干舌燥饮水不多，午后低热，形体偏瘦，唇燥起皮，大便偏干，有时鼻衄龈血，齿脱较多，舌上少苔水红露底，脉弦细而数，遂以养阴润燥，泄热解毒，布津明目为法，药用南沙参、北沙参、玄参、天冬、麦冬、女贞子、墨旱莲、大黑豆、枫斗、小胡麻、土茯苓、蚤休、龟甲、白芍、金银花、玉竹、新阿胶、决明子等加减，并配以清燥合剂（本院协定处方）。因疗效不显，后从燥毒伤津，风热上乘，睛明络瘀，不克养目立论，投以散血通络、养阴流津、祛风清热为法，药择桑叶皮、防风、甘菊、赤芍、牡丹皮、生地黄、丹参、卫矛、淡水蛭、谷精珠、木贼草、青葙子、玄参、枫斗、女贞子、新阿胶、生甘草等，服药21剂，目红消退，涩痛减轻，口干舌燥诸症随之改善，后间以原法汤剂及丹参片、杞菊地黄口服液、清燥合剂、玉竹糖浆等交替服用，症状缓解比较巩固。此后眼部症状虽有小发作两次，复经原法施治，亦能迅速得以控制，随访

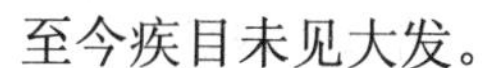

至今疾目未见大发。

按： 本例是以眼部症状为其主症的干燥综合征患者，原以单纯养阴清热明目为法而无功。详参脉症，细究病机，与眼部症状同出者，尚见舌有紫气，口干漱水而不欲咽等瘀血征象。据此着眼，认为诸症是由燥邪伤阴，风热邪毒乘虚上攻，虚体无力祛邪外出，致使睛明络脉瘀阻所致，故以“瘀、虚、风”为其病机要点。治疗上，以化瘀通络为主线，药采赤芍、牡丹皮、红花、丹参、水蛭等活血化瘀，使瘀去络畅血顺，睛明自得其养；再参桑叶、防风、甘菊等祛风清热之品，以靖外邪之扰；配用玄参、枫斗、女贞、阿胶等养阴生津之味，以缓营血之浊滞，而使睛明复得涵养，病症随之缓解。

【例 9. 干燥综合征合并肺部病变验案】

陈某某，女，43 岁，职员。**初诊：** 2003 年 8 月 7 日。

主诉： 活动后气短气急 3 年，口眼干燥 10 月。

病史及治疗经过： 患者 3 年来逐渐加重性活动后气短气急，疲乏无力，畏寒出汗，咳嗽痰多，易于感冒，先后在当地多家医院检查，经摄胸部 X 线、CT 片等，发现两肺多发囊性大泡，诊断为先天性肺大泡，未经特殊治疗。病经两年余，症状日渐加重，并出现口干泪少，遂转至上海仁济医院风湿病科诊治。经过系统检查，发现两肺多发囊性大泡，局部呈蜂窝状，两下肺局部胸膜粘连。肺病理检查：支气管黏膜轻度慢性炎症，肺泡腔内未见渗出及实变，肺泡壁毛细血管开放，肺泡上皮轻度增生，肺间质纤维化组织稍增多。肺功能检查提示：肺通气与换气功能减退。泪腺与唾液腺检查：腺体显著减少。免疫学检查血液中见大量自身抗体，抗 RF（+）、抗 SSA（+）、IgA 增高，确诊为原发性干燥综合征，伴间质性肺炎，两肺多发性肺大泡。经给予泼尼松 60mg/d，沐舒坦 90mg/d 及对症治疗 1 月后出院，继给予泼尼松维持量为主的治疗，并返回当地配合服用养阴化痰的中药等。半年来口干、疲乏无力略有减轻，仍痰多气短显著，口眼干燥，转来求医。刻下：口干喜饮，饮不解渴，眼涩少泪，全身疲乏，畏寒无汗，鼻腔干燥，胸闷气短，动则为甚，食欲尚好，二便如常。舌苔黄燥、舌暗红有紫气、脉细濡。查体：形体消瘦，面色少华，眼睑略红，巩膜不黄，颈软，甲状腺不大。胸无畸形，呼吸均匀，两肺呼吸音清晰，无干湿啰音。心脏浊音界不大，心率 86 次 /min，无杂音。腹部无异常。胸部 CT：两肺纹理增多紊乱，呈蜂窝状，肺气肿。复查眼泪流量：右 3mm/5min，左 3.5mm/5min，角膜荧光染色两侧均（+）。血抗 SSA（+），抗 SSB（−），ANA（+），RF：309.0IU/ml（正常值 0～20IU/ml），C 反应蛋白 18.50mg/L（正常值 $<$ 8.0mg/L），ESR：34mm/h，IgG：16.00g/L，IgA：4.72g/L（0.70～3.30g/L），IgM：1.30g/L，总补体活性 CH_{50}：30.89（23～50U/ml）补体 C_3：0.60g/L（0.80～1.80g/L），补体 C_4：0.17g/L。肝肾功能正常。证属燥毒损伤，气阴亏虚，痰瘀阻络，肺失清肃。治以补气养阴，化痰祛瘀，清肃肺气。

太子参 15g，北沙参 12g，麦冬 10g，赤芍 10g，卫矛 12g，丹参 12g，甘草 5g，土茯苓 12g，石斛 12g，川贝母 5g，紫菀 10g，桃仁 6g，生薏苡仁 15g，金荞麦 15g，黄精 12g，14 剂。

另：金水宝 4 粒，每日 3 次。

以此方为主，随证加入功劳叶、煅蛤壳，红花、煨诃子等，续服 200 余剂，随访症状明显减轻，病情趋向缓解，相关理化检查亦有相应改善。

按： 本例是燥毒损肺的病案，此类病证在干燥综合征患者中并不鲜见，乃缘燥毒羁延，

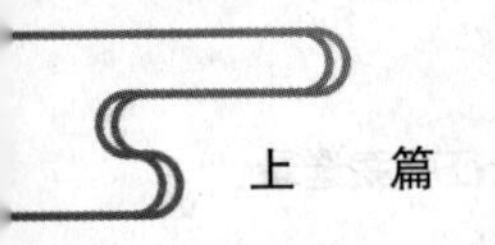

不独耗伤气阴，抑且阻络滞津，酿化痰浊，致使肺金失肃，所以临床一面见有口干眼涩，周身乏力的气阴双虚证候，一面还有咳嗽多痰，胸闷气短的痰浊蕴肺证候。因此，治疗上必须邪正兼理，统筹兼顾，故以太子参、北沙参、麦冬、石斛、黄精扶益气阴，顾护正气，以助祛邪之力；川贝母、紫菀、金荞麦、生薏苡仁化痰祛浊，利肺止咳；土茯苓、甘草解毒祛邪而做扶正之用；卫矛、丹参、赤芍、桃仁活血化瘀以畅络道而利津行。摒弃“见燥治燥”“见咳止咳”，因而得以获效。

【例 10. 干燥综合征合并肾小管酸中毒验案】

秦某某，女，40 岁，已婚，工人。**初诊：**2004 年 6 月 25 日。

主诉：口干眼干 2 年余，多尿 1 年余。

病史及治疗经过：患者两年前无明显诱因出现口干、眼干，多次查抗 SSA，抗 SSB（-），RF（-），腮腺造影及唇黏膜活检、泪流量测定显示符合原发性干燥综合征。先后予静脉注射胸腺肽、口服盐酸溴己新、白芍总苷胶囊、来氟米特片及中药等治疗，症情无明显好转。2003 年 4 月因尿多清长，肢软乏力，先后经南京军区总医院、省人民医院及鼓楼医院诊治。经尿常规、尿酸化试验、尿渗透压、血钾等相关检查诊断为“干燥综合征合并肾小管酸中毒Ⅰ型”，并予羟氯喹、枸橼酸钾及中药治疗，疗效不明显，后来我院中医治疗。就诊时患者口干、眼干不适，神疲乏力，腰膝酸软，面部微浮晦暗，尿量多（24 小时尿量为 4000～5000ml），面色欠华，有数枚龋齿，大便自调，苔薄边有紫气，脉细。辨证属燥毒内舍，脾肾受损，气阴两伤，津液输布失调。治用补肾益脾，顾护气阴，解毒活血，布津缩泉。方选无比山药丸、桑螵蛸散加减。用药：山药 20g、黄芪 15g、熟地黄 12g、土茯苓 12g、萸肉 10g、枸杞子 10g、卫矛 10g、丹参 12g、赤白芍各 10g、菟丝子 12g、桑螵蛸 10g、煅龙骨 15g、潞党参 15g、女贞子 12g、生甘草、炙甘草各 2g。7 剂

二诊：仍诉口燥眼干，频喜饮水，尿量仍多，眼睑微浮，四肢软乏无力。仍从原意进治：原方加龟甲 12g、石斛 12g、煅牡蛎 15g、五味子 5g；去土茯苓、女贞子、赤白芍。14 剂。

三诊：下肢乏力，腰膝酸困略有改善，尿量较前减少，尿渗透压仍然偏低，治循原法加减：黄芪 15g、山药 12g、萸肉 10g、枸杞子 12g、覆盆子 12g、菟丝子 15g、龟甲 12g、白芍 10g、卫矛 12g、桑螵蛸 10g、丹参 10g、煅牡蛎 15g、生甘草、炙甘草各 3g。14 剂。

四诊：干燥症状改善，尿量略少，面浮略减，血钾 3.63mmol/L，尿比重 1.020，苔薄脉濡细。治从补益脾肾入手：黄芪 30g、潞党参 12g、生白术 12g、生甘草、炙甘草各 3g、熟地黄 12g、萸肉 12g、覆盆子 15g、枸杞子 12g、桑螵蛸 10g、煅牡蛎 15g、龟甲 12g、卫矛 12g、山药 15g。14 剂。

迭进中药治疗以来，口眼干燥症状有所缓解，眼睑浮肿已有明显改善，尿频量多亦见减少（24 小时尿量为 3000～4000ml），身肢疲乏减轻，但仍不耐劳，劳则腰酸背痛，面色较前红润。苔薄腻，脉濡细。仍宗原法：药采黄芪、潞党参、生白术、山药、生甘草、炙甘草、桑螵蛸、煅龙牡、熟地黄、枸杞子、覆盆子、菟丝子、五味子、巴戟天、淫羊藿、益智仁、乌药、萸肉、丹参、卫矛、龟甲、制黄精、茯苓、枫斗、泽兰等随证取舍。复查自身抗体谱、尿酸化试验、尿渗透压、尿比重、血钾、肾功能等均有不同程度改善，随访半年余，患者已恢复工作。

按：原发性干燥综合征合并肾损害者常见，有专家认为占 40%～50%。而在干燥综合

征中肾小管酸中毒并不鲜见。干燥综合征所致的肾小管酸中毒乃系肾脏调节酸碱平衡的作用失常和尿酸化功能减退所出现的一系列证候群。具体表现有慢性代谢性酸中毒和电解质紊乱两大方面的症状。中医理论认为“穷必及肾”。燥毒久羁，内舍于肾，肾脏虚损，膀胱气化失常，开阖失度。膀胱失约则尿多清长，致使精微不固，久则气阴亏耗，腰膝酸软，肢怠无力，此等证候所属虚证为多，故宜补宜摄，以肾为主。前贤有“五脏之阴非此不能滋，五脏之阳非此不能发”。是以方选无比山药丸、桑螵蛸散、金匮肾气丸、参芪丸、六君丸、缩泉丸等化裁。随证加入养阴生津，祛瘀通络之品如二至、龟甲、枫斗、黄精、白芍、丹参、泽兰、卫矛、赤芍等，冀以补肾固摄，缩泉保津，以杜精微之流失，而固其根基，借此可恢复肾小管功能之损伤，且有助于气阴之修复，实乃治本之道，借此可进一步深入探索此类病证的治疗规律。

【例 11. 干燥综合征(合并眩晕症：清气失升证)】

王某某，女，66 岁。**初诊**：2002 年 1 月 24 日。

主诉：口眼干燥 6 年余。

病史及治疗经过：6 年来口干眼干，外院诊断为干燥综合征，症见：口干饮不解燥，眼干基本无泪，外院查泪流量左右均 0mm/5min，角膜荧光染色右(+)，有龋齿，经常头晕，咽喉干痛，大便尚调，苔少舌红露底脉细弦，阴虚液燥，燥毒滞络，治用养阴生津，解毒通络。拟方：

太子参 15g，玉竹 12g，赤白芍各 10g，甘草 5g，紫丹参 12g，卫矛 12g，石斛 10g，山药 15g，大黑豆 15g，牡丹皮 10g，木蝴蝶 3g。水煎服，7 剂。

二诊：药后大便偏溏，日解 2～3 次，胃纳尚好，干燥症状如前，经常出现头晕，与体位有关，有颈椎病史，乏力，苔少舌红有裂隙，脉弦细。气阴交虚，脾运不及，清空失养。

黄芪 15g，葛根 10g，生甘草、炙甘草各 3g，天麻 10g，紫丹参 12g，荷叶 10g，赤白芍各 10g，山药 15g，大黑豆 15g，桑寄生 12g，黄精 10g。水煎服，14 剂。

三诊：口眼干燥略润，乏力，经常眩晕耳鸣，尤其在体位改变时明显，睡眠欠佳，便溏，面色欠华，苔薄舌小红脉细，治用益气升清，活血润燥。

黄芪 15g，葛根 12g，天麻 10g，潼白蒺藜各 10g，赤白芍各 10g，珍珠母 15g，石斛 10g，丹参 12g，荷叶 10g，女贞子 12g，枸杞子 12g，首乌藤 15g。水煎服，14 剂。

四诊：干燥综合征患者，口舌干燥，咽干，头昏渐缓，但在坐起卧下时，短暂眩晕，无耳鸣呕恶，苔薄黄舌红脉细弦，治用原法。

黄芪 15g，葛根 12g，天麻 10g，潼白蒺藜各 10g，蔓荆子 5g，熟地黄 12g，赤白芍各 10g，丹参 12g，红花 6g，女贞子 12g，枸杞子 12g，荷叶 10g，玉竹 10g。水煎服，14 剂。

五诊：眩晕渐缓，依然口舌干燥，精神尚好，苔薄不均，治用原法。

黄芪 15g，葛根 10g，天麻 10g，潼白蒺藜各 10g，熟地黄 10g，赤白芍各 10g，玉竹 10g，枫斗石斛 6g，山药 15g，黄精 12g，菟丝子 12g，生甘草、炙甘草各 3g，丹参 12g。水煎服，14 剂。

六诊：眩晕已缓，原患干燥综合征，口舌干燥亦较前减轻，大便偏干，舌脉如前，治用前法化裁：

黄芪 15g，熟地黄 12g，赤白芍各 10g，玉竹 15g，枫斗石斛 6g，山药 15g，甘草 5g，麦冬 10g，丹参 12g，潼白蒺藜各 10g，荷叶 10g。水煎服，14 剂。

七诊：口干渐有缓和，无口腔溃疡，精神尚好，眩晕未作，大便自调，苔薄舌质偏红，脉

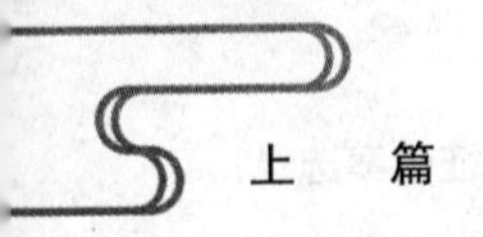

细弦。处方以成药六味地黄丸，丹参片口服，枫斗石斛泡饮，以巩固治疗。

按：此为一例干燥综合征合并眩晕的患者，主要表现为口咽干燥，目涩无泪，体倦乏力，眩晕耳鸣，舌红苔少脉细弦，中医辨证乃属气阴不足，肝肾亏虚，清气不升，虚阳浮越。治疗从益气升清，活血润燥，补益肝肾，摄纳浮阳着手，取得了满意效果。患者初诊时以口眼干燥症状为主要表现，予太子参、玉竹、白芍、石斛、山药益气养阴，赤芍、生甘草、紫丹参、卫矛、大黑豆、牡丹皮解毒活血，流津润燥；二诊至五诊，患者以眩晕为主要表现，伴有体倦便溏，面色欠华，考虑为元气亏虚，肝肾不足，脾运不及，清空失养，故以黄芪、葛根、荷叶、蔓荆子等补气升清，沙苑子、女贞子、黄精、熟地黄、枸杞子等补益肝肾，天麻、白蒺藜、珍珠母等平抑浮阳，平衡升降，丹参、红花、赤芍、玉竹等活血润燥，前后服药约两月左右，眩晕基本缓解，口眼干燥亦有所减轻；六诊，则继以益气养阴，活血润燥为主，兼以升清止晕巩固疗效；七诊以后症状较前进一步好转，以六味地黄丸、丹参片口服，枫斗石斛泡饮巩固治疗，随访一年余，眩晕未作，口眼干燥不甚，精神尚好。

【例 12. 干燥综合征（涩滞型：痰瘀阻络证）】

刘某某，女，43 岁。**初诊**：2008 年 2 月 28 日。

主诉：双侧腮腺反复肿胀疼痛 3 年余。

病史及治疗经过：8 年前患者因右颌下无痛性肿物半年余于宣城人民医院行右颌下腺摘除术，术后病理示“右颌下腺淋巴上皮病变”。2002 年因左舌下无痛性肿块 1 年余在同一医院行“左舌下腺摘除术”，未送病理。术后感口腔干燥，眼部干燥，有异物感，2005 年 3 月左腮发现 1 黄豆大小肿物，无疼痛，呈进行性生长，至当年 10 月份已有鸽蛋大小，服中药月余后肿胀缓解，2006 年 5 月右侧腮腺发现 1 肿物，约小鸡蛋大小，疼痛明显伴发热，于当地诊所抗感染治疗 5 天，疼痛肿胀缓解，肿物变小约蚕豆大小，7 月份再次肿胀至小鸡蛋大小，于弋矶山医院就诊，口服罗红霉素 4 天后症状缓解，此后腮腺反复肿胀疼痛，2007 年 12 月份至江苏省口腔医院住院治疗，专科检查，口外右耳下及 1 肿物，约 4cm × 3cm 大小，上平耳屏，下至下颌骨下缘上约 1cm，前距耳屏约 1cm，后距耳郭约 1cm，境界清，质硬，活动度差，压痛不明显，与皮肤无粘连，右上睑近外眦处及 1 肿块，约 0.8cm × 0.8cm 大小，质中无压痛，活动度可，右耳下及耳后各有 1 肿块，分别为 1.0cm × 1.0cm 及 0.6cm × 0.6cm。唾液黏稠，呈拉丝状，舌沟纹加深呈分叶状，舌表面光滑微红，口底唾液池消失，左舌下襞肥厚，表面光滑，挤压下颌下区及双腮腺区，口底及腮腺导管口未见明显液体流出。下唇腺活检：下唇小唾液腺中等量淋巴细胞、浆细胞浸润，伴腺泡萎缩，导管扩张，符合干燥综合征。血常规：WBC：$2.1 \times 10^9/L$，N：$1.1 \times 10^9/L$。请风湿科、血液科会诊，查抗 SSA 阳性，抗 SSB 阳性，IgG：24.6，RF：227.0/ml，ANA：1427/ml，诊断干燥综合征，予免疫抑制剂保守治疗后患者面部多发性肿物体积明显缩小，无肿痛，无发热。今诊双侧腮腺肿胀，触痛不明显，口干不喜干食，眼干，多发龋齿，疲乏，无口疮，不发热，二便自调，苔少舌红有细裂。燥毒久蕴，络脉瘀滞，津凝痰聚，治以滋燥解毒，化痰消瘀散结。

玄参 10g，浙贝母 10g，赤芍 10g，土茯苓 12g，白花蛇舌草 15g，卫矛 10g，丹参 10g，生甘草 5g，忍冬藤 12g，玉竹 12g，石斛 12g，牡丹皮 10g，女贞子 12g，百合 12g。水煎服，7 剂。

二诊：口干不甚，不喜干食，双侧腮腺肿胀疼痛，右甚于左，右侧腮腺肿而硬，有触痛

（既往有类似症状，用药后能够消退），不发热，舌尖红无苔，脉弦小，治用原法。

玄参12g，浙贝母10g，煅牡蛎15g，生甘草5g，穿山甲5g，赤芍12g，生地黄12g，蒲公英10g，生薏苡仁15g，玉竹12g，卫矛10g，石斛12g。水煎服，14剂。

三诊：双侧腮腺肿胀消而未尽，疼痛亦轻，咀嚼仍有牵引，口干，目干涩有异物感，腹鸣便溏日解1次，舌红苔少脉细弦。治再益气布津，运脾豁痰，消瘀散结。

太子参15g，浙贝母10g，煅牡蛎15g，莪术12g，土茯苓12g，生薏苡仁、熟薏苡仁各10g，煅蛤壳12g，丹参10g，卫矛10g，黄精12g，生甘草、炙甘草各3g，石斛10g，赤白芍各10g。水煎服，14剂。

四诊：服药以来，口干渐润，进干食需用水拌合，眼干，多发龋齿，间有口腔溃疡，疲乏，后背作胀，面容憔悴，双侧腮腺肿胀消而未尽，触痛不显，大便偏干，苔净露底，脉细。治再益气养阴，豁痰散结。

黄芪15g，玄参12g，浙贝母10g，煅牡蛎15g，莪术10g，黄精10g，石斛10g，煅蛤壳12g，丹参12g，赤芍10g，生甘草5g，女贞子12g，卫矛10g。水煎服，14剂。

五诊：干燥症状不明显，日前一度双耳下疼痛，舌尖常痛，冬季较常人怕冷，平素大便易溏，苔薄脉弦小。治用前法化裁。

太子参12g，白术10g，茯苓12g，生甘草、炙甘草各3g，浙贝母10g，煅牡蛎1g，卫矛10g，丹参10g，赤白芍各10g，薏苡仁12g，黄精10g，黑大豆15g。水煎服，14剂。

六诊：近月来口干能进干食，但喜汤水拌和，耳下肿胀渐消，右耳后微痛，三月来右上眼睑肿胀，可触及包块，表面光滑，疼痛不显，不发热，余无不适，大便如常，苔净舌红露底，脉小弦。

玄参10g，浙贝母10g，煅牡蛎12g，赤芍10g，丹参10g，牡丹皮10g，卫矛10g，生薏苡仁12g，蒲公英10g，石斛10g，生甘草5g。水煎服，14剂。

七诊：腮肿渐消，右上睑肿块消而未尽，口干不喜干食，关节不痛，亦不发热，面色欠华，易感疲乏，舌光无苔脉细。

玄参10g，浙贝母10g，煅牡蛎12g，卫矛10g，赤芍10g，生薏苡仁12g，土茯苓12g，石斛10g，玉竹12g，郁金10g，蒲公英10g，生甘草5g。水煎服，14剂。

按：燥毒为害是干燥综合征始动因素，西医学认为该病病理改变既包括外分泌腺腺体淋巴细胞的进行性浸润，亦包括腺体外血管炎。随病变加重，腺体上皮增生、破坏、萎缩、纤维组织增生，表现为唾液腺腺体肿大、分泌功能失常，这与燥毒滞络的病理变化是一致的。燥毒滞络，气阴耗伤，津凝痰聚，络脉瘀阻是本患者唾液腺肿大的根本病机，故在益气养阴，解毒流津润燥的同时，针对痰瘀燥毒互结病理机制特点采取豁痰祛瘀、解毒通络散结之法。药以程国彭消瘰丸为主，浙贝母清热化痰，开郁散结；牡蛎味咸，软坚散结；玄参咸寒，凉血滋阴，解毒散结，诸药共奏散结消积之功。其间或参以白花蛇舌草、蒲公英、忍冬藤清热解毒，或参以煅蛤壳、穿山甲、莪术软坚通络散结。病情顽固，症状典型，随证加减化裁，取效尚属满意。

【例13. 干燥综合征气虚血阻】

李某，女，65岁。**初诊：**2005年7月28日。

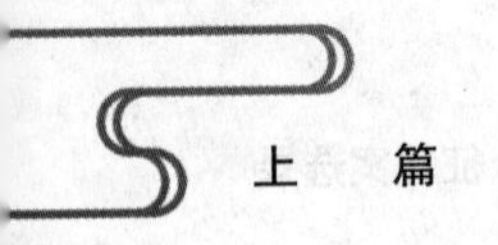

主诉: 口干、眼干2年余。

病史及治疗经过: 患者既往有浅表性胃炎病史。2年前出现口干、眼干，外院诊断为干燥综合征，曾用羟氯喹、胸腺肽等治疗，症状改善不明显，转而求助于中医。刻下：自觉神疲乏力，动则出汗，口干舌燥，不欲多饮，双目干涩，大便时干时溏，关节偶痛，龋齿多枚，腮腺不肿，苔薄舌淡红有细裂，脉细。辨证属燥毒蕴袭，气虚血滞，津液不布。治以益气活血，解毒润燥。处方：黄芪15g，太子参15g，山药12g，生甘草、炙甘草各3g，炒白芍10g，葛根10g，白术10g，鬼箭羽10g，虎杖12g，鸡血藤12g，乌贼骨12g，丹参10g。常法煎服。2个月后，口干渐润，有时眼涩无泪，疲乏已有改善，大便基本成形，舌苔薄白、有细裂痕，脉细。治用原法，前方去乌贼骨，加赤芍10g、菟丝子12g、穿山甲5g。又2月后，口干显著减轻，眼干亦较前好转，大便时干时软，腿酸乏力渐有改善。前方加减继服，间断服药2年余，诸症相继缓解，复查血、尿常规，肝肾功能在正常范围。

按: 该患者临床表现主要以气虚为主，气虚运津无力，津停血阻；燥毒内蕴，络伤脉闭，津液失于输布，故出现口干眼干等症状。本例在治疗中没有一味养阴生津，而是重在益气活血，解毒通络，布津润燥，故方中以黄芪、太子参、山药、白术、炙甘草益气健脾；赤芍、鬼箭羽、虎杖、鸡血藤、丹参、穿山甲、生甘草活血解毒，疏津道；菟丝子温运阳气，温而不燥，以助津液流通，如此可使脾旺气充，血运津布。临床辨治干燥综合征，灵活运用益气、温阳、活血、解毒之法，而不见燥治燥，一味养阴生津，确能掌握本病的治法精髓。

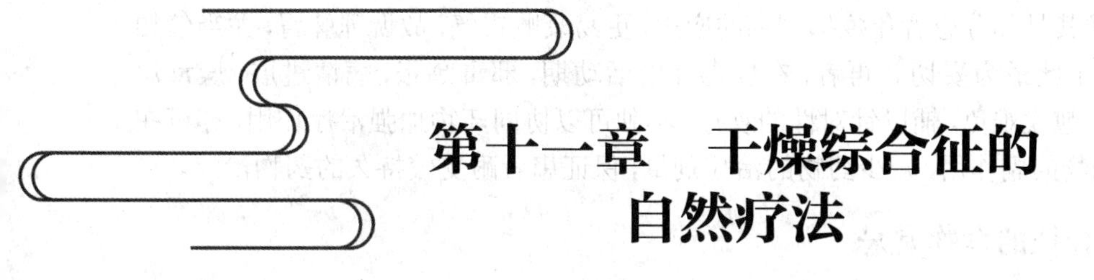

第十一章　干燥综合征的自然疗法

【食物疗法】

一、食物疗法的意义、特点和作用

（一）食物疗法的意义

食物疗法，简称食疗，是指应用具有一定药理作用的食物，用来防病强身和辅助治疗疾病的一种方法，与药物疗法一样具有悠久的历史，是中医学的重要组成部分，有着极其丰富的内涵，对多种疾病的防治起到了积极的作用。《素问·脏器法时论》中提出："毒药攻邪，五谷为养，五果为助，五畜为益，五菜为充，气味和而服之，以补精益气。"对合理的饮食和营养的原则及其辅助治疗作用，古人早已有了深刻而精确的认识，这在当今疾病防治中仍有借鉴和推广的积极意义。

（二）中医食疗的特点

作为防治疾病辅助手段的中医食疗，也必须遵循中医基础理论的指导，整体观念和辨证施食是其核心，这就是说，食疗不仅仅是为了补充人体生命活动所必需的精微物质（营养素），更重视对人体脏腑功能的协调、维持、平衡和修复，从而促进机体结构的强健和脏腑功能的协调，达到祛病康复、防病健身的目的。其次在进行食疗时，也强调"三因制宜"和"辨证施食"的原则。由于食疗所选择的载体多为具有一定辅助治疗作用的食品（或药食两用的药品），其性味平和，口感醇正，制作简便，易于服食，副作用极少，便于长期应用，患者乐于接受，民间重视，极易推广。

（三）食疗在干燥综合征治疗中的作用

食物疗法是燥毒症治疗中的重要一环，概括而言，它具有培补真气（正气），抵御病邪侵害的作用。首先，它具有扶正祛邪的功效，人的真气来源有三，一为先天禀赋之精气，一为经肺吸入的自然界之清气，一为经脾胃吸收的水谷精微之气。前二者均不能轻易地改变，而水谷精微之气却可依据体质和疾病之不同而予以相应地培益和调摄，借以扶助真气，增强抗病能力，祛除邪毒。合理的饮食能够提供人体所需的一切营养物质，有助于促进健康已是众所周知的事实，但在疾病的防治中如何才能吃得科学，针对疾病特点予以合理膳食有利机体康复，却往往易被忽视。其次，食疗对燥毒症患者的脾胃功能有积极的保护作用。脾胃为人体后天之本，它的纳运功能不仅能够保证人体生理活动的物质供给，而且对燥毒症患者来说，疗程漫长，长期治疗的药物布施也莫不赖乎脾胃的摄纳传输，医者有云："胃气一败，百药难施"，健脾护胃其重要性可见一斑。患者久病，纳差运弱，精微不济，更兼药久

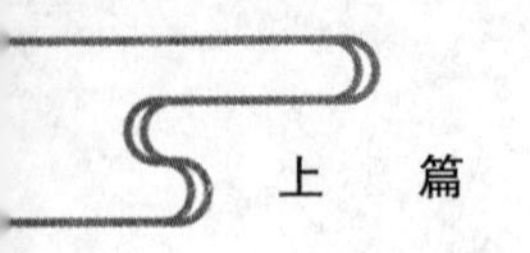

碍中，见食生厌，尤其是部分患者免疫抑制剂的应用，更易衰败胃气，故调理脾胃，尤当倍加重视，正确的食疗于此最为妥切。再者，在燥毒症的活动期，邪毒鸱张，病情进展，燥毒炽盛，药投清燥解毒，克伐难免，辅以针对性的食疗，不独可以协同药物加强治疗作用，亦可在一定程度上缓解药物的副作用，减少药物的治疗剂量，保证患者耐受较持久的药物治疗。

二、干燥综合征的食物宜忌

燥毒症患者以津亏液燥为主要病理特点，饮食一般应循甘凉濡润，养阴生津原则，宜进滋阴生津的之物，如皮肚、黑木耳、银耳、小麦、梨、葡萄、西瓜、荸荠、甘蔗、桑椹、藕、大白菜、马兰头、枸杞菜、燕窝、蜂乳、蜂蜜、鸭肉、乌龟、甲鱼、鸡蛋黄、海参、淡菜等。中医食疗认为，每种食物都与药物一样具有寒热温凉四气，适用于寒证、虚证，或是热证、实证。每种食物都有酸苦甘辛咸五味，而与五脏相对应有一定的归属和联系。辛味之食物如葱、蒜、韭菜、芥，可助燥生火。干燥综合征患者当忌食。此外羊肉、狗肉、麻雀肉、鳝鱼等温阳之品以及酒、烟、咖啡、各类油炸食品也有助燥之弊，应少食。此外，同为燥毒症患者，其不同证型患者适宜的饮食也有所差别。燥毒型及阴伤型仿《伤寒论》猪肤汤润燥滋液之意，患者可常食皮肚、淡菜、木耳等，此外当嘱患者常食鸭、鳖、火腿、梨、柿等甘寒清淡柔养之品佐助。气虚型患者不可以其燥而恣食寒凉腻滞之品，宜常食山药、薏苡仁、芡实、莲子、糯米、红枣、栗、冀以甘守益气以助津还。瘀滞型宜常服山楂、桃仁、白萝卜、海蜇、荸荠等活血通脉，消积化痰，下气宽中之品。总宜“辨证施食”，方能收到与药物治疗相得益彰的效果。

三、辨证食疗处方举隅

（一）燥毒型

1. 莲心茶　麦冬12g，莲子心3g，绿茶3g。泡茶频饮。

2. 百合绿豆汤　绿豆100g，百合30g，加水适量，共煮为汤，食汤及绿豆与百合，每日1次，夏暑季节尤宜。连服1月为一疗程。

3. 鲜萝卜汁汤　鲜萝卜250g，榨汁去渣，并加水适量，分多次口服，每日1次。连服1月为一疗程。

4. 菊花猪肝汤　猪肝250g，菊花5g，加水适量，共煮为汤，食汤及猪肝，每周1～2次。连服1个月为一疗程。

（二）阴伤型

1. 枫斗茶　枫斗10g，清水冲去灰尘，沸水冲泡，加盖焖泡15分钟，或水煮至沸，频饮代茶。枫斗乃石斛之上品，甘淡微寒，功善养阴生津，清热止渴。

2. 玉竹茶（粥）　玉竹10g，开水冲服，每日1剂。玉竹为滋阴生津佳品，不寒不燥，用以代茶常饮。或用玉竹15～20g、粳米60g。玉竹洗净煎汤去渣，与粳米共煮粥，放入冰糖适量，稍煮即可。

3. 乌梅甘草汤　乌梅30g，甘草5g，代茶频服，每日1剂，连服1月为一疗程。

4. 百合银耳羹　百合30g，银耳15g，冰糖30g。银耳浸泡变大，加入百合、冰糖，煎2小时，经常服用。

5. 皮肚汤　以发制好的猪皮肚适量配以火腿（或鸡丝）、笋片、木耳等配料做成汤羹或菜肴佐餐。常食有通利血脉，养颜润肤功效。

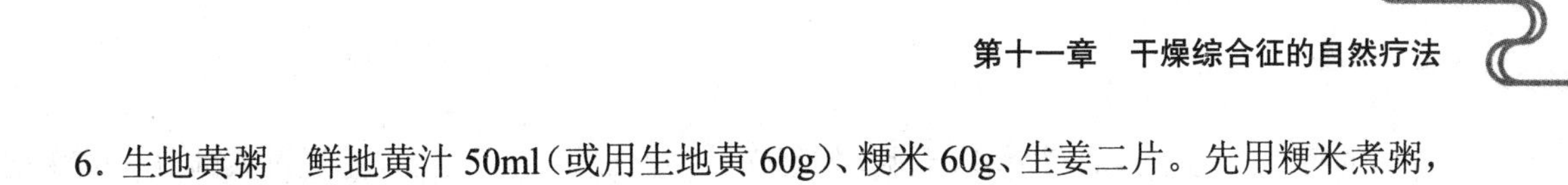

6. 生地黄粥　鲜地黄汁 50ml（或用生地黄 60g）、粳米 60g、生姜二片。先用粳米煮粥，入生地黄汁和姜，再稍煮即可。（如用干地黄，先煎取汁去渣）。

（三）气虚型

1. 人参红枣煎　取生晒参 5g，红枣 5 枚，加水适量浓煎成汁，可早晚或分数次饮用，煎煮后的生晒参和红枣可以嚼食之。

2. 黄芪荷叶粥　黄芪 15～30g，粳米 150g，鲜荷叶适量。先将黄芪加水煎煮 40 分钟，取汁纳入粳米煮粥，最后将荷叶撕碎纳入粥中同煮 5～10 分钟即可。本品药食兼备，常食有益气养胃，升清生津之效。

3. 薏苡仁麦片粥　薏苡仁 30g，麦片 25g。先将薏苡仁浸泡 1 小时，文火煮烂，放入麦片再煮，不断搅拌，防止粘锅，粥成加糖食用。

4. 赤豆栗子羹　赤豆 30g，栗子 10 枚（去皮壳用肉），粳米 30g，先将赤豆用水煮八成熟，再入粳米及切成小块的栗子同煮成粥，作早餐或点心食用。

（四）瘀滞型

1. 黑豆红花煎　黑豆 30g，红花 5g，红糖 15g，先将黑豆、红花以水同煮至熟后，弃渣取汁以红糖冲饮之，黑豆亦可嚼食。

2. 桃仁百合燕麦粥　桃仁炒熟研粉，与百合、麦片共煮粥。

3. 红花山楂糕　红花 15g，山楂 500g，冰糖 500g。红花煮汤取汁，加入去核山楂与冰糖，煮烂，冷却后凝结成块，即可食用。

4. 雪羹汤　荸荠、海蜇二味组成。取荸荠 7 枚，海蜇适量，洗净同煮或煎汤饮用，药食兼备，能软坚散结，对干燥综合征患者反复发作腮腺肿胀及颌下淋巴结肿胀有一定辅助治疗作用。

（五）双虚型

1. 洋参龙眼饮　西洋参 5g（或太子参 15g），龙眼肉（桂圆肉）15g，加水适量煎煮。

2. 琼玉膏　方出《饮膳正要》，由白人参、白茯苓、生地黄、炼白蜜组成，具有滋阴润燥，补益脾肺的作用，对干燥综合征气阴双虚者尤宜。该品市场有售。

3. 杞子红枣粥　枸杞子 20g，红枣 20g，糯米 50g，三味共煮粥。

4. 山药芝麻糊　怀山药粉 30g，黑芝麻 30g。将黑芝麻炒熟研粉，加入山药粉及白糖适量，以沸水冲成糊状服用。

【心理疗法】

一、七情致病的特点

七情（喜、怒、忧、思、悲、恐、惊七种情志活动）是人对外界客观事物的反映，也是人们对各种刺激所产生的心理状态，属于精神活动范畴，是人的正常生理活动表现，一般不会使人致病，但长期的不良精神刺激或遇突然的精神创伤，超出了人体所能承受或调节适应的范围，就要导致人体产生疾病。由于情志不舒，气机郁滞，就易产生郁证。对于郁证，在《丹溪心法•六郁》中提出：“气血冲和，万病不生，一迂怫郁，诸病生焉，故人身诸病，多生于郁。”不少干燥综合征患者，由于患病之后造成的情志失调，进而引起心理障碍并导致一系列临床症状，此即“因病致郁”，反过来又对干燥综合征的缓解和稳定，产生极为不利的影响。中医学认为，七情

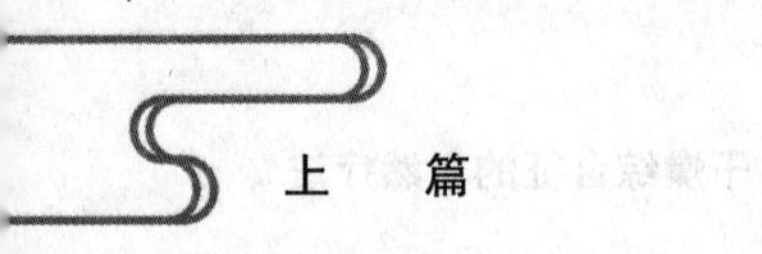

致病的特点，一是可以直接伤害五脏，如怒伤肝，思伤脾；另一方面，是通过人体气火的变动来影响人体脏腑气血津液的生理功能。盖郁之为病，首先伤气，气郁为六郁之首，因其气机郁滞，不独聚湿生痰，犹可化火伤血，脏腑功能无不为之紊乱。“旧病”未已，又添“新疾”。

此外，郁证（因郁致病，或因病致郁）与人的体质（禀赋）有明显的相关性。明代医家绮石在《理虚元鉴》中指出“人之禀赋不同而发病亦异”，所谓禀赋，一般系指人体在形体精神气质乃至心理情感诸方面的特征，此等特征往往又是决定个体对某些疾病易感性的重要因素，按《灵枢·阴阳二十五人》篇的分类特征，又以木形者（少阳之人）较易感受七情变动的影响而罹患郁证，此又与干燥综合征的流行病学特点，好发于中年以上妇女，她们一般感情细腻，思想顾虑较多，心理活动复杂，其心理定势多倾向于忧郁，且遇逆境易于产生忧郁悲观失望等心理反应，也是抑郁症、焦虑症等心理疾病的高发人群相吻合。

二、心理疗法在干燥综合征治疗中的作用

（一）心理治疗对干燥综合征患者能起哪些作用?

干燥综合征是一种长期的慢性病，缠绵的病程不仅给患者带来躯体的痛苦并进而对患者精神上产生较大的压力，从而使患者形成诸多心理上的障碍，其临床表现就相当于中医学中的“郁证”。郁证既得，肝首受犯，木气郁而不伸，气机阻滞，不仅凝津成痰，抑或化火伤血，甚则侵腑损脏，遂使诸症蜂起，更加重干燥综合征患者的免疫功能紊乱。因此在对干燥综合征患者进行诊治的过程中，医者需要具备良好的医学心理学知识，针对患者的具体病情和不同的心理特征给予适当的心理疏导，就像《灵枢·师传篇》指出的那样，要“告之以其败，语之以其善，导之以其所便，开之以其所苦”。有的患者一知半解地把干燥综合征与系统性红斑狼疮等自身免疫疾病等同起来，甚至误解为“治不好的绝症”，终日惶惶，食不知味，夜不成眠，产生悲观绝望的错误认识。因此，在治疗中应反复向患者强调干燥综合征虽然是难治病，但却是一种慢性良性疾患，是可治的。通过正确的治疗，不但可以改善临床症状，而且能够控制病情的发展，延长缓解期，提高生活质量。不仅要有理论上的说明，还必须要举出其他患者的实例以加深患者的印象。此外，还要在精神上给患者以鼓励和支持，增强他们战胜疾病的信心。同时对患者的各种躯体症状的病理机制和转归预后加以耐心合理的说明和解释，使患者对自己的病情能有科学地理解，从而积极配合医生治疗，常常能够收到良好的效果，这就是所谓的“心理免疫”作用，可与药物或其他治疗方法并行不悖。

（二）心理治疗要有针对性

本病患者以中年以上女性为多，但也涉及不同年龄段的妇女，这就决定了干燥综合征患者心理障碍的特殊性。首先干燥综合征患者所经历长期的病痛折磨和部分患者应用西药免疫抑制剂和激素，给她们的容貌和身材带来了一些消极的变化，如面容憔悴，皮肤干燥老化，面部暗疮，满月脸，向心性肥胖，给她们的“爱美心理”产生了极大的损伤，甚而促使她们形成自卑、失望等一系列消极心理。还有青年女性的婚恋孕育、月经失常等，中老年妇女因其外阴干涩疼痛导致夫妻性生活障碍而又羞于启齿，从而导致家庭情感危机等，都能在一定程度上在困扰着干燥综合征患者的心灵。为此，医者必须以其真诚同情的态度、温和耐心的语言，从医学的角度进行科学而准确地阐释，使她们能够了解产生上述问题的根源，消除其误解，减轻其心理负担，从而帮助她们勇于直面人生现实，增强其战胜疾病的信心，树立乐观的态度，从而彻底从不良的心理状态中摆脱出来。此外，我们还可以组织社会力量对她们进行心理的康

复，就像现在已经有了哮喘、糖尿病及肿瘤等多种疾病的病友俱乐部或协会，我们也可以组织干燥综合征的病友俱乐部，在明确诊断的基础上，对患者进行免费的医药咨询、治疗和康复指导，也给患者之间提供相互交流，相互勉励的机会，从而减轻她们心理上的压力。

【针灸疗法】

历史悠久的针灸疗法，以其独特的疗效，在多种疾病的治疗中，显示出了它的优越性，为此，我们对部分干燥综合征患者尝试应用针灸疗法，在缓解口眼干燥症状方面起到一定效果。现结合针灸学有关文献和我院针灸科的实践经验，做简要的介绍和探讨。

一、针灸疗法在干燥综合征治疗中的作用

针灸疗法作为一种辅助和补充治疗手段，实践证明，它在干燥综合征的治疗中，确有一定的效果。有人认为，针灸对干燥综合征免疫失调的病理机制，可以在一定程度上对其低下的细胞免疫和紊乱的体液免疫能起一定的调整和平衡作用，从而缓解机体的免疫失衡状态，而且较之其他的免疫治疗方法（如免疫抑制剂等），相对副作用较少。其次，由于干燥综合征病程冗长，对人体正气耗伤较大，中后期临床出现正气衰弱的症状亦多，运用针灸治疗可以有一定濡养气阴，补益脾肾的功效，达到扶助正气的目的。再者，针灸在活血化瘀，疏通经络方面尤有所长，其作用已为痹证及其他病证的治疗所证实。因而，在缓解和消除干燥综合征某些症状方面，有着较为肯定的效果。所以我们认为，在干燥综合征的治疗中，针灸疗法是值得进一步尝试应用，并加以认真总结和深入探讨。

二、应用原则

1. 针灸作为一种辅助治疗方法，应以配合药物治疗加强疗效减轻症状为主。

2. 因为干燥综合征病程漫长，且多见脏腑损害，并有活动期和缓解期的区别和邪正消长变化的特点，所以针灸补泻手法的取舍、留针时间的久暂及疗程的长短，均应视其具体情况而定，一般治疗时间要长些，并视情况可采用针、灸并施。

3. 针刺取穴一般整体治疗以循经取穴为主，局部症状为重，常以临近部位取穴为主，辅以循经取穴。

三、治疗方法

针对干燥综合征的病因病机及其临床表现，我们尝试在下列诸方面应用针灸疗法。

（一）主治取穴

1. 虚证

（1）肝肾阴虚者

取穴：肾俞，肝俞，百会，三阴交，大溪。

（2）脾肾气虚者

取穴：脾俞，肾俞，志室；足三里，三阴交，公孙；神阙（隔盐灸）。

（3）气血亏损者

取穴：气海，关元，脾俞，足三里。

2. 干燥症状

(1) 口干舌燥

取穴：廉泉，金津，玉液；膈俞，照海，合谷。

(2) 眼睛干涩

取穴：攒竹，瞳子髎，四白；风池，三阴交，照海，合谷。

(3) 鼻干涕少

取穴：迎香，印堂，合谷；列缺，三阴交。

(4) 咽喉燥痛

取穴：廉泉，天突，照海；尺泽，三阴交，内庭，太溪。

(5) 外阴涩痛

取穴：曲骨，归来，关元，会阳；次髎，三阴交。

3. 腮腺肿胀疼痛

取穴：中渚，太冲，颊车，翳风；内庭，合谷，阳陵泉，曲池。

4. 痹症

通用：手三里，足三里，内关，三阴交，阴陵泉；

上肢：手三里，外关，合谷，肩髃；

下肢：足三里，阳陵泉，三阴交，环跳，委中，昆仑。

5. 雷诺综合征

取穴：合谷，曲池，外关；三阴交，中渚。

6. 经少经闭

取穴：气海，关元，三阴交，血海，中极，针灸并用。

（二）治疗方法

一般采用补泻手法，每次30分钟，隔日1次，连续15次为1疗程，一般要连续1～3疗程，活动期症状重者可每日1次。

【参考文献】

[1] 冷方南，王凤歧，王洪图. 中华临床药膳食疗学[M]. 北京：人民卫生出版社，1993.
[2] 窦国祥. 中华食物疗法大全[M]. 南京：江苏科学技术出版社，1990.
[3] 叶橘泉. 食物中药与便方[M]. 南京：江苏人民出版社，1977.
[4] 姜超. 实用中医营养学[M]. 北京：北京市卫生职工医院中医部，1983.
[5] 钱伯文，等. 中国食疗学[M]. 上海：上海科学技术出版社，1987.
[6] 蔡东联. 实用营养师手册[M]. 上海：第二军医大学出版社，1998.
[7] 李刚，徐国榕. 中医口腔病症学[M]. 北京：人民军医出版社，1989.
[8] 周翠英，孙素平，傅新利. 风湿病中西医诊疗学[M]. 北京：中国中医药出版社，1998.
[9] 娄玉钤. 中国风湿病学[M]. 北京：人民卫生出版社，2001.
[10] 黄泰康，等. 针灸辨证治疗学[M]. 北京：中国医药科技出版社，2000.
[11] 韩露露，等. 针刺治疗原发性干燥综合征6例[J]. 中医杂志，1998，39(2).

（本章承蒙南京市中医院针灸科周玉艳教授、眼科何慧琴教授热情协助，谨此致谢。）

第十二章　转归与预后

任何疾病一旦发生，都要经历一个变化发展过程，直至痊愈、好转或恶化。中医学认为，疾病的发生发展实质上是邪正相争的过程。邪，包括一切内外致病因素在内；正，即正气，是对人体精气神及在此基础上产生的抵抗邪气侵袭，维持正常生理活动能力的总称。正邪的斗争贯穿着疾病的始终，两者既对立又统一。一方面，正和邪相互斗争，此消彼长，另一方面，邪和正又共处于人体这个矛盾的统一体中，而且在一定条件下可以互相转化。其中对立和斗争是主要的，统一是次要的。在邪正斗争的过程中，虽然邪气是发生疾病的基本条件，但起决定作用的是人体正气的强弱，疾病的发生发展转归预后都取决于邪正双方力量的对比。正盛邪衰则病退，正衰邪盛则病进，正气盛一分，则邪气虚一分，邪气盛一分，则正气虚一分，邪正的消长决定着疾病的转归和预后的善恶。治疗的过程实质就是扶正祛邪的过程。

干燥综合征的病理过程实际上是燥毒侵害和津液亏耗矛盾双方斗争消长的过程。疾病初起，邪毒炽盛，正气未虚，津液亏耗不明显，正邪斗争激烈，表现为一派燥热之象；此后疾病进入稽留缠绵的阶段，正气因燥毒的伤害而消弱但未至溃败，邪毒亦因为正邪的剧烈交争而趋于衰微，正邪处于一种低水平的平衡，一个相对静止的状态。这种缠绵的状态具有病理稳定性，可以作为疾病的一种结局，但又具有进一步演变的不稳定性。外邪侵袭或正气进一步衰退，津液进一步亏耗，可以打破这种平衡，导致疾病的反复或恶化；此后又有三种不同的转归，一种是继续一个新的平衡，这种转归最常见；第二种为正胜邪却，津液来复，燥毒消散，疾病稳定或临床痊愈，这是最好的转归；第三种为正不敌邪，脏腑受损，阴损及阳，正气溃败，邪气独存，阴阳离决，神机化灭，患者死亡。

《金匮要略》中提出“上工治未病”，其中有两层意思，其一是要重视预防，在疾病没有发生时就防止其发生；其二是说因为脏腑之间有相互滋生和相互制约的作用，治疗时必须照顾整体，治疗未病之脏腑，防止疾病的传变。因为干燥综合征早期出现的口眼干燥无特异性，多不为人重视，容易漏诊和误诊。要改善患者的预后，首先要提高诊断率，并在发病的早期就通过积极正确的治疗，阻断其进一步发展。而要提高诊断率，临床医生首当提高对它的认识和警惕性，对疑诊患者进行相关检查；其次要向群众宣传干燥综合征的科普知识，尽早求医，主动向医生讲述有关症状。另外对于素体阴亏，具有干燥综合征易患因素的患者，在感受外邪时，可以适当运用一些解毒润燥的药物，防止其从燥酿毒，从而减少干燥综合征的发生。

干燥综合征患者能否重视自身调摄，加强防护保健，对疾病的转归预后也起着关键性的作用。在本病的诊治过程中，除正邪相争及其盛衰胜负的因素外，人体内外多种因素对

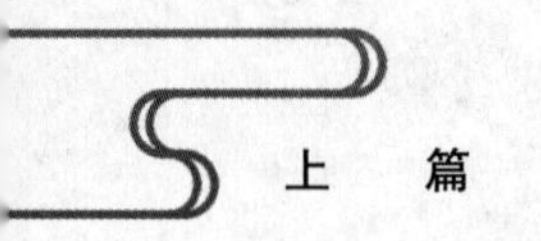

疾病转归预后的影响不容忽视，这些因素主要包括饮食、情志、劳逸、房事、环境等。燥毒内蕴，津液亏耗是干燥综合征的基本病机，因此在饮食上要以清淡为主，避免辛辣及羊肉、狗肉、驴肉等燥热之品。食疗应在辨证的基础上以清补或平补为宜，慎用温补。心情抑郁和过于安逸可导致气机不利，从而引起津液输布不畅，气机不畅还可以郁而化火灼津，过于劳累则引起气血进一步消耗，因此本病患者要保持心情舒畅，劳逸结合。要节制房事，以避免进一步耗伤肾阴。新感可以引动伏邪，且本病患者多长期使用皮质激素，抵抗力较低，容易受到病毒或细菌的侵袭，因此要注意防寒保暖，房间要注意通气，减少上呼吸道感染的发生，并及时有效地控制。促使疾病向好的方面发展，争取一个好的转归。

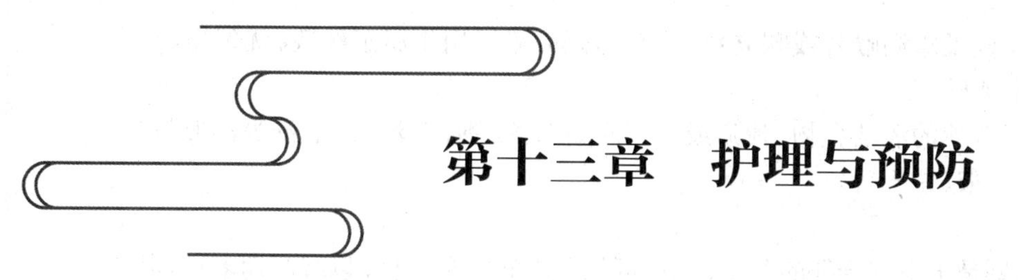

第十三章　护理与预防

【护理】

一、干燥综合征的护理原则

任何疾病在其治疗和康复期间，除了应用药物等多种治疗手段外，对于患者的精神、饮食、起居、服药等方面还必须重视调理和防护，使其增强疗效和尽早地恢复。人们常说："三分治疗，七分调理"。说明在疾病的整个治疗康复过程中，护理占有十分重要的地位，是不可或缺的组成部分。

从历史上看，过去中医都是以个体形式存在，没有集体的医疗机构，更没有专门的护理专业，所有诊疗、护理、施药等工作，常常集医生于一身，由医生单独来完成。这在《内经》《伤寒杂病论》等历代古典文献中尤有较多的反映。所以重视护理工作，也是中医学优良传统之一。

干燥综合征因其发病学和临床表现的特殊性与复杂性，阴虚液燥是其病机关键，因燥而干是其证候特点，因此，在其护理和调摄方面也有其相应不同的内容和要求，必须遵循个性化护理原则，予以正确地辨证施护，方能收到事半功倍的效果。

二、分型施护

（一）燥毒型

1. 证候特点　本型症状比较急重，常有不同程度的发热，有的出现高热，或夹有表证，多显燥邪亢盛化热之象，常见于干燥综合征的初期或活动期，实证为主。

2. 护理要点

（1）燥盛热炽，阳邪偏旺，患者常表现情绪烦躁不宁，居处宜清静宁谧，避免喧闹和强光照射。

（2）发热伴恶风（寒）表证者，在服解表药同时，嘱患者多饮温水，或稍增衣被，使其微汗，祛邪外出；若热高不恶寒，邪入气分，可配以物理降温，促其退热保津。

（3）患者在此阶段对身体正气耗伤较大，应随季节不同调整房间的温度湿度，加强病室清洁和患者个人卫生，减少合并感染。

（4）由于发热，患者阴津丧失较多，干燥症状突出，尤以眼、口、咽、唇为甚，应积极注意五官的防护。眼干红少泪多眵者，注意眼部清洁护理，常用滴眼液润目，如珍珠明目液或0.5%沙丁胺醇滴眼液；保持口腔清洁和湿润，可用金银花、甘草或野蔷薇煎水含漱，咽喉肿

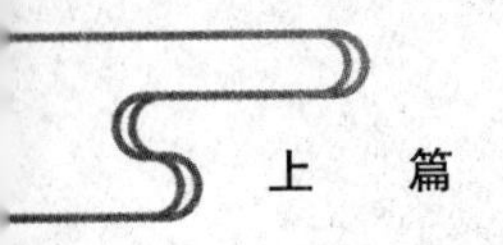

痛者可用银黄含化片，西瓜霜润喉片或咽立爽片；口唇燥裂者可用生肌玉红散、优裂霜、金霉素软膏等外涂，防止皲裂。

(5) 饮食宜进富于营养的清洁食物，流质或半流质如面条、粥、菜汤、绿豆汤等，勿进燥热干糙食品，如大蒜、辣椒、饼干等。

(二) 阴伤型

1. 证候特点　本型是干燥综合征的基本证型，可见于本病的全过程，以缓解期多见，其特点是阴液损伤突出，干燥症状明显。

2. 护理要点

(1) 注意调节房间空气湿度，如在拖地和擦桌时适当增加用水，防止水分过度蒸发，空气干燥，加重患者的干燥症状。

(2) 眼干涩痛，目赤畏光者，可经常用清水洗脸湿润眼球，或用磺胺醋酸眼药水及金霉素眼膏等，减少局部刺激症状，防止感染。外出可戴护目镜。

(3) 口腔干燥多发龋齿者，加强口腔卫生，勤漱口勤刷牙，清除食物残渣，必要时口腔科检查就诊。口腔黏膜溃疡者，宜含清热生津的药液多漱口腔，或用绿袍散、冰硼散、锡类散等外涂，或给予贴膜。

(4) 皮肤干燥鳞屑，注意皮肤清洁护理，防止瘙抓感染，可用复方薄荷酯外搽。女性外阴干涩疼痛者，可用油膏外涂减少摩擦疼痛。

(5) 注意饮食调摄，多食牛乳、新鲜蔬菜及多汁水果，忌食辛辣厚味烧烤，并劝其戒烟禁酒，以免更伤阴津。

(三) 气虚型

1. 证候特点　本型患者病程多较漫长，多见于缓解期或内舍脏腑阶段，以正虚为主。

2. 护理要点

(1) 患者因病程迁延，正气耗伤，体力虚弱，脏腑受戕，多有一派正虚气郁之象，患者情绪低沉，忧思郁闷，甚而沉默寡言，少动懒散，护理上宜多耐心体贴，好言慰藉，促使患者保持平静心态，鼓励患者树立信心，面对疾病。

(2) 患者身肢酸困乏力，可适当给予按摩，并鼓励患者进行散步，健身操等轻微运动。促进气血流畅，舒筋活络；协助患者开展适当的文娱活动，如听音乐、看电视、看书报、下棋打牌等，怡情养性，消除忧郁，增加食欲，促进睡眠。

(3) 饮食要适当增加患者的营养，以增加其衰弱的体力。如黄芪、人参(忌用红参)、红枣、桂圆等食疗；腹胀便溏者，要进食易消化食物，要减少滋阴腻滞之品。

(四) 涩滞型

1. 证候特点　本证型以痰瘀壅阻病机为主导，其主症多由痰瘀派生而出，其表现复杂，变化多端，不拘定格，多现“有形”征象，性质多属虚实夹杂，可出现在干燥综合征的中后期病程中。

2. 护理要点

(1) 关节肌肉疼痛明显者，住所要通风干燥，慎避风寒，常晒衣服被褥；有雷诺综合征者，注意四肢保暖，尽量少接触冷水，适当运动肢体，促使肢端血循环流畅。

(2) 关节变形，行走不便或肢体软弱乏力者，要嘱其动作缓慢稳当，必要时给予扶助，防止跌仆，避免骨折。

(3) 对颈项腮颊有痰核肿块者，可给予外敷辅助治疗，如玉枢散醋调敷患处，亦可用如意金黄散外敷，以助其消散。还应注意观察其变化，腮肿明显者，宜进营养丰富易于消化的食物，可适当用海带、发菜等煮粥或菜肴佐餐，以化痰散结软坚消肿。

（五）双虚型

1. 证候特点　本型多见于病程缠绵，身体羸弱患者，临床表现以虚证为多，且多见有内舍脏腑诸症，具体证候表现随损伤脏腑不同而异。

2. 护理要点

(1) 由于干燥综合征的病程冗长，且有反复发作的特点(活动期与缓解期交替)，患者对此病应有充分的思想准备，对整个病情的变化要保持心态平静和稳定，做到不松懈，不焦躁。医护人员应帮助患者增强战胜疾病的信心和勇气。

(2) 由于干燥综合征患者病情容易出现反复，因此要求患者平时适当地锻炼身体，增强体质，提高适应能力，尤其要避免和减少各种诱发因素的影响，如过度疲劳(包括躯体疲劳和心理疲劳)，防止感染(尤其是上呼吸道感染)，合理饮食，充足睡眠等。尽量保持内环境与外环境的平衡与稳定，可减少病情反复的次数和发作的程度。

(3) 重视对患者局部临床症状的护理，如保护眼睛，注意用眼卫生，眼干严重者佩戴防护眼镜以防风沙吹袭，必要时适当外用点眼药水(如珍珠明目液等)湿润眼球减轻干涩。口干者注意口腔卫生，睡前餐后刷牙，勤用生理盐水漱口，经常保持口腔湿润，常常饮啜具有养阴生津作用的药茶，如枫斗(石斛)茶、玉竹茶等。

(4) 应当密切注意观察病情的变化，尤其是体温的变化，本病在发展过程中，体温正常与否关系到病情的进退，如果出现反复不规则发热或持续发热，往往表示病情的活动和进展；特别要重视燥毒内舍脏腑的病变出现，如胸闷咳喘、心悸气急、黄疸多尿……往往预示肺、心、肝、肾(肾小管)等脏器的损伤，应及时相应处理，控制其发展，这也是中医“治未病”思想的体现。

【预防】

由于干燥综合征的确切病因至今尚未明了，缺少特效治疗方法，而且其发病隐袭，不易引起患者注意，症状复杂多变，极易漏诊误诊，延误治疗。多年临床实践证明，早期发现，早期诊断，早期治疗，直接关系到干燥综合征患者的转归和预后。所以，“三早”对干燥综合征的预后有着极为重要的意义，尤其是具有燥红质体质特征的中年以上女性，更要注意防范干燥综合征的发生。

传统中医学历来非常重视“治未病”，早在《黄帝内经》就有“穿井”“铸兵”之喻，它蕴含着深刻的预防学思想。“治未病”包括两方面的含义：其一，未病防病，“虚邪贼风，避之有时”“真气内守，病安从来？”早就告诫人们，在未病之时，就要从内外方面防止疾病的发生。其二，当人们已经患上干燥综合征时，因其病程冗长，且有反复发作(活动期与缓解期交替)和内舍脏腑(损伤多个脏器组织)的特点。因此，及时诊断，及时治疗，减轻症状伤害，控制病情发展，减少脏器损伤，从而争取良好的预后，是极为重要的。

我们曾经接诊1位年轻女性，平素身体尚属健康，偶然感觉四肢关节肌肉走窜酸痛，因其在医院工作之便，及时检测了有关指标，发现类风湿因子(+)，抗SSA、抗SSB(+)，遂给

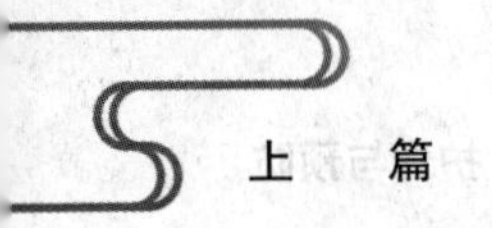

予适当的中药治疗2年，疾病始终稳定在亚临床状态。另有1例，因其经常疲乏伴断续低热，血沉快，关节痛，当时未接受医生建议系统诊治观察，生活工作也未予重视，2年后反复出现高热，多次住院检查确诊为重叠综合征（干燥综合征合并红疮狼疮），以致几乎全身重要脏器损伤，多次濒临危候，这是未能及时诊断治疗，延误时机，酿成大病的实例，患者深以为憾，医者引以为戒。

因此，对于干燥综合征这个发病非常隐袭的疾病来说，如果人们，尤其是好发人群能够在平时注意调摄，坚持身体锻炼，增强体质，提高适应能力，防止病邪侵袭，注意劳逸结合，保持情绪愉快，合理调整膳食，避免药毒侵害，无病重防，有病早治，这样不仅能够大大降低干燥综合征的发病率，既病后合并症也会明显减少，预后明显改善，这也体现了疾病的三级预防观念。

【参考文献】

[1] 黄帝内经[M]. 北京：科技文献出版社，2001.

[2] 张仲景. 伤寒杂病论[M]. 南宁：广西人民出版社，1980.

[3] 傅宗翰，刘永年. 干燥综合征辨证规律探讨[J]. 南京中医学院学报，1987，3：11.

[4] 张玲. 干燥综合征的辨证施护[J]. 河北中医，2000，22（11）：864.

[5] 谢静萍. 干燥综合征的辨证施护[J]. 中医函授通讯，1990，9（1）：35.

第十四章　干燥综合征的西医学知识简介

西医学认为干燥综合征（Sjögren’s syndrome，SS）是一种以外分泌腺淋巴细胞浸润为特征的自身免疫性疾病，以口、眼干燥为最常见的表现，但本病远非局限于外分泌腺，而是可侵及全身任何系统、任何器官的一种疾病。临床一般分为原发性和继发性两类，前者指单纯干燥综合征，不与任何其他弥漫性结缔组织病并存，除有口眼干燥外，多有其他系统损害，尤其肾小管受累最为常见；后者则与另一种肯定的结缔组织病共存，最常见的有类风湿关节炎，其次为系统性红斑狼疮、硬皮病、白塞综合征、皮肌炎等其他结缔组织病者。在我国，北京协和医院的调查显示本病的患病率为 0.27%～0.77%[1]，列我国风湿病的首位或第二位。西方国家人群中患病率约为 0.50%[2]，在风湿性疾病中占第二位。本病多发于 30～50 岁的妇女，男女比例为 1∶9～1∶17，女性占 90% 以上。本病涉及医学中的多个学科，就临床而言它涉及内科的免疫、呼吸、心、肾、消化、神经等多个专科，更涉及眼科、口腔科、病理科等。患者在多科就诊，增加了被误诊的可能性，本病起病隐匿，症状复杂多端，治疗棘手，后期常出现无泪、吞咽困难、发热及多系统损害，给患者的工作、生活造成严重影响。

【病因病理】

一、发病因素

（一）遗传因素

干燥综合征的发病与遗传有关，研究发现 SS 患者的亲属患该病的危险性高于正常人群，早期的研究发现，在原发性干燥综合征，HLA-B8、DR3 和 DRw52 基因的阳性率显著高于正常人群。另外，原发性和继发性 SS 患者的 HLA 抗原也显示出不同频率，如 HLA-DR4 与继发于类风湿关节炎的 SS 相关，而 HLA-DRw52 无论在原发性或继发性 SS 的阳性率均较高。挪威的研究结果表明 HLA-DQA1*0501 和 DQBl*0201 基因与抗 Ro52 抗体相关，日本对 TAP2 基因的研究表明 TAP2*Bky2 基因型也与抗 Ro52 抗体有显著的相关性，这表明 SS 的遗传易感性和多基因组成有关[3]。在白种人中，HLA-DRB1*0301/DQA1*0501/DQB1*0201 单倍体与 SSA 和 SSB 抗体的产生密切相关，通过遗传学等位基因标记研究发现大量 HLA-DRB1/DQA1/DQB1 单倍体的多态性，增加了遗传背景的复杂性，而这些基因的多态性也因种族、临床表现以及自身抗体反应不同而各异[4]。

（二）感染因素

有证据支持 EB 病毒在干燥综合征的发病中起作用。该病毒是一种常见的感染人的疱

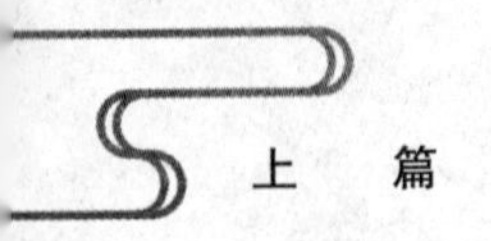

疹病毒，由于它有激活B淋巴细胞高度增殖的性能，而与SS所表现出的高球蛋白血症、B淋巴细胞高度增殖的特点相似，并且在SS的抗SSB抗体所识别的SSB抗原中嵌有EB病毒的基因，因此不少学者怀疑它与本病有关。

一些研究也证实了在SS患者体内存在针对EBV的高滴度抗体，而其他患者没有。在SS患者的腺体组织、唾液和泪液中通过原位杂交和PCR技术已经检测到EBV DNA。这些研究表明在某些患者中持续的腺体内EBV感染与免疫调节异常有关或导致免疫调节异常，从而导致持续的炎症，甚至可能导致淋巴瘤（lymphoma）的发生[4]。

由于属于逆转录病毒的人免疫缺陷病毒（human immunodeficiency virus，HIV）感染者可能出现口干、腮腺肿大等SS样症状，而且在30%的SS患者血清中测到了对HIV成分P_{24}gag蛋白的抗体，另外在SS患者血清中抗人类T淋巴细胞白血病病毒（HTLV-1）抗体阳性，该病毒为另一种逆转录病毒，在患者唾液腺和唇腺组织中亦可检测到HTLV-1的DNA[3]，因此有人认为逆转录病毒感染有可能是SS的病因。然而在HIV患者的肿大唾液、泪腺组织中见到的大量淋巴细胞浸润并非是在SS时所见到的CD_4^+淋巴细胞，而绝大部分是CD_8^+和CD_{29}^+细胞，同时HIV患者虽有口眼干燥但血清中不具有抗SSA、抗SSB抗体，它们和HLA-DR3等与SS相关的MHC分子亦无关，因此尚不能说明逆转录病毒，不论是HIV或HTLV-1是SS的直接病因，但很有可能是感染通过分子模拟交叉反应或超抗原作用成为本病启动的因素之一。

（三）性激素

SS多发于女性，故雌激素水平高可能参与了SS的发生和病情进展。近年来的研究提示，雌激素能活化多克隆B淋巴细胞，同时增加血清催乳素水平，增加免疫活性，加快自身免疫反应的进展。

二、发病机制

干燥综合征是一种自身免疫性疾病，其发病和遗传、病毒感染和性激素异常等多种因素有关，在这些因素的共同作用下，导致机体细胞免疫和体液免疫的异常反应，产生各种细胞因子和炎症介质，造成组织损伤。在易感基因的背景下，外部因素（如病毒等）的参与导致外分泌腺上皮细胞过度凋亡并表达自身抗原，自身抗原吸引淋巴细胞侵入靶器官导致器官明显和持久的损伤。

外分泌腺淋巴细胞浸润是干燥综合征免疫异常的主要表现。免疫组化研究发现，在疾病初期，主要为唾液腺的T淋巴细胞浸润，约占75%，其中2/3为CD_4^+辅助T淋巴细胞，1/3为CD_8^+细胞毒细胞，B细胞占20%，在T辅助细胞的作用下，B淋巴细胞功能异常，产生多种自身抗体、多克隆的免疫球蛋白以及免疫复合物，致使唾液腺和泪腺等组织发生炎症和破坏性病变。

在SS患者组织中检测出多种细胞因子，这些细胞因子参与了SS的发病和疾病的进展。在SS患者唇腺和唾液腺组织中的γ干扰素、IL-10、IL-2、IL-6、IL-1和TNF-α等细胞因子的表达明显升高。γ干扰素可能通过上调上皮细胞人类白细胞抗原（HLA-DR）和黏附分子的表达而加速免疫反应和组织中淋巴细胞聚集。IL-2、IL-6和IL-10在唇腺中可刺激T细胞和B细胞活化、增殖并产生免疫球蛋白和自身抗体，也可能参与SS患者B细胞肿瘤的发生。

自身抗体在干燥综合征患者中很常见，抗SSA抗体和抗SSB抗体可分别见于75%和

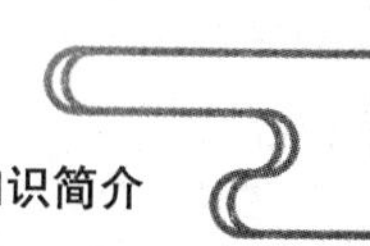

40% 的 SS 患者，约 90% 的患者存在抗核抗体（ANA）阳性，60% 以上的患者类风湿因子阳性。新的研究还表明，SS 患者体内还存在抗胆碱酯酶 3 受体（M3R）的抗体，该抗体能阻断乙酰胆碱能神经信号的有效传递，引起腺上皮细胞的分泌功能低下。

三、病理

本病主要累及由柱状上皮细胞构成的外分泌腺体，整个外分泌腺都可受累，但泪腺和唾液腺最多受侵，常见的病理改变有外分泌腺体间有大量淋巴细胞、浆细胞以及单核细胞浸润，并形成淋巴滤泡样结构，在充满大量炎性细胞的基质中，残余导管肌上皮细胞增生形成肌上皮岛。肿大的唾液腺在显微镜下表现为良性的淋巴上皮性病变，腺上皮被淋巴细胞所取代，局部淋巴细胞浸润灶，临近并取代正常唾液腺组织。

由于炎症细胞的浸润和细胞因子等的作用，使得 SS 患者受累腺体出现导管扩张和狭窄，腺体上皮细胞先增生，随后破坏、萎缩，后被增生的纤维组织所取代，故又称 SS 为“自身免疫性上皮炎”，类似病变可以涉及具外分泌腺体结构的浅表及内脏器官，如皮肤、呼吸道黏膜、胃肠道黏膜、阴道黏膜以及肾小管、胆小管、胰腺管等。如肾脏主要病理改变是肾间质内大量淋巴细胞浸润，肾小管的上皮细胞退行性改变，纤维组织增生，肾小管内可见蛋白管型。肺脏主要病理改变为淋巴细胞浸润和腺体萎缩，可表现为气管炎、支气管炎、纤维性肺泡炎、间质性肺炎、肺不张、胸膜炎和胸腔积液等，弥漫性间质性肺病伴弥散功能受损是干燥综合征最常见的肺部表现。胃肠道的病理改变可见腺体退化，小肠绒毛萎缩，黏膜内有大量淋巴细胞浸润。肝脏主要病理改变为自身免疫性胆管炎，肝构架正常，慢性肉芽性胆管炎侵及小、中胆管及门脉区周围，而无虫蚀样坏死。

本病的另一病理特点是血管炎，是造成器官功能受损且预后差的另一原因，可导致肾小球肾炎、周围神经炎、中枢神经病变、视神经炎等。少数患者无论外分泌腺、淋巴结或内脏，淋巴细胞浸润极其丰富，细胞呈多形态性，包括大、小淋巴细胞，浆细胞和大网织细胞，有的像原始细胞，聚集在一起类似肿瘤，但又不符合恶性诊断标准，遂称之为“假性淋巴瘤”，可演化为真性淋巴瘤。

【临床表现】

原发性干燥综合征多起病缓慢，开始可以无明显临床症状或症状轻微，直到数年后方才就医。有时临床症状并无特异性，如以关节痛、皮疹、低热为首发症状等。患者可因初发症状的不同而分别就诊内科、口腔科或眼科等。早期诊断依赖医师的临床经验和警惕性。本病的临床表现概括为外分泌腺症状和非外分泌腺症状，其中外分泌腺又分为局部外分泌腺和内脏外分泌腺，局部外分泌腺症状以口、眼症状为最突出。

一、局部外分泌腺症状

（一）眼部表现

眼干是本病最突出的眼部症状，也是干燥综合征的主要表现之一，由于泪腺病变和泪液分泌减少所产生的干燥性角膜结膜炎所致，多数患者有此症状，主诉为眼睛干燥或眼前幕状模糊感觉，眼摩擦感，似有砂尘进入，可伴有畏光、眼痛、眼疲乏甚或视力下降，严重者

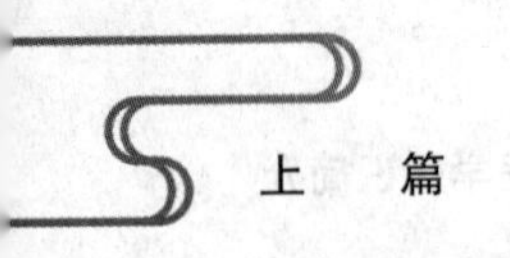

表现为“欲哭无泪”。检查可发现反复发作的角膜炎和结膜炎。有的患者泪腺肿大或结膜血管充盈或角膜周围充血。特殊检查包括 Schirmer 试验(滤纸试验)、泪膜破碎时间(BUT)、角膜染色试验。

（二）口腔表现

本病患者几乎均有不同程度的口干。轻度干燥易被忽视。患者常诉口腔干燥，严重时影响咀嚼，进干食时需夹汤带水，平时随身携带水瓶，频繁饮水，但饮不解燥。由于唾液流量的减少和抗病能力的下降，牙齿易损坏，呈粉末状或小块状破碎脱落，只有残根，称为“猖獗齿”，并可伴脱齿和牙龈炎。舌干红裂多见，舌乳头萎缩，使舌面暗红、光滑，有舌痛，有时出现溃疡。部分患者反复出现口腔溃疡或口角皲裂，单侧或双侧腮腺或并颌下腺肿大，发作时可伴有发热、触痛，如腺体特别坚硬或呈结节状则提示有肿瘤，绝大部分患者的肿痛在 1～2 周后自行消退，也有小部分患者最后遗留有腺体永久性肿大。唾液腺的特殊检查包括腮腺造影、腮腺闪烁扫描和放射性核素测定以及下唇小唾液腺活检。

（三）其他局部外分泌腺表现

半数以上患者可有皮肤干燥，主要由于皮肤汗腺萎缩所致，表现为皮肤干燥、出汗减少、瘙痒，甚至萎缩；鼻黏膜腺体受累后出现鼻腔干燥、鼻痂、鼻衄和嗅觉灵敏度下降；咽鼓管黏膜受累后出现干燥和脱屑，可导致浆液性中耳炎、传导性耳聋；咽部腺体分泌下降则有咽干、声音嘶哑；女性可有外阴皮肤与阴道黏膜干燥和萎缩，严重者可有阴道灼热感或性交困难。

二、内脏外分泌腺表现

（一）呼吸系统

呼吸系统表现包括呼吸道症状和肺部受累表现。呼吸道的症状多和外分泌腺受累，腺体萎缩致气道干燥有关，如鼻黏膜腺体受损，可出现鼻腔干燥和鼻痂，咽部干燥而有持续性声音嘶哑，气管黏膜干燥可引起刺激性咳嗽。

肺部的主要病理改变为间质性病变，部分出现弥漫性肺间质纤维化。干燥综合征的肺部损害多起病隐匿，进展缓慢，多数患者在影像学证实为间质性病变时仍无临床呼吸道症状，进一步发展可出现咳嗽、咳痰、胸闷、气喘等表现。最常见的病理类型为非特异性间质性肺炎(NSIP)，其他有淋巴细胞性间质性肺炎(LIP)、寻常型间质性肺炎(UIP)、隐源性机化性肺炎(COP)等。早期肺间质病变在肺 X 线片上并不明显，只有肺部高分辨 CT 方能发现，早期表现以小叶间隔增厚、磨玻璃影、沿支气管分布的结节影为主，晚期则多表现为网格样变、“蜂窝样肺”。另有小部分患者出现肺动脉高压。有肺纤维化及重度肺动脉高压者预后不佳，少数人可因此导致呼吸功能衰竭而死亡。

在一项原发性干燥综合征多中心调查研究中发现[5]，经高分辨 CT(HRCT)检查，368 例患者有间质性肺病(ILD)者 106 例，占 28.8%，ILD 组仅 24.5% 的患者有呼吸道症状，肺功能检查中患者主要表现为弥散功能降低和限制性通气功能障碍，均未见阻塞性通气功能障碍。

（二）胃肠道

由于唾液减少而引起咽和食管干燥可使吞咽困难，少数患者因环状软骨后食道狭窄，或食道上 1/3 为主肌肉功能异常而致吞咽因难更为明显。

胃肠道可因黏膜层外分泌腺体病变而出现萎缩性胃炎、胃酸减少、慢性腹泻等非特异性症状。萎缩性胃炎发病率较高可达 50.1%～70.5%，低胃酸和无胃酸分泌常见，三分之一

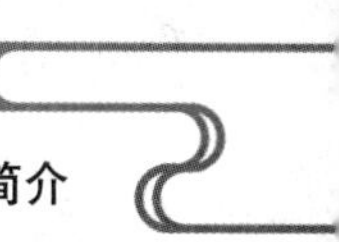

的患者血清抗胃壁细胞抗体阳性，临床可出现腹胀、消化不良、贫血等。慢性胰腺炎亦非罕见，部分患者可合并炎症性肠病，少数患者空肠黏膜和胰腺受损，可出现小肠吸收功能和胰腺外分泌功能低下，临床可见慢性腹泻，甚至脂肪泻、假性肠麻痹导致恶液质，危及生命。

（三）肝脏

肝脏损害约见于 20% 的患者，临床上可无相关症状，部分患者常合并自身免疫性肝病，其中最常见的是和原发性胆汁性肝硬化（PBC）合并存在，临床常表现为肝大和肝功能异常，如血清谷丙转氨酶升高，严重者出现黄疸，伴血清胆红素和碱性磷酸酶升高，肝组织活检显示肝内胆管炎，门静脉区有不同程度的淋巴细胞浸润。国外报道有 52%～100% 的原发性胆汁性肝硬化、35%~42% 的慢性活动性肝炎合并 SS。血清抗线粒体抗体（AMA）是 PBC 的标记性抗体，在 PBC 中阳性率可达 95%，AMA 针对的抗原可分为 M1～M9 共 9 个亚型，其中只有抗 M2 抗体为 PBC 特异性抗体。

（四）胰腺

可发生急性与慢性复发性胰腺炎，但亚临床型胰腺疾病较常见。临床可见胰腺的外分泌腺功能减退，部分患者表现为腹痛和脂肪泻，血清中可测得抗胰腺腺泡抗体及抗胰管抗体，血清淀粉酶增高。

（五）肾脏

本病患者可有肾小管功能缺陷。国内报道 30%～50% 患者有肾损害，主要累及远端肾小管，尿酸化功能减退，发生临床或亚临床型肾小管酸中毒。亚临床型肾小管病多无症状，通过氯化氨负荷试验和多次尿 pH 值检测发现。严重者可产生肾小管酸中毒、低血钾、肾性尿崩症、肾型糖尿病等，严重低血钾可导致肌无力，甚至周期性瘫痪。肾小管酸中毒后血中游离钙离子增高，尿钙增加易形成肾结石，甚至肾钙化而失去功能，有时肾小管酸中毒发生在干燥症状之前。近端肾小管损害较少见。对肾小管酸中毒的患者在有条件的情况下最好做肾脏病理检查，以了解肾脏病变，包括肾小管和肾小球受损的程度。少数患者出现较明显的肾小球损害，临床表现为大量蛋白尿、低白蛋白血症甚至肾功能不全。

三、非外分泌腺表现

（一）关节肌肉病变

约 70% 的干燥综合征患者有关节痛，但有关节炎者仅 10%。破坏性关节炎更少见，呈轻型复发型多关节痛，多不严重，一般不引起永久性关节畸形，X 线关节片大多正常，仅少数出现肿大和积液。其发病机制可能为免疫复合物所引起。干燥综合征患者可出现肌无力，有肌炎者少于 10%。某些原发性干燥综合征患者可以出现纤维肌痛。多关节痛和短暂的关节炎并不排除患有干燥综合征的可能。

（二）皮肤病变

皮肤病变是原发性干燥综合征的特征性的腺外表现之一，皮肤干燥是最常见的皮肤症状，常常因干燥出现皮肤瘙痒。约有 10% 的干燥综合征患者有血管炎，以小血管炎为主，主要表现为高球蛋白性紫癜、冷球蛋白血症性血管炎，荨麻疹性血管炎等，这些血管炎的表现多见于下肢，病理上常表现为经典的白细胞破碎性血管炎。约 30% 的 SS 患者可见到雷诺现象，表现为遇冷时肢端依次出现发白、发紫、发红的现象，和肢端小动脉的痉挛有关。少部分患者表现为结节性红斑。

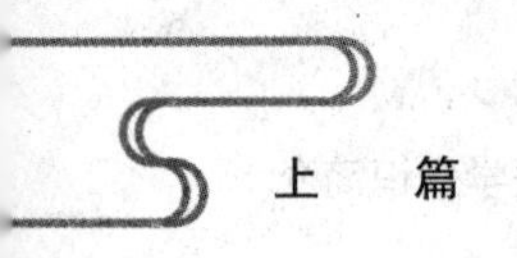

（三）甲状腺病变

在原发性干燥综合征中，常合并自身免疫性甲状腺病变，主要表现为甲状腺功能减退或亚临床型甲减。甲状腺功能低下占 10%～15% 的干燥综合征患者，国外报道在原发性干燥综合征患者血清中抗甲状腺过氧化物酶抗体（TPO-Ab）与抗甲状腺球蛋白抗体（TG-Ab）的阳性率分别为 25%～45% 和 17.5%～21.4%。多数研究认为甲状腺疾病虽与干燥综合征容易并存，但甲状腺疾病的发生与干燥综合征病情活动度似无明显关系，两者均表现各自独立的临床特点。

（四）神经病变

干燥综合征神经系统病变在临床并不少见，平均约 20% 的 SS 患者在整个病程中会出现神经系统受累表现，周围和中枢神经均可累及，以周围神经损害多见。有些 SS 的中枢神经系统并发症可能导致非常严重的后果，如视神经脊髓炎（NMO）及其谱系疾病（NMOSD），NMO 最典型的表现为反复发作的视神经炎及脊髓横贯性损害，可引起视力下降、视野缺损、下肢感觉功能减退、截瘫等，此类患者血清中出现抗 AQP4 抗体是重要特征之一。其他中枢神经系统病变可表现为癫痫、小脑综合征、颅神经病变、偏身感觉或运动减退、认知障碍、精神异常等。颅神经病变以三叉神经病变最常见，其次为面神经。神经系统损伤可以是局灶的，亦可以是弥漫的，但后者较前者少见。周围神经系统的病程多隐匿冗长，以累及其感觉神经为主，多表现为下肢麻痛、末梢型感觉障碍、腕管综合征、腱反射低下等，肌电图显示神经性损害及周围神经传导速度的减慢。国内报道[6]86 例原发性干燥综合征患者，合并周围神经病变者占 26%，受累神经主要见于正中神经、胫神经、腓神经、腓肠神经等，受累部位以下肢常见，神经病变类型以感觉运动纤维受累为主，病程早期即可出现周围神经系统病变，雷诺现象、高疾病活动度是合并周围神经病变的独立危险因素。

（五）血液系统

本病可出现白细胞减少或（和）血小板减少，血小板低下严重者可伴出血现象。文献报道 30% 的干燥综合征患者白细胞低于正常，出现粒细胞缺乏症比较罕见，14% 的患者血小板低于 7.0×10^9/L，白细胞和血小板同时低下者较少见；约 1/4 的患者有贫血，多为轻度正细胞正色素性贫血。北京医院风湿科的调查显示，该科收治的 97 例原发性干燥综合征患者中白细胞减少 47 例，（48.5%），贫血 28 例（28.9%），血小板减少 6 例（6.2%）[7]。在我国一项 595 例干燥综合征患者的多中心临床研究中发现年龄小于 60 岁的中青年患者血液系统受累阳性率要高于大于 60 岁的老龄组[8]。调查本病淋巴瘤的发生率约为健康人群的 44 倍。紫癜、混合性冷球蛋白血症和低补体血症（C_4）并存被认为是 SS 患者出现淋巴组织增生的危险因素。

【实验室检查】

一、常规检查

20% 患者出现贫血，多为正细胞正色素型，16% 的患者出现白细胞减低，13% 出现血小板减少。通过氯化氨负荷试验可见约 50% 患者有亚临床肾小管性酸中毒。60%～70% 患者血沉增快，C 反应蛋白也可增高。

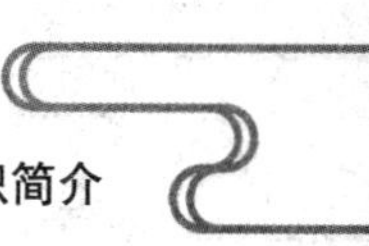

二、高球蛋白血症

以 IgG 升高为主，为多克隆性，约见于 50% 的干燥综合征患者，亦可有 IgA 和 IgM 升高，较少见。

三、自身抗体

（一）抗核抗体

45.7% 的患者 ANA 滴度升高，抗 SSA、抗 SSB 抗体阳性率分别为 70% 和 40%，对诊断有意义，前者敏感性高，后者特异性较强，有系统性损害的患者两者阳性率更高。SSA/RO 抗原为核糖核蛋白（RNP）复合物，是由 52kD 和 60kD 的两种多肽和一组小细胞质 RNA 组成，抗 SSA/RO-52 抗体阳性主要和原发性干燥综合征有关，而抗 SSA/RO-60 抗体阳性通常和系统性红斑狼疮有关。抗 U1 RNP 抗体、抗着丝点抗体（ACA）的阳性率均为 5%～10%。

（二）类风湿因子

43% 的患者类风湿因子（RF）阳性，以 IgM 型 RF 为主。

（三）抗 α- 胞衬蛋白（α-fodrin）抗体

α- 胞衬蛋白是干燥综合征患者涎腺组织中的一种特异性自身抗原，抗 α- 胞衬蛋白抗体在原发性及继发性 SS 中敏感性为 67%，特异性为 93%，阳性及阴性预测值均为 84%。抗 α- 胞衬蛋白抗体 IgA 型诊断价值高于 IgG 型，是 SS 诊断的重要抗体之一，抗 α- 胞衬蛋白抗体阳性患者 IgG 水平、血沉较抗 α- 胞衬蛋白抗体阴性患者高，可能与患者的病情活动有关[9]。

（四）抗毒蕈碱受体 3（M3）抗体

抗毒蕈碱受体 3（M3）是一种主要分布于外分泌腺及平滑肌的胆碱能受体，可介导唾液腺、泪腺等腺体的分泌，SS 患者免疫功能异常，导致 M3 抗体产生。ELISA 法测定 SS 患者血清中抗 M3 抗体的敏感性 80%～90%，特异性可达 90%，且与 SSA、SSB 无交叉反应，该自身抗体对抗 SSA、SSB 抗体阴性患者的诊断有重要意义[9]。

四、泪腺功能检查

1. 泪液流率测定　即 Schirmer 试验，是指不使用眼部麻醉剂的情况下，在一定时间内泪液浸湿滤纸的长度，临床上通常以此来反映泪腺分泌泪液的能力。以 5mm × 35mm 滤纸在 5mm 处折成直角，消毒后放入结膜囊内，5 分钟后观察泪液湿润滤纸长度，SS 患者的阳性标准为≤5mm/5min。

2. 泪膜破碎时间　即 BUT（tear Break-up Time），指不眨眼情况下泪膜发生破裂的时间，临床上通常以此来反映泪膜的不稳定性。SS 患者泪膜容易破裂，泪膜破碎时间明显缩短，阳性标准为 BUT≤10 秒。

3. 角膜染色试验　受试者在实验前不能使用滴眼液，且 5 年内未行角膜手术或眼睑整容手术。用 2% 荧光素或 1% 孟加拉红做染色，在裂隙灯下检查角膜染色斑点，一侧 >10 个着色点为不正常。

五、涎腺功能检查

1. 唾液流率　指在静止状态下一定时间内唾液的分泌量，是判断口干燥症的一个筛选

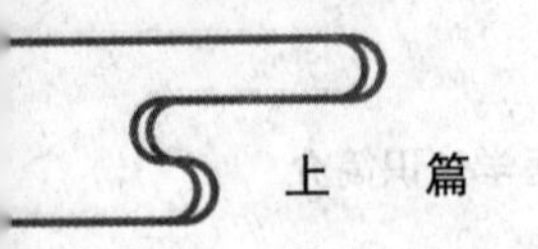

性的客观指标，有自然（非刺激）唾液流率和刺激后唾液流率两种，一般多选用自然唾液流率。方法：要求患者静坐，收集15分钟内流出的全部唾液于清洁容器内，并测其量。未经刺激唾液流率>0.5ml/min为正常，干燥综合征患者常≤1.5ml/15min。

2. 腮腺造影　是一种观察腮腺导管系统形态的检查。方法：从一侧的腮腺管口注入造影剂1～2ml，用消毒棉球压迫腮腺管口，摄充盈相X片；取出棉球，含醋5分钟，再摄排空相X线片，观察腺体形态是否有破坏与萎缩。分为5级：0级正常；Ⅰ级：为腮腺导管扩张，排空延迟，分支导管减少或小囊状改变（直径<2mm）；Ⅱ级：有Ⅰ级表现，同时囊状改变直径>2mm；Ⅲ级：腮腺主导管破坏，分支导管消失，囊状破坏部分融合；Ⅳ级：腮腺导管和分支导管呈桑椹样改变。当腮腺病变时，可见腮腺管不规则、狭窄或扩张，造影剂淤积于腺体末端如葡萄状或雪花状，而主导管通常无阻塞。

3. 唾液腺核素显像　唾液腺核素 $^{99m}TcO_4$- 动态显像是当前临床上采用率较高的影像学检查方法，具有无创伤、操作简便直观等多方面优点，有较高敏感性和特异性，可直接观察唾液腺（包括腮腺和颌下腺）的形态和功能。其原理主要是利用唾液腺导管上皮细胞本身具备的浓聚、排泌 $^{99m}TcO_4$- 的功能，经静脉注射后，$^{99m}TcO_4$- 后会随着血流到达唾液腺，被小叶细胞摄取并在腺体内积聚；在行维生素C刺激后分泌唾液，显像剂快速排至口腔，进而对唾液腺的大小、形态、位置、导管通畅情况与分泌功能进行观察，对唾液腺的摄取、排泌功能做出一个较为系统的评价。

4. 唾液腺超声　随着超声技术的进步，将超声技术运用于干燥综合征的唾液腺检查也越来越普遍。正常腮腺、颌下腺的超声影像表现为回声均一的结构，异常腮腺和颌下腺的超声表现为回声强度、均一性、腺体大小和边界清晰度的异常。大部分研究报告显示，在急性干燥综合征患者中，唾液腺的回声不均以及伴有低回声区域是最有意义的征象。

六、唇腺活检

唾液腺病理用于诊断SS具有较高的敏感性和特异性，其灶性淋巴细胞浸润是目前诊断SS必备的指标之一。临床上通常以小唾液腺、尤其是唇腺活检来反映主要唾液腺的病理情况。SS患者可见成簇的淋巴细胞、浆细胞浸润，腺泡组织内淋巴细胞聚集数在50个以上记为一个病灶。临床根据淋巴细胞的浸润程度，将唇腺活检分为0-Ⅳ级：0级：无淋巴细胞浸润；Ⅰ级：有轻度散在淋巴细胞浸润；Ⅱ级：有中度淋巴细胞浸润，淋巴细胞浸润的数目多于Ⅰ级，但未见到成灶的淋巴细胞聚集；Ⅲ级：见到1个灶的淋巴细胞浸润；Ⅳ级：两个以上的淋巴细胞浸润灶。若在4mm^{2}唇黏膜组织内能见到1个以上的病灶即为阳性。

【诊断与鉴别诊断】

一、诊断标准

干燥综合征的诊断并不困难，但对以非特异性症状（如关节痛、皮疹、头晕、疲弱）等为初发表现者，医师的检查与重视显得更为重要。在临床工作中诊断SS，尤其早期SS有赖于口干燥症及干燥性角结膜炎的检测、抗SSA和（或）抗SSB抗体、外分泌腺（尤其是唇腺）的灶性淋巴细胞浸润，尤其是后两项的检查特异性强，主观因素影响较少，是目前诊断SS必

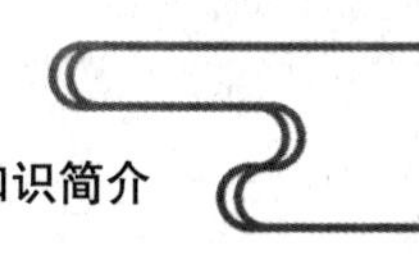

不可少的依据。

自上世纪70年代以来，国际组织先后制定了多个干燥综合征的诊断标准，如哥本哈根标准、圣地亚哥标准、Fox标准以及欧洲标准（1992）等，但诊断的尺度不同。直到2002年各国从事干燥综合征研究的专家们经反复实践和讨论后推出SS的国际分类（诊断）标准，强调唇腺活检病理和血清抗SSA（SSB）抗体检测，以反映本病的自身免疫特性（表14-1）。该标准制定后被普遍采用，其敏感性为88.3%～89.5%，特异性为95.2%～97.8%。

表14-1　2002年干燥综合征国际分类（诊断）标准

Ⅰ. 口腔症状：3项中有1项或1项以上

1. 每日感口干持续3个月以上；
2. 成年后腮腺反复或持续肿大；
3. 吞咽干性食物时需用水帮助。

Ⅱ. 眼部症状：3项中有1项或1项以上

1. 每日感到不能忍受的眼干持续3个月以上；
2. 有反复的沙子进眼或摩擦感觉；
3. 每日需用人工泪液3次或3次以上。

Ⅲ. 眼部体征：下述检查任1项或1项以上阳性

1. Schirmer试验（+）（≤5mm/5min）；
2. 角膜染色（+）（≥4van bijsterveld计分法）。

Ⅳ. 组织学检查：下唇腺病理活检示淋巴细胞灶≥1（指4mm^{2}组织内至少有50个淋巴细胞聚集于唇腺间质者为1个灶）。

Ⅴ. 唾液腺受损：下述检查任1项或1项以上阳性；

1. 唾液流率（+）（1≤1.5ml/15min）；
2. 腮腺造影（+）；
3. 唾液腺放射性核素检查（+）。

Ⅵ. 自身抗体：抗SSA或抗SSB（+）（双扩散法）。

诊断条件：

1. 原发性干燥综合征　无任何潜在疾病的情况下，符合有下述任1条则可诊断：
(1) 符合上述4条或4条以上，但必须含有条目Ⅳ（组织学检查）和（或）条目Ⅵ（自身抗体）；
(2) 条目Ⅲ、Ⅳ、Ⅴ、Ⅵ4条中任3条阳性。

2. 继发性干燥综合征　患者有潜在的疾病（如任一结缔组织病，而符合表14-1中的Ⅰ和Ⅱ中任1条，同时符合条目Ⅲ、Ⅳ、Ⅴ中任2条。

3. 必须除外　颈头面部放疗史，丙型肝炎病毒感染，艾滋病（AIDS），淋巴瘤，结节病，移植物抗宿主（GVH）病，抗乙酰胆碱药的应用（如阿托品、莨菪碱、溴丙胺太林、颠茄等）。

近年来，学术界发现2002年国际标准较之以往标准，固然有较大进步，但仍然有一些不足之处，首先该标准条目较多仍显复杂，不利于临床实践；其次含有口干、眼干等主观条目，客观性较差，临床难以把握；对一些客观性指标如唾液流量测定、泪流量测定重复性较差。因此，2012年美国风湿病学会（ACR）提出新的分类标准，用客观检查更加严格地限定了pSS的分类[10]（见表14-2）。

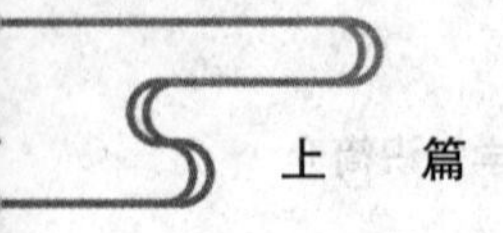

表14-2 干燥综合征2012年ACR分类标准

具有SS相关症状/体征的患者，以下3项客观检查满足2项或2项以上，可诊断为SS
1. 血清抗SSA和(或)抗SSB抗体(+)，或类风湿因子阳性同时伴ANA≥1∶320
2. 唇腺病理示淋巴细胞灶≥1个/4mm²(4mm²组织内至少有50个淋巴细胞聚集)
3. 干燥性角结膜炎伴眼染色评分(ocular staining score，OSS)≥3分(患者当前未因青光眼而日常使用滴眼液，且近5年内无角膜手术及眼睑整形手术史)
必须除外：强头面部放疗史，丙型肝炎病毒感染，艾滋病，结节病，淀粉样变，移植物抗宿主病，IgG4相关性疾病。

二、鉴别诊断

由于本病临床表现多样化，常累及多个系统，故常误诊为其他病。因此对一些以系统损害为早期或重要表现者应考虑到有本病的可能性，应进行相关检查以期得到早期正确的诊断。

1. 与类风湿关节炎相鉴别　本病患者常出现关节疼痛、肿胀，类风湿因子阳性，易误诊为类风湿关节炎。类风湿关节炎常以手、膝、踝、肘等关节炎症表现为主，易出现关节畸形和破坏，很少出现抗SSA、抗SSB抗体阳性。而干燥综合征出现的关节症状常较轻，很少出现关节变形、破坏。

2. 与系统性红斑狼疮相鉴别　本病可以出现多种自身抗体，如抗核抗体、抗RNP抗体、抗SSA抗体、抗SSB抗体，以及口腔溃疡、雷诺现象等症状，故应与系统性红斑狼疮相鉴别。系统性红斑狼疮多见于育龄期妇女，常表现为面部蝶形红斑、肌炎、关节炎、蛋白尿、低补体血症、抗dsDNA抗体阳性；pSS多出现在中老年妇女，无蝶形红斑，口眼干明显，肾小管酸中毒为其常见而主要的肾损害，高球蛋白血症明显，低补体血症少见，预后相对良好。

3. 与其他原因引起的口干症相鉴别　如老年性腺体功能下降、糖尿病、甲减等；服用某些药物如糖皮质激素、抗焦虑药物、利尿药等；病毒感染如HIV、丙肝病毒等；特殊治疗如头颈手术或放疗等；生活习惯如吸烟、张口呼吸等情况也可引起口干症状。

4. 另外当本病以某一系统表现为突出时，易误诊为该系统的原发性疾病，如出现肝功能异常、肺间质病变、肾小管病变、血尿淀粉酶增高等，当与慢性肝炎、特发性肺纤维化、原发性肾小管酸中毒和慢性胰腺炎等相鉴别。

【治疗】

干燥综合征的治疗原则是控制急性活动，维持缓解和防治并发症。原发性干燥综合征的治疗包括局部和全身治疗。局部治疗主要采取代替疗法治疗干燥症状，全身治疗是针对免疫发病机制和内脏器官受侵的治疗。一般将患者分为两类，一是无内脏侵犯者，另一类是合并内脏侵犯者。前者可采用局部治疗结合全身免疫调节剂的治疗方案，后者则采用在前者基础上配合小剂量肾上腺皮质激素和免疫抑制剂的治疗方案。

对于本病的治疗医学家董怡[11]认为：血管炎和血小板低下是治疗的难点，更值得注意的是因淋巴细胞疯狂增殖而恶变的非霍奇金淋巴瘤。对于如唾液腺、泪腺、上呼吸道黏膜

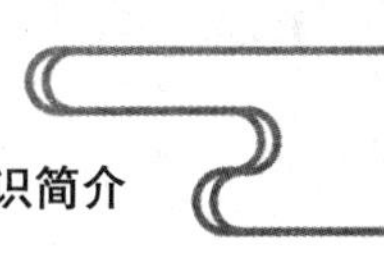

的分泌腺受累的浅表上皮细胞炎只需对症和替代治疗；深部内脏的反复发作的上皮细胞炎可考虑加服免疫抑制剂如甲氨蝶呤，甚至糖皮质激素。

一、局部治疗

（一）眼部症状的治疗

人工泪液滴眼可以减轻眼干症状，预防角膜损伤，减少眼部并发症。人工泪液，有多种非处方制剂，黏度不同，有的含有透明质酸，有的含甲基纤维素，患者根据自己的情况使用。如果经常使用出现刺激反应，可以使用不含防腐剂的泪液制品，这些制剂通常是密封、无菌的，独立包装，一次性使用。有的泪液制剂由于加入0.1%的右旋糖酐或1%的羧甲纤维素，具有较高的黏滞性，适合夜间使用。另外在夜间患者还可以使用含甲基纤维素的润滑眼膏，以保护角、结膜。有泪管闭合者由眼科医师决定手术与否。为防止泪液丢失，可用电凝或激光封闭泪小点、泪小管。患者平时应带防护镜，避光避风，少到干燥场所活动，避免长时间看电视与使用电脑等。此外，眼部干燥容易并发细菌与真菌感染，如出现感染应积极应用抗生素治疗。

（二）口部症状的治疗

口干症状缓解较为困难，人工涎液的效果不理想，较实用的措施是停止吸烟、饮酒，少食辛辣刺激食物，及避免服用引起口干的药物，保持口腔清洁，减少龋齿和口腔继发感染的可能。人工涎液有多种制剂，含羧甲纤维素、黏液素（mucin）、聚丙烯酸（polyacrylie acid）、黄胶原（xanthan）或亚麻仁聚多糖（linseed polysaechride）等成分。人工涎液作用时间短，口感较差。合并口腔真菌感染时，可用制霉菌素治疗，每次10万u/5ml，每日4次。盐酸溴己新每次16mg，每日3次；茴三硫每次25mg，每日3次，有一定缓解口干的作用。

（三）刺激腺体分泌的治疗

胆碱能受体激动药有促进腺体分泌，缓解口干、眼干、皮肤干燥的作用，常用有毛果芸香碱和西维美林。毛果芸香碱又称匹罗卡品（pilocarpine），于1992年首次用于治疗SS患者的口干症取得成功，该药也用于头颈部放疗引起的口干。每日剂量为10～20mg，分4次，根据病情可酌情加量，其最常见的副作用是出汗增加和胃肠不耐受，可通过减少剂量来控制。新药西维美林（Cevimeline）可特异性的刺激M3受体，促泪腺和唾液腺水流分泌增加，有效地解决口干和眼干，副作用较小，因此选择性刺激M3受体成为治疗SS的新选择。但是SS造成外分泌腺损伤严重者对此类治疗效果不佳。口服每次30mg，每日3次。

（四）其他部位症状的治疗

皮肤干燥可使用皮肤润滑剂和皮肤保湿剂。阴道干燥可以使用阴道润滑剂，对于绝经后妇女可以阴道局部使用雌激素。

二、全身治疗

（一）一般对症治疗

对单纯性关节炎、肌肉疼痛、结节红斑等，可用非甾体抗炎镇痛药，如布洛芬、双氯芬酸钠等治疗。在少见的情况下，可能需要短程使用小剂量糖皮质激素（如泼尼松5～10mg/d）以缓解关节剧痛等症状。

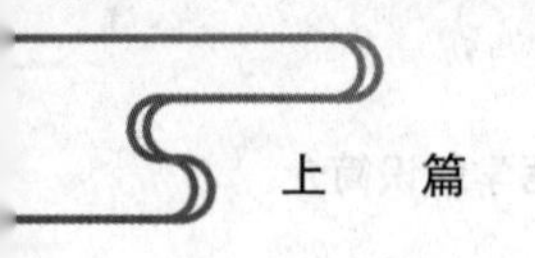

（二）免疫抑制和免疫调节治疗

对合并有系统性损害如神经系统病变、肾小球肾炎、肺间质性病变、肝脏损害、血细胞减少尤其是血小板减低、肌炎等，以及伴或不伴有系统损伤的高免疫球蛋白血症者，都应给予全身积极的免疫抑制治疗，包括糖皮质激素和免疫抑制剂的治疗，以防疾病的进一步发展。

（1）糖皮质激素：糖皮质激素具有较强的抗炎、免疫调节作用，使用剂量应根据病情轻重决定，以泼尼松为例，剂量为每日10～60mg不等，临床常以中小剂量为主。激素的适应证包括原发性干燥综合征出现内脏损害（如肾、肝、肺、神经系统）、重要血管炎、干燥综合征合并SLE或PM或混合性结缔组织病、冷球蛋白血症和高黏滞综合征等。初起每日40～60mg，分次口服，病情缓解后（一般3～4周后）逐渐递减药量，并尽早地撤减激素，如需维持治疗者，以每日5～7.5mg，或隔日7.5～10mg用药为妥。有严重脏器活动性病变者，可予甲泼尼龙冲击治疗，每次1g静脉滴注，每日1次，连续1～3次。长期使用糖皮质激素要注意其不良反应，尤其是胃肠道反应以及骨质疏松。

（2）羟氯喹：羟氯喹可以降低SS患者免疫球蛋白水平，在一些研究中也可以改善涎腺功能。Fox报道羟氯喹对症状、体征（淋巴结肿大、唾液腺肿大）及血沉、IgG增加皆有疗效，根据目前的临床资料，羟氯喹剂量为每日6～7mg/kg，可有效缓解pSS患者的疲劳、关节痛和肌痛等症状，当患者除口眼干的症状外，还出现关节肌肉疼痛、乏力以及低热等全身症状时，羟氯喹是一个合理的治疗选择。

（3）其他免疫抑制剂：对合并有重要脏器损害者，宜在应用糖皮质激素的同时加用免疫抑制剂，常用的免疫抑制剂包括甲氨蝶呤7.5～15mg，每周1次，硫唑嘌呤每日50～100mg，来氟米特每天10～20mg，环磷酰胺1～2mg/（kg·d）或0.5～1g/m^2静脉冲击治疗，每月1次，环孢素A也可使用。甲氨蝶呤、硫唑嘌呤、来氟米特具有骨髓抑制和肝损害作用，应定期检测血常规和肝功能。环磷酰胺除骨髓抑制外，尚可导致性腺抑制、出血性膀胱炎、感染等不良反应，应予以重视。环孢素A要注意其肝肾毒性、血压升高、神经系统病变。中药制剂白芍总苷是一种植物来源的西药，主要作用在上游的信号传导系统，阻止静止的淋巴细胞继续活化增殖，对缓解SS的干燥症状及关节疼痛有效，用法为每次600mg（2片），每日3次，常见不良反应为大便次数增多，便溏。

（4）静脉用免疫球蛋白（IVIG）：对于出现神经系统受累或血小板显著减少的患者可静脉用大剂量免疫球蛋白，每次每千克体重0.4g，每日1次，连用3～5日，需要时可以重复使用。

（三）生物制剂

肿瘤坏死因子（TNF-α）拮抗剂英夫利昔单抗和依纳西普对pSS的疗效并不肯定，而B淋巴细胞靶向治疗，主要是抗CD20单克隆抗体利妥昔单抗对pSS的治疗前景值得期待。利妥昔单抗对pSS常规治疗效果不佳的患者，且有严重的关节炎、严重的血细胞减少、周围神经病变以及相关的淋巴瘤均有较好的疗效[12]。

（四）干细胞移植

间充质干细胞（mesenchymal stem cells，MSCs），具有多向分化潜能、造血支持和促进干细胞植入、免疫调控和自我复制等特点而日益受到人们的关注。近年来应用间充质干细胞治疗自身免疫性疾病的临床试验越来越多，研究发现MSCs能通过多种机制改善涎腺和泪腺的外分泌功能，并能使疾病的活动和器官的功能得到相当的改善[13]。

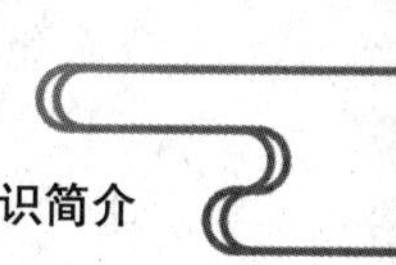

（五）合并症治疗

对于合并肺间质病变者，中等量糖皮质激素加环磷酰胺冲击治疗是目前常用的治疗方法，另外乙酰半胱氨酸也是肺间质病变的有效药物。研究发现乙酰半胱氨酸能够抑制人肺成纤维细胞的增殖，抑制胶原的合成，大剂量乙酰半胱氨酸（600mg，每日 3 次）治疗特发性肺纤维化有一定疗效[14][15]。对于合并肾小管酸中毒的患者，除应用糖皮质激素和免疫抑制剂治疗外，还应给予补钾和纠正代谢性酸中毒，常口服枸橼酸钾治疗，大部分患者需终身服用，有低血钾性瘫痪者宜静脉补充氯化钾。对于合并原发性胆汁性肝硬化的患者应使用熊去氧胆酸治疗，可用于病程的任何时期，13～15mg/（kg•d）是最佳治疗剂量。临床观察不同方案[16]治疗原发性胆汁性肝硬化（PBC）合并干燥综合征（SS）的疗效，结果发现熊去氧胆酸联合糖皮质激素或硫唑嘌呤治疗疗效并不优于单用熊去氧胆酸。熊去氧胆酸治疗可明显改善肝脏生化指标和免疫球蛋白水平，且在治疗后 3 个月较明显。熊去氧胆酸是原发性胆汁性肝硬化合并干燥综合征的主要治疗药物。

【预防原则与方法】

由于本病病程较长，病情反复迁延，难于根治，故患者应增强战胜疾病的信心，保持心情愉快，适当休息，睡眠充足，避免精神紧张及过度劳累。

应注意保持室内适宜的温度和湿度，避免风寒及燥热之邪侵袭。饮食宜进细软、易于消化之品，保证充足的营养。少食辛辣刺激、油煎之品。平素注意口腔卫生，坚持餐后漱口。看电视及使用电脑时间不宜过长，必要时坚持点滴生理盐水或人工泪液，并积极防治沙眼、结膜炎等。

【预后】

患者病情发展至晚期常出现外分泌腺的萎缩和管腔狭窄、阻塞，给患者的生活带来很大不便，且很难逆转，但一般不会危及生命；本病与其他结缔组织病合并或出现系统性病变如间质性肺炎、肾小管酸中毒、原发性胆汁性肝硬化、视神经脊髓炎等时病情较重；本病出现淋巴细胞恶变而成为恶性淋巴瘤则预后不良。

【存在问题与展望】

SS 的病因、发病机制至今不明，涉及医学中的多个学科，给临床医师正确、全面地诊治该病带来了较大困难。目前对 SS 尚无特效疗法，对于浅表外分泌腺病变所致的口干、眼干等局部症状多以对症处理为主，疗效有限；对内脏严重受损的患者，治疗仍有较大的难度。随着医学科学的不断发展，我们欣喜地看到新的治疗手段如干细胞移植等以及不断涌现的生物制剂及靶向治疗药物为免疫病的治疗提供了新的选择。由于疾病的异质性，同一疾病患者对同一治疗手段有着不同的治疗反应，临床上应对患者进行个体化的治疗。近年来随着国内外“精准医疗”概念的兴起，“精准医疗”模式已成为目前研究的热点，相信未来在基础医学、临床医学及中西医结合医学的共同发展下，将能给患者提供更加精确有效的治疗方法。

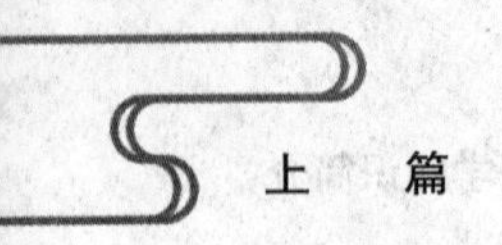

【参考文献】

[1] Epidemiology of Sjogren's syndrome，especially its primary form[J]. Ann Med Interne（Paris）. 1998，149（1）：7-11.

[2] 张乃峥. 原发性干燥综合征的流行病学调查 [J]. 中华内科杂志，1993，32：522.

[3] 蒋明，等. 中华风湿病学 [M]. 北京：华夏出版社，2004：840-854.

[4] Gary S. Firestein. 凯利风湿病学（第 8 版）[M]. 栗占国，唐福林，译. 北京：北京大学医学出版社，2011：1217-1232.

[5] 李娅，等. 原发性干燥综合征患者继发间质性肺病的临床特点 [J]. 中华风湿病杂志，2013，17（10）：667-671.

[6] 冯敏，等. 原发性干燥综合征患者合并周围神经病的临床和实验室特点 [J]. 中华风湿病学杂志，2013，17（2）：91-94.

[7] 程永静，等. 干燥综合征血液系统损害与免疫学及各临床指标的相关性分析 [J]. 中国临床保健杂志，2011，14（3）：230-231.

[8] 李娅，等. 中国不同年龄发病原发性干燥综合征的临床特征 [J]. 中华临床免疫和变态反应杂志，2013，7（2）：129-133.

[9] 于孟学，等. 风湿科主治医师 1053 问第 3 版 [M]. 北京：中国协和医科大学出版社，2010 年：70-71.

[10] S.C. Shiboski，et al. American College of Rheumatology Classification Criteria for Sjögren's Syndrome：A Data-Driven，Expert Consensus Approach in the Sjögren's International Collaborative Clinical Alliance Cohort[J]. Arthritis Care & Research. 2012，64（4）：475-487.

[11] 董怡，张奉春. 干燥综合征 [M]. 北京：人民卫生出版社，2015 年第一版：1-10.

[12] 中华医学会风湿病学分会. 干燥综合征诊断及治疗指南 [J]. 中华风湿病学杂志，2010，14（11）：766-768.

[13] 路臻豪，汤建平. 间充质干细胞在干燥综合征发病机制中的作用与治疗前景 [J]. 中华风湿病学杂志，2013，17（7）：492-494.

[14] 胡建明，钟南山. 乙酰半胱氨酸抑制成纤维细胞增殖及胶原合成机制初步探讨 [J]. 中华结核和呼吸杂志，2009，32（12）.

[15] 胡建明，陈晓红. 乙酰半胱氨酸治疗特发性肺纤维化的进展 [J]. 国际呼吸杂志，2008，28（22）：1390-1393.

[16] 高丽霞，张奉春. 不同方案治疗原发性胆汁性肝硬化合并干燥综合征的临床研究 [J]. 中华内科杂志，2012，51（11）：851-854.

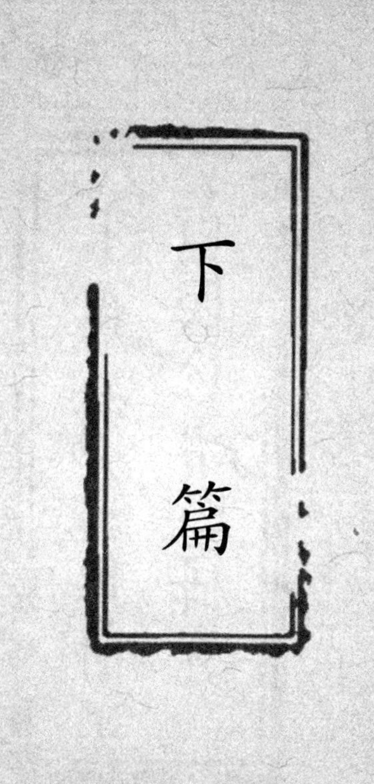

下篇

干燥综合征的中医诊治与研究

第2版

第一章　当代名医医论·经验·医案集萃

振兴中医，关键在于发展学术，随着中医对干燥综合征研究的深入，有关文献随之逐渐增多，新理论、新经验不断涌现，内容深邃，观点新颖，经验纷呈，各展异彩。为此，我们本着学术上百花齐放，广泛交流，取长补短，共同提高的原则，从众多的文献中，精选了部分当代医家有关干燥综合征的理论论述、诊治经验和临床验案，并汇聚成章，便于与本书上篇内容互相参阅，庶几能对认识该病的全貌有所助益，并进而提高对该病的理论认识水平和临床治疗效果。各家所论，各有所长，本书选取其精要呈现，本篇所涉及内容的文责由原作者承担。

【医论】

一、傅宗翰等论燥毒[1]

傅宗翰教授等在积累大量干燥综合征患者病例资料的基础上，对干燥综合征的临床表现做了系统观察和分析总结，在中医基础理论指导下，对干燥综合征的病名、病因病机特点、治则治法与处方用药进行了全面的阐述和探讨。首次创用了“燥毒症”的病名，开拓性地提出了“毒、虚、瘀”的干燥综合征病机特点，并应用和总结出清营解毒润燥、益气润燥、通络润燥、化痰软坚润燥等治疗方法，拓宽了中医治燥的途径，初步确立了干燥综合征的中医理论框架。

二、路志正论燥痹

当代国医大师路志正教授根据干燥综合征的病因病机，结合其多年的临床经验，首创“燥痹”的病名，将燥邪为主所导致的痹病（风湿病）定义为燥痹[2]，以肢体关节枯削疼痛，孔窍干燥为主要表现。并认为其病因有“虚、邪、瘀”三类，具体包括：①气运太过，燥气横逆，感而受之。②过用火热辛燥之品，燥邪耗伤津液，筋脉失濡。③素体肝肾亏虚，阴津不足，筋脉关节失养，不荣而痛。主要病机是阴血亏虚，津液枯涸。表现为肢体关节隐痛，不红不肿，伸屈不利，口舌干燥，肌肤干涩，燥渴欲饮。路氏分型[3]以阴伤为本，分为肺脾（胃）阴虚，津液亏乏型；心肝血虚，筋脉失荣型；湿热郁遏，津液失布型和肝肾不足，痰瘀痹阻型。治疗[4]当以“燥者润之”为原则，以“持中央，顾润燥”为主，即以益气养阴为治燥大法。兼以“运四旁，怡情志，调升降，纳化常”。重视脾阳胃气，温补脾胃时加入少量风药以升提阳气。在养阴润燥的治疗中，尤其重视脾阴胃阴，常用山药、茯苓、莲子肉等。用滋阴药常佐

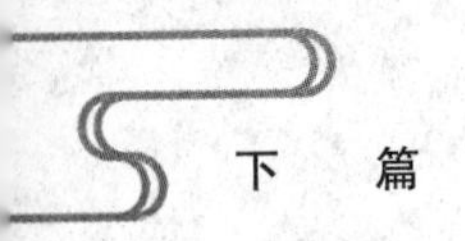

化湿药，用清热药常佐温散药物。兼运四旁，即重视肺、脾、肝、肾四脏。用益气药可加少量收涩药如乌梅炭。活血药多用性温不燥且有养血通经作用的药物如当归、乌梢蛇。因燥常炼液成痰，故少用清半夏等化痰药。兼顾燥毒之治。同时在滋阴润燥的基础上，根据具体情况佐以祛邪。痰湿郁而化热者选金银花等清热解毒；阴虚内热，加用知母、龟甲，阳气虚甚，加桑寄生、莲子肉等。本病到了后期，燥瘀搏结，脉络痹阻，久而化毒，治疗需兼顾内生邪气。路氏在养阴润燥的同时兼顾内生燥毒，佐以解毒通络之品，如金银花、连翘、白花蛇舌草、忍冬藤等。外燥致痹多兼风热，当滋阴润燥，养血祛风，滋燥养荣汤加减；内燥血枯，酌用活血润燥生津散（当归、芍药、熟地黄、麦冬、天冬、瓜蒌、桃仁、红花）加减。因误治而成燥者，其治较难，滋阴则助湿，祛湿则伤津，应以甘凉平润为主，佐以芳香化浊，祛湿通络，方用玉女煎去熟地黄、加生地黄、玄参、藿香、茵陈、地龙、秦艽等。素体阴亏者，当滋补肝肾，健脾益气，方用一贯煎加减。何首乌、肉苁蓉、鸡血藤、怀牛膝、山药、白扁豆等药可随证加入。并总结提出治燥痹十法：滋阴养脏润燥法、益气养阴润燥法、养血活血润燥法、化瘀通络润燥法、增液濡窍润燥法、清营解毒润燥法、蠲痹润燥法、育阴潜阳润燥法、填精益髓壮骨法、化痰软坚润燥法。还对燥痹的诊断和鉴别诊断做了精辟的论述和阐释。路氏创立“路氏润燥汤”[5]组成为：太子参、山药、麦冬、石斛、葛根、丹参、赤芍、乌蛇肉，在临床研究中与针刺联合对缓解眼干症状有良好的效果。

三、董振华[6]论治干燥综合征阴虚夹湿证

董振华认为，虽然干燥综合征一般以阴虚为核心病机，但临床上确实可以见到一部分患者在阴虚内燥的表现的同时，又有水湿停滞的表现的阴虚夹湿证，治疗必须润燥与化湿同治。从病因病机上看，这类患者多为阴虚之体饮食不节，酿湿生热，或湿热体质，多用温燥药物，助热伤阴所致。津液失于输布，阻于上焦，灼津为痰表现为咽干咳喘，痰黏口疮，腮腺肿胀；阻于中焦，湿热蕴结表现为脘腹痞胀，困倦，便溏；阻于下焦，水湿内停表现为腰酸膝软，二便不调；流注经络表现为四肢关节酸重疼痛，郁于肌肤则瘙痒发疹。辨治分为四型，胃阴不足，湿毒上蒸型，治以养阴清热化湿生津，方选《局方》甘露饮；阴虚肺燥，夹有痰湿型，治以滋阴润燥，清热化痰，方用增液汤合清气化痰丸或千金苇茎汤加减；气阴亏损，脾湿不化型，常见于SS因胃肠腺体分泌减少而消化不良，慢性腹泻者，治当益气养阴生津，健脾化湿止泻，方用自拟养阴生津方（生地黄、麦冬、玄参、升麻、葛根、枸杞子、天花粉）；肝肾阴虚，水湿内停型，常见于SS伴原发性胆汁性肝硬化腹水者，治以滋阴清热，利水消肿，方选猪苓汤合一贯煎。

四、薛芳论干燥综合征与“燥胜则干”[7]

薛芳引证《清代名医医案精华·张千里医案燥病》所载：“向有跗肿，或大小足趾痛不能行，……先觉脚痛，继以齿痛，……咽腭干燥，耳鸣口干，咯有凝血，食少便难”及《医门法律》所记：“左胁痛，不能转侧，嗌干面尘，身无膏泽，足外反热，腰痛惊骇筋挛，……目昧眦疮”等类似干燥综合征的证治记录。遂据《素问·阴阳应象大论》之“燥胜则干”及《素问玄机原病式》所创之燥证基本病机：“诸涩枯涸，干劲皴揭，皆属于燥”，确认因燥而致阴液干涸的病变机制。并据此详辨干燥综合征的病情，既不同于时令燥热之邪所致的秋燥病，又非一般热盛阴伤和阴虚火旺病证可比。是以对干燥综合征的认识和诊治当审其因，析其理，查其症，辨其证，论

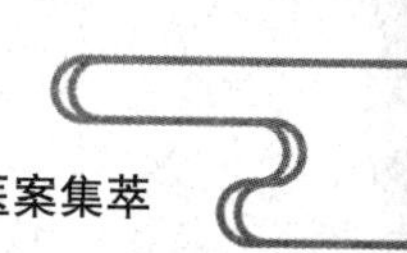

其治。治用纯阴静药，柔养肝肾之阴，大忌苦燥，当以甘凉濡润，滋养阴液，填补精血为法。

五、干燥综合征从燥毒论治

李奔[8]认为燥毒互结为本病发病的关键，其既可为病因，又是病理产物，无论六淫邪气，郁而化热，或温邪热毒，以及自然界中其他一切可致病因素，亦或邪气潜伏体内蕴积而化为燥毒，内外两者互为因果，相互促进，贯穿本病始终，最终表现为阴津亏虚，乃至血瘀之象，使病情顽恶固结。针对这一病机特点，在养阴生津的基础上，清热解毒之法应贯穿干燥综合征病程始终。大量临床研究结果均表明清热解毒法可以抑制免疫火症，保护腺体功能。基础研究亦表明，清热解毒中药有降低TNF-α、IL-6、IL-1等细胞因子的功效，起到抗炎抑制免疫的作用，使机体免疫调节趋向正常。如白花蛇舌草、紫草、青蒿、蒲公英、大青叶、板蓝根、半枝莲、玄参、积雪草、七叶一枝花均可能通过免疫调节、抗炎、抗病毒作用从而减轻模型鼠颌下腺破坏、控制炎症、改善其功能。因为临床辨治本病时，适当配伍甘寒凉润之清热解毒药物，对于缓解病情提高疗效甚为关键。

孙素平[9]认为以滋阴润燥为主治疗干燥综合征疗效常不理想，认为其未能抓住主要矛盾和核心病理环节之故。燥毒是干燥综合征发病的关键因素，其导致的口眼干燥严重程度远非一般燥邪致病所能解释，且其邪势猖獗，可广泛地侵害脏腑。中医学中有谓："毒邪皆五行标盛暴烈之气。"毒既是病因，又是病理产物，具有始动和加重复发的作用。燥毒的产生有外来与内生之分，二者在致病上互为因果，相互促进。燥毒的实质可能是病毒如EB病毒、腺病毒等病毒的感染，或是各种理化的致病因素，或是肝肾功能损害后体内蓄积的代谢产物，均可归属于燥毒的成分。因此，解毒清燥是干燥综合征的重要治法，其选药宜以甘寒为主，慎用苦寒；在解毒清燥治本的同时辅以滋阴润燥可有助于解毒排毒，改善症状以治标；因燥毒可致瘀，故治疗还需佐以活血化瘀，促使体内燥毒的排出，且有利于功能的恢复。

朱跃兰[10]认为本病初期燥毒就已经存在，只是阴液尚充，症状不显而已。随着病情发展，阴液进一步枯竭时，燥毒症状逐步显现。燥毒寓于燥邪，却猛于燥邪，更加销铄津液，败坏形体，可见口鼻干燥破溃，反复不愈；或两眼干涩红肿，目不能闭；或肌肤甲错，毛发焦枯；或精神烦躁，形体消瘦；或大便干结；或关节疼痛，肌肉无力等表现。燥毒深伏痼结，难以祛除，后期还可出现全身衰竭症状。另外，燥毒一旦无处疏泄易化生内风，加之阴血不足生风，故可见皮肤瘙痒。燥毒通过耗伤阴津、阻塞气机等多种途径导致瘀血内生，瘀血形成之后，进一步阻滞气机，气不布津，从而加重病情，阴津进一步枯竭，燥毒症状逐步显现。毒、瘀、燥三者相互胶结，贯穿本病之终始。她解毒治燥，喜用金银花、土茯苓、蒲公英、紫草、白花蛇舌草等甘寒凉润解毒之药为主，少用或不用黄连、黄芩、黄柏等苦寒伤阴之品。活血解毒基础上不忘辅以甘凉平润滋阴之药，如麦冬、沙参、玉竹、天花粉、石斛等。血瘀证候者，则加重活血化瘀之力。常用药有当归、川芎、赤芍、牡丹皮、丹参、桃仁、红花、莪术、川怀牛膝、王不留行等，她运用活血解毒、养阴生津法治疗SS，自拟活血解毒方，方剂组成：丹参、当归、川芎、鸡血藤、连翘、玄参、生地黄、麦冬、石斛、南沙参、北沙参、太子参、甘草等。

六、干燥综合征从瘀论治

李新一[11]认为，干燥综合征属内燥范畴。其病因多由阴虚体质，或热盛伤津，或失血过多，或久病精血内夺，气滞血瘀，蕴酿成燥毒，煎灼津液，其燥亦甚。本病虽属燥证范畴，

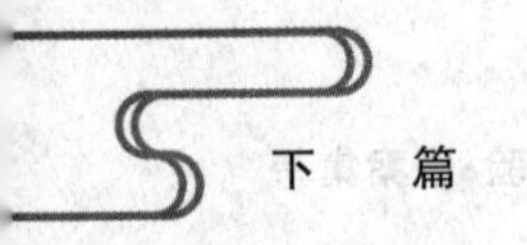

单一以润治燥验证临床难以获效。要从证候特点分清燥毒症的在气，在血和虚实本质所在。并印证以血瘀络阻的脉症和相关实验室检查依据，提出其治疗方法。诚如喻嘉言所述："若但以润治燥，不求病情，不适病所，尤未免涉于粗疏耳。"故以大黄䗪虫丸缓中补虚，益气养阴，通络化瘀为治，临床观察 35 例疗效较为满意。董振华[12]详述了干燥综合征中活血化瘀法的应用，瘀血形成的主要病机是虚、瘀、痹、燥，并据叶天士"燥为干涩不通之疾"，认为干燥综合征产生瘀血的原因有三：因燥致瘀、因郁致瘀和因虚致瘀。瘀血现象在干燥综合征中主要表现为：腮腺肿大，雷诺现象，皮肤结节性红斑或紫癜样皮疹，胁痛兼肝脾肿大，妇女闭经或月经量少，舌质紫黯、瘀斑瘀点或舌下络脉青紫怒张。并将其分为四个证型：燥毒瘀结、阴虚血瘀、气虚血瘀和气滞血瘀。王燕青[13]认为瘀血贯穿干燥综合征的始终，是疾病发展和缠绵不愈的重要原因。石芾南谓："气结则血亦结，血结则营运不周而成内燥"是以认为瘀血内停，气机受阻，水津不能输布是瘀血致燥的病机。瘀血在本病中的实验室检查有血液流变学、微循环、免疫功能的异常，病理检查外分泌腺导管可有增生、狭窄，为从瘀论治奠定了科学依据。常用活血化瘀药有当归、桃仁、红花、赤芍、丹参、鸡血藤等。唐容川谓："瘀去则不渴"，寓意在此。秦长林[14]认为干燥综合征病久必入血分，由于津血同源，燥邪病程日久，必由津液亏竭至血液枯少，同时，燥邪灼伤津血而成瘀，瘀血阻滞气机，津液不能随气升发，燥象益炽。西医学对干燥综合征的研究发现其中有血液流变学、红细胞变形性、微循环障碍的影响，这也验证了燥证当从血瘀论治的理论，瘀血是贯穿疾病始终的重要因素。马武开[15]提出本病以阴虚燥热为本，日久耗气津伤，则津亏液少，血液浓浊，复加气虚无力行血，瘀血乃生。瘀血一经形成，又阻碍气机，致津液不能输布，则燥证愈甚。燥瘀搏结，燥胜成毒，终致燥、瘀、毒互结为患。姜迎萍[16]查阅近 10 年有关文献报道，统计了 968 例该病的辨证分型，结果气滞血瘀型有 188 例，占 19.4%；郝伟欣[17]等对经治的 106 例 SS 患者按照统一的辨证标准观察，结果表明 106 便中有阴虚血瘀者 32 例（30%）、气阴两虚血瘀者 29 例（27%）、气阴两虚伴血瘀湿热者 7 例（7%），显示 SS 患者兼夹瘀血比率为 64%，说明瘀血在 SS 发生发展过程中具有重要作用。张建能[18]从痰瘀论治本病，认为患者先天禀赋不足，加之外感六淫，或饮食及七情内伤，使脏腑气化功能失常，导致津液代谢障碍而生痰浊。痰浊内停除影响相应的脏腑功能之外，还导致气机不畅，血行迟滞，形成瘀血。痰浊与瘀血互结，痹阻于脏腑、经络、孔窍，导致脏腑损伤、经络受阻、津液输布障碍，发为干燥综合征。本病患者多种自身抗体滴度增高，以及涎腺活检大量淋巴细胞浸润的病理改变也与中医痰瘀痹阻的病机特点完全相府。因为治疗当以涤痰祛瘀为大法。但本病之痰，生于经脉之中，留滞、凝结于脏腑、经络、肌腠，非一般健脾燥湿化痰药可以祛除，当用性滑利、善走窜之品，组成开窍通关之猛剂，配以活血祛瘀之峻品，以涤除脏腑、经络、肌腠之内的痰瘀。他在当代中医名家赵绍琴教授的五子涤痰汤基础上加味组成涤痰祛瘀汤治疗 SS，该主可涤痰祛瘀、清热消肿、通络散结，组成为白芥子 10g，皂角刺 10g，紫苏子 10g，莱菔子 10g，冬瓜子 20g，制乳香 5g，制没药 5g，桃仁 10g，红花 10g，威灵仙 15g，薏苡仁 30g，鸡血藤 30g，丹参 20g，生甘草 5g。

七、干燥综合征从肺论治

金实[19]认为阴液亏耗，肺气不得宣畅，气滞血结，津液通行之络道滞涩，是干燥综合征出现"燥象"的重要机制，并提出肺不布津，脉络滞涩是病理关键，主要病机为肺失宣布、阴

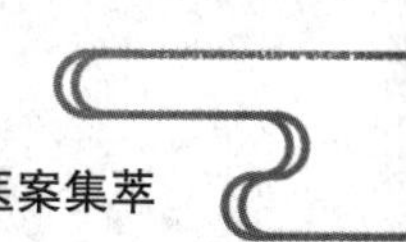

虚络滞，病理因素有湿、热、燥、火、痰、瘀、毒之不同。病位在肺胃肝肾，关键在肺。肺气宣发，能使水液输布到体表，肺气肃降，能使水液向下、向内，肺将水液输布至内脏，经内脏利用后，在肾的气化作用下，化为尿液由膀胱而出。肺气滞涩，其变有三：一则治节失权，不能通调水道，则外现口鼻诸窍及皮肤干燥之象，下致大肠失润，肠燥便秘，津凝燥结成痰，阻塞孙络，则发为颐（腮腺肿胀），或外阻于经络关节，则关节肿痛、僵硬甚或变形。二则气机失畅，郁而化热，燥热之邪灼肺，耗伤肺阴，肺燥失润，可见咽干鼻燥，口干欲饮，干咳少痰，大便干燥，舌红少津等；日久阴津亏损，延及于肾，渐至精血虚少。三则气为血帅，气机郁滞日久，延及于血，则血脉瘀阻，瘀血内阻，新血不生，血失濡养而病燥，可有两目干涩，头发枯槁，肌肤甲错等。瘀血此时既为本病的病理产物，反过来又影响气机宣降，血不载气，不能温润筋骨、布达四末，可见肢端寒冷色白紫黯、紫斑、舌瘀，种种阻塞凝痹之证丛生，燥证愈甚。本病阴液亏虚为本燥热为标，在本虚标实的同时，还可出现湿热内阻，病久及血导致脉络瘀滞，后期阴伤及阳，可致阴阳两虚。总之本病以生津润燥、宣肺通络为治疗大法。根据病理因素的不同分别配合采用清热利湿、泻火润燥、化痰祛瘀排毒的不同治法。

八、干燥综合征从脾论治

叶丽红[20]等从干燥综合征与脾关系密切，从临床常见症状入手分析，以《素问·经脉别论》《素问·宣明五气》《素问·至真要大论》《素问·五脏生成》《素问·奇病论》《素问·太阴阳明论》及李皋《脾胃论》《金匮要略注》《金匮翼》等为理论依据，认为如：口眼等干燥、关节肿痛、肌肉病变、多尿、血管炎、呼吸系统证候均与中医学认识中的脾生理属性如五行属性、五体、五华、生克之间有关；是脾“气”在气血津液的生成运化过程中产生的病理现象于躯体的反应。谢幼红[21]等认为该病从病因病机及治疗现状，与脾的生理病理关系密切，结合丁之江[22]等对该病的症型研究，分别从气阴两伤、血瘀阴枯、燥毒生风三型探讨与脾的关系。虽然临床症状宽泛，内燥证的表现不一而终，但该病中应围绕“燥”与“津液”之间的因果关系进行病因病机探讨及论治。以李东垣“气少作燥，甚则口中无涎。泪也津液，赖气之升提输布，使能达其所，溢其窍，今气虚津不奉，则泪液少也，口眼干燥之症作矣”；“脾本湿，虚则燥”，为其理论依据。提出在该病治疗中需重视脾气、脾阴在津液化生运行中的地位。盖由脾气的生理病理作用包含气血津液的生成、输布的全过程，与内燥证的形成互为因果。从脾论治当从脾气虚、脾阴虚两方面着手，采用益气健脾生津法、补脾益气通阳法、健脾益气养肺法、健脾益气化瘀法使化源旺盛，津生形复。周乃玉[23]临床观察发现通过健脾益气法为指导思想，一方面可以有效的改善口干、眼干的症状，另一方面滤纸试验、唾液流量、血清免疫球蛋白（IgG、IgA）、ESR 等指标均有明显改善。

九、干燥综合征从肝论治

顾军花[24]认为本病无论早期晚期，都可从肝论治之，常易见效，且起效较一般养阴法更快。从肝论治的理论基础是阴精的生化藏泄，筋膜的和柔活利，都与肝紧密相关。肝通过疏调气机，调节血量来影响周身的气血津液代谢，其实质主要在于肝主筋膜，而人体一切气血津液的代谢通道，包括五脏六腑的构成均是无数筋膜组织所组成，故调肝即是调周身之筋膜，进而影响全身各系统的功能。津液代谢需气血调畅，气行则水行，精血足则津液生，而肝为条达气血之脏，肝气得畅，肝肾精血充足则津液自生，且调动体内津液畅达口唇，可缓解口干症状。肝开窍于目，泪为肝之液，肝脉循经上注于目系。故眼干时予滋阴养血柔肝，眼炎时予以清肝平肝散结，往往获效迅速。肝主身之筋膜，筋为肝之合，采用养血柔肝、缓急止痛的方法治疗关节痹痛，临床往往起效迅速。从肝辨治入手，可将SS分为九个证型：多出现于病程早期的肝郁气滞证，早中期的心肝火旺证，中期的肝胆（胃）郁热证，中后期的肝郁脾虚证、肝肾阴虚证、阴虚血瘀证和肝肾精血两亏证，后期的阴虚火旺风动证以及肝气失敛证。尹梦赟[25]认为干燥综合征无论从发病机制、辨证要点、治法方药还是饮食、情绪调护等各个方面都提示本病与肝关系密切，主要责之于肝失疏泄及肝血不足。本病多发于40岁以上的女性，“女子以肝为先天”，多种因素导致阴阳失衡，致肝血不足、肝失疏泄、津液输布失常而发为本病。肝与津液关系密切。肝藏血，津血同源，血足则津液充沛；肝主疏泄，调畅三焦气机，有助于脾胃的升清降浊；肝气条达亦是津血输布于全身的保证。反之肝血不足，则脏腑筋脉失养，燥邪内生；肝失疏泄，则会出现肝气郁结，气机逆乱，脏腑功能失调，气血痹阻，周身失于输布。经脉不通则瘀阻，甚则燥邪成毒，出现皮肤黏膜损害。治疗方面总结出从肝治燥六法：养血柔肝、调和气血；疏肝理气、贯穿始终；滋补肝肾、益阴润燥；滋水涵木、育阴潜阳；化瘀解毒、理血通络；调畅情志、心理疏导。

十、干燥综合征从三焦论治

刘维[26]以滋阴润燥为总治则，借助温病学三焦理论“治上焦如羽，治中焦如衡，治下焦如权”辨治干燥综合征。①病在上焦，用清热散邪之法，常用的滋阴药物多归肺、心、胃经，性味多为甘、微寒，质地较为清轻。②病在中焦，祛邪与养阴并重。中焦热盛伤津，邪从燥化，另外中焦病变常可兼夹湿邪，湿邪可造成津液输布障碍，需祛湿之后方能养阴。治宜于清热透邪保津，方用白虎汤、减味竹叶石膏汤等。阴液已伤者，用甘寒为主，或合咸寒，以养胃阴，方用益胃汤、增液汤等。中焦胃肠阴液受伤，治疗不可滋腻碍胃，也不能用药过于清灵，否则药力无法达到中焦。而应使气机升降之枢纽恢复正常功能，用平和之药调补脾胃之阴液。③病在下焦，咸寒增液兼以祛邪。多以甘润咸寒之品滋填阴精、敛液固脱。急用大剂滋阴之品如大定风珠等填补肝肾，则阴复阳留。缓用咸寒为主，以填补肝肾之精，方如加减复脉汤、专翕大生膏等。对邪热仍盛者，少佐苦寒之品，如苦甘咸寒之黄连阿胶汤。叶海军[27]辨治干燥综合征分三焦论治：①上燥在肺，证候特点：口干，咽干，鼻燥出血，干咳痰少而黏难咯，耳鸣，目赤，身热，口腔溃疡，腮腺肿大，舌苔少花剥，色黄，脉细数。治法：清肺润燥，微苦化阴。方药：清燥救肺汤合翘荷汤加减，治疗以清肺润燥养阴兼以轻宣透邪为主。②中燥脾胃，证候特点：面色萎黄，精神疲倦，乏力，纳少，不欲饮食，口腔溃疡较重，口干，嗳气，渴欲饮水，舌红苔少乏津，舌体瘦小，脉细数。治法：甘寒濡润、清养胃阴。方药：沙参麦冬汤，若口渴胃纳少加生白芍、山楂肉、木瓜、甘草以酸甘化阴，若口腔溃疡较重，加生蒲黄、生白术以实土。③下燥肝肾，证候特点：面色萎黄，形容枯槁，齿摇甚或齿落，龈色苍白，双目干涩，头晕乏力，皮肤皲裂，脱屑，骨蒸潮热，女性阴道干涩，闭经，舌红少苔，裂纹，脉细数。治法：咸寒苦甘填阴。方药：三甲复脉汤，日久精枯，久病多瘀，可用血肉有情，活血灵通之品，如水牛角、䗪虫。

十一、干燥综合征的分期分段论治

苑丽娟[28]以朱震亨的“阳常有余，阴常不足”的理论和刘河间论病机十九条增加“燥”

的一条论述，从临床实践中摸索出1个分三段三个专方治疗干燥综合征的方案。认为治疗干燥综合征，单方单药往往取效欠佳，有时辨治某个干燥综合征患者时虽然可以定位，病变以某脏腑为主，但亦非某脏某腑的单纯性病变，而是全身性津液亏损所致，所以单独治疗某脏某腑，则很难取效。该方案首先用导赤散和增液承气汤加减，治疗上焦，基本方：生地黄25g，麦冬20g，木通、沙参各15g，牡丹皮、丹参、枇杷叶、山药、陈皮、焦栀子、黄连、甘草各10g。紧接着进行第2个阶段治疗，用益胃汤治疗中焦，基本方：沙参、党参各20g，麦冬、石斛、焦神曲各15g，玉竹、茯苓、陈皮、砂仁、荷叶、连翘各10g。最后进行第3个阶段的治疗，重点调整下焦肾阴不足，基本方：生地黄、熟地黄、牡丹皮、泽泻、猪苓、知母、枸杞子各15g，山药、续断、桑白皮各20g，山萸肉、黄柏、甘草各10g。一般情况下，每个治疗阶段需要2～3周。马伟明[29]对干燥综合征的证治规律探讨，分为：初期（营卫不和）：此型多在初起阶段，症状较轻浅，治以调和营卫，酸甘化阴，方用桂枝汤加减，可选加乌梅，党参、木瓜、桑寄生、鸡血藤、阿胶等滋补卫气，生津养营之品；中期（气滞阴亏）：此型多在疾病中期，症状较为典型，治以柔肝理气，养阴和血，方用四逆散、四物汤加减，可选加枸杞子、麦冬、石斛、玫瑰花、川楝子、佛手花、香橼皮、沙参等养阴理气之品；重症（阴虚火旺）：此型多为重症或伴有感染，治以清肝泄火，养阴生津，方用龙胆泻肝汤、一贯煎加减，可选加夏枯草、青葙子、知母、玄参、天花粉、地骨皮等滋阴降火之品；后期（阴亏血瘀）：此型多在疾病迁延后期，治以滋阴益气，化瘀生新，方用大定风珠，大黄䗪虫丸加减，可选加乌梅、丹参、穿山甲、女贞子、菟丝子、沙参等滋阴化瘀之品。

十二、干燥综合征内舍脏腑的诊治

（一）董振华论干燥综合征系统性损害诊治[30]

董振华认为干燥综合征的临床表现符合内燥证的特点，但又远非一般内燥证可比。其病变有其特殊性，即病变的广泛性，治疗的复杂性，易兼热毒，易兼瘀血等。而且当其内舍脏腑，又可造成人体多系统损害，主要有：①皮肤黏膜损害：主要与高免疫球蛋白血症及血管炎有关。其为血虚寒凝者，宜养血驱寒，温经通络，方用当归四逆汤加减；属血热瘀阻证者，宜以凉血清热，活血解毒，方用清热地黄汤合三紫汤（傅宗翰方）加减。②呼吸系统损害：临床特征可归属于中医肺痿、肺痈的范畴，60%～70%的干燥综合征患者肺功能异常，最终发展为肺间质纤维化。虚热肺痿，治法滋阴清热，润肺止咳，方用清燥救肺汤加减；虚寒肺痿，治法补益肺气，化痰止咳，方用升陷汤加减；痰热阻肺，治法清肺解毒，化痰止咳，千金苇茎汤加减。③消化系统损害：多合并有肝损害，慢性活动性肝炎，肝硬化等，其临床常表现为转氨酶升高，黄疸，肝脾肿大，腹水等。其属阴虚气滞者，治法养胃生津，理气止痛，方用益胃汤加味；属肝胆湿热证者，治法疏肝清热，利湿退黄，方用逍遥散加味；瘀血发黄可用膈下逐瘀汤加味。④肾脏损害：主要为肾小管酸中毒，本病多属脾肾不足，气阴两伤证，治法培补脾肾，益气养阴，方用补中益气汤合六味地黄丸加味。

（二）谷家立论干燥综合征五脏证治[31]

谷家立在治病必求于本的原则下，对干燥综合征采用五脏分治的理论，在滋阴润燥的基础上进行辨治。燥从肺治，益气补肺，宣发肃降：燥邪伤肺可见三方面病变：燥伤肺气，邪壅于肺，燥伤肺阴。治疗则在辨证论治基础上，或兼以调治肺气，益气养阴，或兼以宣肺祛邪，通调水液，或兼以滋阴清热，润燥除痹；燥从心治，活血化瘀，养阴通络：燥邪伤心可

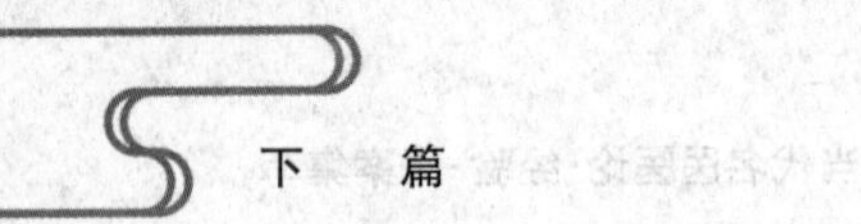

及心之气血与心阴，甚则燥结血瘀，而心之气血亏虚、血瘀脉阻可加重燥热，二者相互作用，治以补益心之气血并活血化瘀通络；燥从脾治，健脾益胃，升清降浊：燥邪伤脾，脾之运化不足可见气阴亏虚或水湿不化的表现，治宜健运脾胃，补益脾阴，运脾升清；燥从肝治，疏肝理气，畅达三焦：燥邪伤肝可致疏泄失常，血虚筋痹，肝阳上亢，治宜疏肝理气，滋阴潜阳，补血柔筋，活血通络，理气活血，滋阴润燥；燥从肾治，助肾化气，滋水涵阳：燥病日久，终必耗及肾阴，治疗宜调阴补阳，或温补肾阳，或滋补肾阴，冀以恢复机体的阴阳动态平衡。

（三）刘晋河论原发性胆汁性肝硬化合并干燥综合征[32]

刘晋河分析50例SS患者，其中20例为SS合并原发性胆汁性肝硬化（PBC）。他发现单纯SS组以阴虚为本，燥热为标，均有口眼干燥症状，舌红的比例也明显高于合并PBC组，气阴两虚血瘀的证型最多见，说明肝肾津液不足，脏腑孔窍失润是SS的病机根本；阴虚累及于气，气虚不能化津，气阴两虚是其发展；瘀血、痰湿痹阻经络，津液输布障碍是其病理产物。合并PBC组的病机既有单纯SS组阴虚燥热，累及于气的表现，又可见PBC患者的肝郁气滞、脾胃气虚、湿热血瘀搏结的特点，口眼干燥症状的比例相对较低。乏力、纳差、腹胀、肝区疼痛、肝脾肿大、腹泻便溏等肝郁脾虚的症状比例高于单纯SS组；黄疸、皮肤瘙痒、腹水、水肿的症状则为PBC特有表现。证候类型以气阴两虚湿热血瘀最多，气阴两虚血瘀者其次，说明本病是以脾胃气虚、肝郁气滞为病变中心，湿热血瘀证候突出。在中医治疗方面单纯SS组可以采用养阴益气、生津润燥为主治疗，对于合并PBC者，由于其病情错综复杂，临床除以气阴两虚证为主之外，早期常伴皮肤瘙痒、腹胀、腹泻或便溏、肝区疼痛的脾虚肝郁见症，晚期又可出现黄疸、肝脾肿大、腹水水肿等湿热瘀血搏结的表现，治疗应以益气养阴、疏肝解郁、健脾益肾、利水祛湿、活血化瘀等方法为主，结合个体病情加减化裁。使用甘寒生津或苦寒清热的药物时需慎重，切勿过量，以免滋腻碍胃、遏伤脾阳、阻滞气机，加重病情。

十三、干燥综合征的舌象表现与临床诊治

秦长林[33]分析67例确诊的原发性干燥综合征患者，发现其特殊的舌象表现，而临床医师对此常常重视不够。其典型的舌象表现是舌质红绛，光红无苔无津，符合此舌象者56例，占83%。其舌象表现与干燥病变的程度密切相关，涎腺破坏越重，口干燥症的表现越重，舌色由浅红向深红，绛紫变化，舌背由粗涩向光亮演变，舌苔从有到无，唾液流量从多到少至无。并分析其产生机制认为：脾气蒸敷则为涎，肾水上滋则为唾。唾液之有无，可以反映脾胃肾气的盛衰，此一局部见证却可反映全身脏腑功能的病变特点，具有诊断学价值，且能作为治疗原发性干燥综合征的疗效观察指标。张绪磊[34]指出：在论治干燥综合征的过程中，发现大部分患者具有较典型的阴虚舌象，即舌质红绛，有裂纹或光滑如镜，舌面干燥，舌体瘦小等。从40例干燥综合征患者的阴虚舌象可以看出，以单纯干燥型和合并类风湿关节炎型为多见。从全组病例经相关检测项目结果分析，可见黏膜及小唾液腺的萎缩变性与阴虚舌象的形成有关，从而认为唾液腺分泌量的减少是引起阴虚舌象舌面干燥的主要因素。而由于免疫复合物的影响，毛细血管存在免疫反应性炎症，导致血流缓慢，静脉瘀血等微循环障碍，直接影响舌黏膜乳头的营养供给，使组织细胞发生变性萎缩坏死等病理变化。从而使黏膜下的血管易于显露，舌质易呈红绛色。另外，体液和细胞免疫功能的紊乱又可能是阴虚舌象产生的又一原因。刘冰[35]提出把舌诊作为干燥综合征患者辨证分型，处方用药

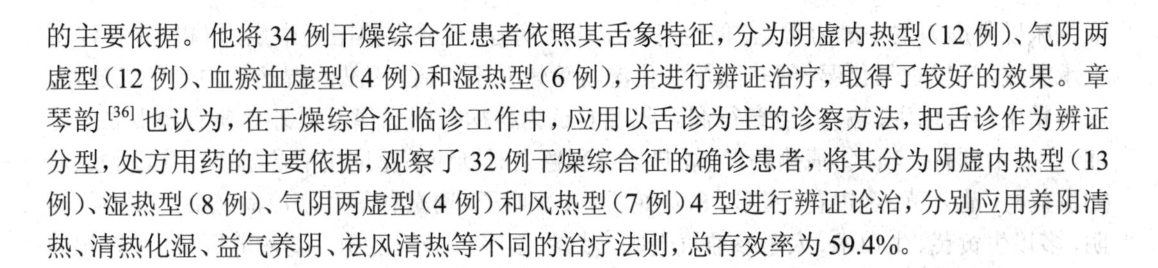

的主要依据。他将34例干燥综合征患者依照其舌象特征，分为阴虚内热型（12例）、气阴两虚型（12例）、血瘀血虚型（4例）和湿热型（6例），并进行辨证治疗，取得了较好的效果。章琴韵[36]也认为，在干燥综合征临诊工作中，应用以舌诊为主的诊察方法，把舌诊作为辨证分型，处方用药的主要依据，观察了32例干燥综合征的确诊患者，将其分为阴虚内热型（13例）、湿热型（8例）、气阴两虚型（4例）和风热型（7例）4型进行辨证论治，分别应用养阴清热、清热化湿、益气养阴、祛风清热等不同的治疗法则，总有效率为59.4%。

【诊治经验】

一、周仲瑛辨治干燥综合征的经验[37]

周仲瑛认为本病阴亏液耗为本，治疗总应养阴生津，但需区分肺胃、肝肾阴液亏耗之主次。补阴时应甘寒、咸寒兼顾，但有所侧重。酸甘可以化阴，用药时可合用乌梅、白芍酸敛之品。葛根作用独特，清热滋阴，生津升清，可辨证使用。在病变过程中，多数患者并非单纯阴虚一证，往往兼夹湿阻热郁之候。阴虚生内热，湿邪久郁，从热而化，缠绵不解，邪实夹杂，是本病的一个重要的病理特点，治当兼顾。但应掌握养阴与清化的尺度，合理配伍。阴伤日久，可致气失所养，气阴两虚，此时宜配合补气升清，气阴双补。可在一派阴柔之剂中酌加补气升清之品，推动药力，达阳生阴长之效。本病久病及血，脉络瘀滞，关节疼痛，肢端青紫，舌有瘀斑等，可配以活血化瘀。部分患者因素体阴阳俱亏，或病延日久，或年老体衰，呈现阴阳两虚的表现，治疗应在滋阴补液的同时温补肾阳，阴阳双补。然择药须防温燥伤阴，宜选肉苁蓉、淫羊藿等温润之品。若非阴寒较盛，桂、附、姜等品可少用之，且应中病即止。

二、方药中用温法辨治干燥综合征的经验[38]

方药中认为"燥者润之"是燥证的一般治疗方法，但燥有内外之分，凉温之别，治疗外燥虽以辛润为主，而或温或凉，须区别对待。至于内燥，则为阴血耗竭之内伤病，亦分温凉两类。前者治宜甘寒、咸寒，以滋养为主；后者治宜甘温、辛温，以温运为主。对于干燥综合征，从临床来看，属于阴虚内热者固多，而阳虚内寒者亦不少见。如沈目南明确指出："燥病属凉，谓之次寒"（《温病条辨》补秋燥胜气论）。《素问·至真要大论》更早有论述："燥淫所胜，平以苦温，佐以酸辛，以苦下之。"陈修园还说："有脾不能为胃行其津液，肺不能通调水道而为消渴者，人但知以清润治之，而不知脾喜燥而肺恶寒……以燥脾之药治之，水液上升，即不渴矣。"（《医学三字经·消渴》）方教授依此理论，用温法治疗干燥综合征之阳虚内寒证，每能应手。

三、陈湘君辨治干燥综合征的经验[39]

陈湘君认为干燥综合征精血亏虚是内燥的根本，口眼干燥是其表象。其中心为阴虚燥毒，立法滋阴解毒，具体为滋补肝肾，润燥解毒，活血化瘀。选药多以酸甘生阴之品，又伍清热凉血解毒药，标本同治。喜用枫斗，因其既可生津益胃，又可清热益阴。关节痹痛者选用蠲痹之药应择辛而不烈，温而不热者，如秦艽、防风、威灵仙、木瓜、鹿衔草等。干燥综合

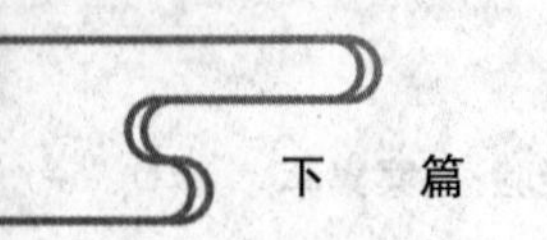

征临床以阴虚为主者最为常见，但也有因湿热致病者，此系湿热阻遏中焦，气机不畅，津不上承所致，治以理气化湿，清热除燥。化湿与除燥并不矛盾，因祛除湿热后中焦气机通畅，水谷精微得以化生、输布，清窍得润。陈湘君认为该病在阴虚津亏之外更兼有燥毒血瘀等症，主要治则有三项：①清热解毒，燥热痰毒猖獗之时则应着重应用清热解毒化痰消肿之药如板蓝根、蒲公英、金银花、玄参、白花蛇舌草、决明子、密蒙花等甘寒凉润之品。②益气养阴，多以生黄芪、生白术、太子参益气健脾，沙参、麦冬养肺胃之阴。③滋养肝肾，多以杞菊地黄汤化裁，其中有生地黄味苦而甘，性阴而寒，味厚气薄，内专凉血养阴清热，补而不腻最为适用，并配伍熟地黄、山萸肉、黄精、龟甲、枫斗等滋养肝肾之品。次要治则有五项：①健脾化湿，多主张选用苍术、川厚朴、生薏苡仁、陈皮、半夏、竹茹、胆南星等健脾化湿、清热祛痰之品。②化痰散结，可加用浙贝母、海藻、昆布、僵蚕、夏枯草等软坚散结化痰之品。③活血化瘀，常用丹参、鸡血藤、莪术、赤芍、牡丹皮等活血化瘀之品，使津液营血得以流动濡养全身而燥证自除。④祛风通络，应用养阴柔肝通络之品，多用丝瓜络、路路通、木瓜、蚕砂、伸筋草、石斛、桑枝等舒筋通络之品，而少用羌独活、防风已等性燥之物，以防损伤机体之津液。⑤从肝论治，常用柴胡、郁金疏肝解郁，收摄肝气，白芍、当归养血柔肝，并善用八月札、陈香橼、绿萼梅等理气不伤阴之品。

四、孟澍江辨治干燥综合征的经验[40]

孟澍江认为干燥综合征病位在肝、肾、脾胃、肺、肠等，尤其与肝、胃关系最为密切。治疗当求燥热之本，或为肝郁，或为化火，或为肺热，或为胃热，或为肠实。滋阴时当配合大剂的滋润濡养药：肺胃阴伤选加玉竹、麦冬、天花粉、知母；肝肾阴伤选加玄参、生地黄、熟地黄、乌梅、白芍；脾胃阴虚选加山药、太子参、北沙参、川石斛；肠液枯涸选加细生地黄、玄参、麦冬、蜂蜜。处方可稍佐桂心温通阳气以助化生阴液，且防寒凉滋腻避免损阳伤中。孟老自拟制干润燥方：北沙参 15g，细生地黄 12g，乌梅 12g，寒水石 15～20g，玄参 12g，大麦冬 15g，何首乌 15g，川黄连 3g，天花粉 15g，醋柴胡 9g，桂心 2g，炒知母 15g，芦根 15～30g。另有简便方 3 则：①玄麦茶：玄参 7g，麦冬 6g，泡茶可养阴清热。②桑麻粉：黑芝麻、桑叶等量研粉，每次 5～10g，每日 3～4 次，用于肾亏诸症者。③润燥丸：乌梅 100g，黄连 5g，玄参 90g，白芍 50g，研粉加蜜及姜汁适量制小丸如桐子大含服，清热润燥，安神除烦。

五、张鸣鹤辨治干燥综合征的经验[41]

张鸣鹤认为温热燥毒是干燥综合征的致病根本，燥毒不除则阴虚难复，病邪由浅入深，累及脏腑，清热解毒是治本之法，能够切断“燥邪致病”的根源。清热解毒之药应选甘寒凉润，如金银花、连翘、蒲公英、紫花地丁、夏枯草、贯众、白花蛇舌草、青葙子、玄参、蚤休、半枝莲、石斛、谷精草等，慎用苦燥如黄芩、黄连、黄柏、栀子、苦参、龙胆、白头翁、秦皮、木通等。此外，临床用药还当同时配以滋阴润燥之品，补其不足，改善症状以治标，药选玉竹、石斛、麦冬、沙参、太子参、西洋参等，也可泡水代茶频饮。当大便燥结几日不行者生地黄可至 90g，当归 20g。治疗中应时时顾护胃津如乌梅、山楂、五味子、白芍、荔枝核等起到“酸甘化阴”的特殊功效，又可刺激唾液和胃液的分泌。本病为全身多脏器受累，临床表现错综多变，治疗上还应注重调理脏腑功能，抓住疾病的要害作为用药的切入点，方能收到满意的疗效。当继发于其他疾病时应积极处理兼证。不论与何病重叠，也不管疾病处于何阶段，桂、附、细辛、乌头等大辛大热之品均应谨慎使用。病变中燥邪可炼液成痰，或精枯血燥，血行涩滞，并见痰瘀互结之证，表现为肌肤甲错，色黯发斑，皮下筋膜结节肿块，肢端青紫或肌肉消瘦，麻木不仁。应注重涤痰通络，化痰软坚，活血化瘀，如桃仁、红花、当归、地鳖虫、浙贝母、白芥子、漏芦、土贝母、山慈菇、赤芍、王不留行、穿山甲、熟大黄、莪术等。他提出SS的“炎热”病机，倡导“热痹”理论，认为SS当从“热毒”“阴虚”“血瘀”3个方面来论述其病因病机。临证治宜清热解毒、养阴通络，拟定治疗SS的经验基础方如下：金银花20g，连翘20g，玄参12g，生地黄15g，麦冬10g，北沙参15g，白芍15g，乌梅10g，石斛10g，当归12g，生甘草6g。水煎服，每日1剂。在辨治SS时，如患者外分泌腺炎症不明显，清热解毒药可以减少，或改用清热泻火的药物，以减轻劫夺阴液的压力，如栀子、生石膏、知母、玄参、莲子心、淡竹叶等。在SS病情急性活动期，可在辨证用药的基础上，辨病加雷公藤10～15g，白芍15～30g，甘草6～15g，以针对SS“炎”性病机，抑制亢进的炎性反应。滋阴药久服难免会伤脾败胃。故当以温药佐之，伍以少许温热暖胃之品，一则佐制诸药之寒凉，以防寒滞血脉；再则健脾护胃，扶正御邪。常用药物有荜澄茄、高良姜、吴茱萸、白芥子、当归等。疾病后期热毒减退，亦有余毒深伏，潜在的炎症反应依然存在。故疾病缓解期仍需继服中药，以益气养阴为主，清解余毒为辅。后期患者病情稳定时，可予石斛、沙参、麦冬、金银花等药泡水代茶饮，以巩固疗效。

六、赵丽娟辨治干燥综合征的经验[42]

赵丽娟认为SS是多因素致病，且症状复杂，多脏器受累，但究其发病的最终归因仍是燥毒为害。燥邪有内外之别，干燥综合征的发病尤偏内燥，往往是基于阴血亏虚，燥邪渐生。故阴虚内热、气虚失运、血瘀津亏、燥盛成毒是本病的致病因素，虚、瘀、毒相互交结是本病的病理关键，肝脾肾为其病源根蒂。依据患者临床表现，将干燥综合征分为阴虚型（再分为肺肾阴虚、肝肾阴虚、脾胃阴虚、脾肾阴虚等）、气阴两虚型、脾胃气虚型及血瘀血虚型。本病最终多侵及肝肾，故治疗上每多兼养肝肾，宜采甘凉濡润滋养阴液，填补精血之大法。干燥综合征患者除见阴虚外，尚有气虚、血瘀血虚、气阴两虚病例，故其病理变化似不能单用阴虚内燥来概括，而当涉及多脏器多系统的损害（如肾小管酸中毒、低钾性瘫痪、肺纤维化等），这些又与虚劳病证的病程长，整体功能低下，导致多个脏器虚损的特点多有相似之处。常用治法有：①滋阴润燥法。此法是干燥综合征的基本治法。用于肝肾阴虚，津亏液燥之证。选药生地黄、南沙参、北沙参、天冬、麦冬、生石膏、天花粉、玉竹、芦根为主，其中有肝阴、肾阴、肺阴与脾胃阴液不足之分，主方可加百合、贝母等以润肺止咳；或玄参、枸杞子、石斛、谷精草、密蒙花、白芍等以养阴柔肝明目；或怀牛膝、菟丝子、枸杞子、玄参等以补肾益阴；或葛根、谷芽、麦芽以益胃生津。疾病最终大多累及肝肾，故在治疗上多兼养肝肾之阴。②润燥解毒法：选药生石膏、芦根、天花粉、金银花、玄参、白花蛇舌草、石斛、谷精草、野菊花等。该法应用时应选用凉润之清热解毒药，避免使用枯燥之品，以免更伤阴津。③益气健脾法：选药生黄芪、太子参、南沙参、北沙参、麦冬、炒白术、陈皮、半夏、茯苓、薏苡仁、藿香、栀子等。此型为因虚致实，用药时要注意利湿不伤阴，清热不伤阳，忌骤用燥湿之品，应在健脾基础上使湿热渐化。④活血化瘀法：选药牡丹皮、生地黄、当归、桃仁、红花、赤芍、白芍、生黄芪、栀子、鳖甲、莪术、香附、佛手等。此型亦属本虚标实，因血瘀的存在使病情较重且缠绵难愈，故用药之初重用活血行气药，瘀去则气机调畅。温补

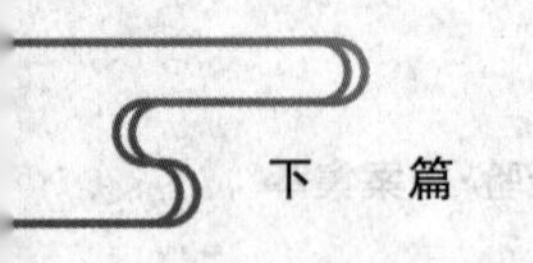

方药多具免疫增强作用，甘凉育阴方药多具免疫抑制作用，活血方药也多有免疫抑制作用。乃因中药具有从不同角度调整机体免疫状态，抑制自身抗体生成的作用，所以能有效地改善病情。

七、孟如辨治干燥综合征的经验[43]

孟如认为本病性质属本虚标实，肺、脾（胃）肝、肾阴虚为主，火热、燥、气为标。本病除有燥象外，尚可有气虚、血瘀之见证，只有气阴双补才能获得满意疗效，润燥当须益气，养阴益气、生津润燥为主要治疗原则，增液汤合黄芪生脉饮为基本方，气阴虚兼有血瘀者，加四物汤或丹参。本病可致诸虚不足，但脾（胃）、肾之气阴亏虚为其根本，治燥尚须兼固脾肾，基本方选增液汤合芪怀（怀山药）生脉饮加天花粉、玉竹、乌梅等。继发性燥证在润燥同时应有相应治法：继发于系统性红斑狼疮属肝肾阴虚者加二至丸、六味地黄丸，继发狼疮性肾炎致慢性肾衰者加二至丸和黄连、生军、丹参，继发类风关属风湿热痹者加羌活、豨莶草、忍冬藤、威灵仙、桑枝、薏苡仁、伸筋草、秦艽，伴类风湿关节炎关节变形痛甚者加骨碎补、淫羊藿、桑寄生、鸡血藤膏、鹿衔草、木瓜、丹参、制乳没，继发硬皮病属肝郁血瘀者加当归芍药散或丹栀逍遥散，属肝肾阴虚者，加杞菊地黄丸。他将本病分为五型：①燥邪伤肺：症见干咳无痰或痰少而黏稠、难以咯出，口干咽燥，常伴发热恶寒、关节肿痛等症，舌质红、苔薄黄而干，脉浮数。治则：清肺润燥止咳。方药：清燥救肺汤化裁。②肺肾阴虚：症见咳嗽痰少、咳声不扬、鼻咽干燥、心烦、夜寝不安、午后潮热、腰膝酸软、形体消瘦、皮毛干枯、舌质干红少苔、脉细数。治则：清肺益肾、滋阴生津，方药：百合固金汤加减。③肝肾阴虚：症见口咽干燥、眼干乏津、耳鸣目眩、胸胁胀闷或胀痛不适、烦躁、五心烦热、腰腿酸软、大便干结、舌干红少津、脉细弦。治则：滋补肝肾、益阴生津，方药：一贯益合左归丸或知柏地黄丸。④脾胃阴虚：症见口干咽燥，口干不欲多饮、眼干、胃脘隐痛、大便干结、小便黄少、舌红少津、脉细数。治则：健脾益胃、养阴生津。方药：益胃汤合玉女煎加减。⑤气阴两虚：症见口眼干燥、气短懒言、神疲乏力、或有腹胀纳差、心烦，夜寐不安、腰膝酸软、舌红少苔、脉细弱。治则：益气健脾、滋阴补肾。方药：六味地黄丸合八珍汤。

八、马永桢辨治干燥综合征的经验[44]

马永桢教授认为，干燥综合征发病尤重于内燥，往往是先有内之阴血亏虚，燥邪渐生，外燥仅是诱发因素。其病理关键在阴虚，轻则肺胃阴伤，重则肝肾阴亏，治疗应以滋阴润燥为原则。滋阴之法，归为6类：①甘寒滋润法，用于脾胃津伤，燥热稽留者，见于干燥综合征的早期或轻型。②养血润燥法，用于心肺两亏，血虚燥热者，多见于更年期女性。③育阴润燥法，用于肝肾阴虚，燥热内盛者，多见于干燥综合征症状典型者。④清热凉血法，用于阴虚燥热偏盛者，见于干燥综合征较严重证型。⑤养阴蠲痹法，用于肝肾阴虚兼湿瘀阻络者，多见于干燥综合征与类风湿关节炎重叠者。⑥滋阴通瘀法，用于阴虚络痹、营运涩滞者，多见于干燥综合征病程长或合并硬皮病者。本病发病虽以阴虚液竭所致为多，但脾虚失运，水湿内盛，津液不得上承而致燥者亦不少，治宜健脾化湿，助脾行津，当干燥综合征合并类风湿关节炎时，治疗以滋阴药与养血舒筋、益肾壮骨合用。关节疼痛变形者加入少量搜风剔络药如全蝎、蜈蚣等，干燥综合征合并硬皮病时，除益气养血生津外，当辅以化瘀通络药。病久滋阴不效者，可少入温肾助阳药如鹿角片、巴戟天、淫羊藿等阳中求阴。

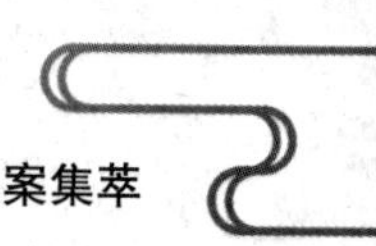

九、刘国英用疏肝法治疗干燥综合征的经验[45]

刘国英认为，燥证的成因：其一，内在禀赋，阴虚燥盛；其二，热毒蕴袭，煎灼津液；二者均干扰了人体津液的生成、转化和输布。对于津液的生化，气机的调畅起着重要作用。在人体中，五脏皆有气，各司其职，但肝气之疏泄，调节控制着人体的平衡。肝的疏泄失常，则气血脏腑功能失调，故有“百病皆生于气”之说。干燥综合征虽以一派干燥症状为表现，但临床无论是郁、虚、瘀、痹所致之燥，皆是通过气郁痰结或其他因素影响了气机的调畅和津液代谢所致。其燥不同于一般的内燥，又非实火亢炽之证。而是通过气机失畅，郁而化热，气津输布受碍，阴阳偏颇所致，故非单纯滋阴补液所能复。顺其病因，以疏肝养肝，兼以降逆化痰、活血化瘀、顾护脾胃之法，从气调治，使肝气条达，气津得宣，津必上承，燥证自除。治疗方药以《伤寒论》四逆散疏肝为主，酌情加减，同时，加以怡情养性，多可获效。

十、张淑瑛用清热除湿法治疗干燥综合征的经验[46]

张淑瑛认为干燥综合征与中医燥痹相似，其主要病因多为燥邪及素体肝肾阴亏，津枯液涸而致病，然湿热内蕴，津液不布也是引起干燥综合征的病因，其症特点不仅出现多种干燥症状，还可见患者身体沉重，困倦乏力，头晕目眩，舌苔白或略黄黏厚腻，常见舌体胖大边有齿痕，脉弦细或濡细，治当芳香除湿为主。其清热除湿方是以除湿为重心，辅以少量清热之品，药如藿香、佩兰、苏梗、砂仁、生薏苡仁、杏仁、白豆蔻、生姜、滑石、陈皮、清半夏、厚朴、连翘等，并随证加味使用，使湿邪除，热邪清，清阳得以正常输布，气机得以恢复正常。临床观察18例患者，总有效率88.9%。

十一、蔡抗四从燥论治干燥综合征的经验[47]

蔡抗四认为干燥综合征从侵及部位来看，燥邪主要伤及肝脾肾的真阴，因肾主骨，脾开窍于口，肝开窍于目，故伤肾则关节疼痛，伤脾则口燥糜烂，伤肝则目为之痛。故其治亦如《丹溪心法》所云：“燥结血少，不能润泽，理应养阴。”在选方用药上，蔡抗四选用山药、蜂蜜治疗干燥综合征，获得满意效果，因为山药可以健脾补肺，固肾益精，润皮毛，久服耳目聪明。章炳麟有谓：“薯蓣一味，开血痹特有神效。”再配以润燥解毒止痛的蜂蜜，两者相得益彰。

十二、张华东辨治干燥综合征的经验[48][49][50]

张华东为路志正学术继承人，他认为治疗SS可从调理肝肺气机入手，肝肺气机升降失调引起气血津液盈亏、输布失常是发病的关键之一。治疗上调和肝肺，平气和血，同时随证辅助清泄肝火、养阴生津、清热解毒等法。将向上升散的辛味药和向下收敛的酸味药为组合使用，可调和气机升降、平和阴阳。具体分为：①金亢制木：治宜清金疏木，常用生石膏、知母、黄连、黄芩、瓜蒌、白前、半夏、生龙牡、厚朴、枇杷叶、芦根、柴胡、白芍等；或肝气不舒，气机郁遏者常用柴胡、郁金、乌药、木香、延胡索、百合、枳壳、石菖蒲、紫苏等。②木火刑金：治宜清肝泻火、润肺输津，临床常用青皮、川楝子、钩藤、菊花、炒栀子、生石决明、黄连、黄芩、陈皮、白芍、枳实、香附、南沙参、天冬、麦冬、当归等。③金不制木：治当益气养阴，增液润燥，药用天冬、麦冬、太子参、南沙参、北沙参、百合、生地黄、山药、石斛、茯苓等。④金涸燎木：治当养阴润肺，滋肝平木，药用熟地黄、生地黄、当归、芍药、甘草、百合、

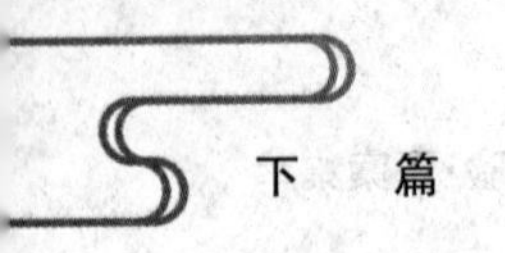

贝母、麦冬、玄参、钩藤、菊花、当归等。⑤木枯扰金：治当滋阴疏肝，和调气机，方用一贯煎加减，药用北沙参、麦冬、玄参、当归、生地黄、枸杞子、川楝子、桔梗、柴胡、佛手等。⑥金蒸木焖：方用柴胡泻肝汤合泻白散加减，药用柴胡、龙胆、炒栀子、黄芩、木通、泽泻、甘草、车前子、当归、生地黄、川楝子、郁金、竹茹、瓜蒌、芦根、天冬、麦冬、桑白皮、地骨皮、石膏等。⑦肝肺瘀阻：治宜活血化瘀，养阴生津，方用血府逐瘀汤合用大黄䗪虫丸加减。

张华东认为心肾关系失调也是本病发病的关键，心肾失调引起气机升降失宜；表里内外不通，阴阳未济不生。心肾相交，阴阳和合，则天地感而万物化生，气血津液自而生成，充养肌肤百骸有源，若阴阳不和，气失调畅，阴精不化，津液不生等皆可致燥痹。治疗上和合阴阳，沟通表里，调和升降。或滋水清心、或温阳化阴、或养心血、清虚热，同时结合患者自身邪气类型、证候虚实，以及疾病的不同阶段，方药随症加减，辅以解毒润燥、益气生津、养阴增液、活血化瘀或清热除湿等法。强调阴阳和合、阴阳互生、表里相通，寒热、上下、表里等药物常常合用。具体分为：①水枯火旺：治宜滋补肾阴，上济心火，选方知柏地黄丸。②火旺侮水：治宜补阴敛气，交通心肾，方用黄连阿胶鸡子黄汤。③水火俱虚：治宜补益水火，纳气宁神。药用人参（用党参代替）、茯神、沉香、熟地黄。肾阳不足，不蒸肾水上济心阴，心阳虚亢于上，常加附子、肉桂、泽兰、茯苓等。④心肾瘀阻：治宜活血通心，养阴活络，方用血府逐瘀汤加减。

张华东认为以脾胃失衡为主的SS并不少见，论治可从调理中央脾胃入手。如路志正提出治疗燥痹“持中央”的思想：以中焦脾胃为治疗中心，兼顾其他四脏，调整脏腑阴阳平衡，调节脾胃气机升降，恢复脾胃正常生理功能。脾胃为营卫气血津液生化之源。中央脾胃健运，则气血充足四肢百骸得以充养，津液气化代谢周流不息。脾胃虚弱，失于健运；或化源不足，气血不荣营卫；或津液代谢紊乱；甚或日久气血运行失常，瘀血燥热内生。脾胃升降如常，气机条达，则脾气升，三焦气机通利，人体气化正常，水谷精微得以传送上焦输布周身。治疗上益气健脾、畅运中焦，同时根据患者体质强弱、邪气类型、证候虚实，以及疾病的不同阶段，方药随症加减，辅以清热润燥、生津增液、益气养阴、活血化瘀、清热除湿等法。具体分为：①脾虚胃弱，气不运津：以六君子汤加减，益气运水、健脾生津。②升降失调，津液不承：以补中益气汤合升降散加减。③脾虚水停，水滞津亏：用参苓白术散或小建中汤加减。④脾胃不足，阴津内耗：治宜养阴生津，润燥清热，方用玉女煎合路氏润燥汤加减。⑤脾虚气弱，气阴两虚：治当益气养阴，增液润燥，方用路氏润燥汤合归脾丸加减。⑥脾虚气弱，气血瘀阻：治宜活血化瘀，养阴生津，方用八珍汤、血府逐瘀汤合大黄䗪虫丸加减。⑦脾虚胃弱，湿热阻滞：治宜清热除湿，输调津液，方用四妙丸加减。

十三、金妙文辨治干燥综合征的经验[51]

金妙文认为SS的基本病机为“阴液亏虚，燥热内盛”，辨证时应辨阴液亏虚部位及轻重，本病以内燥为主，但阴液内亏较甚，常有外燥乘虚侵袭机体，故应辨别内外燥邪的异同。阴液内亏中多以肝肾亏虚为主，本病病程较长，久病及肾。瘀热既可随火热之变多周行全身，也可因瘀血之胶固瘀着脏腑脉络，导致多脏腑、多经脉的损伤。久病常伴有多器官脏腑的损伤，因此瘀热病机对于指导干燥综合征的治疗也有很高的实用价值。燥瘀阻滞脉道一方面燥邪暗耗阴血，另一方面脉道不通可致使阴液不能布散。本病尚有燥邪为病灼津为痰，或因脏腑阴虚气机内乱使津液输布异常而产生痰湿水饮等邪气。病机包括阴液亏虚，燥热

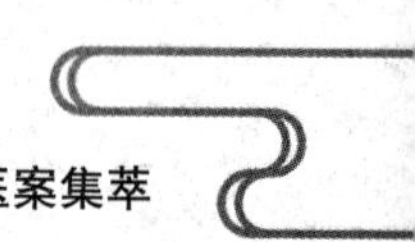

内盛，脏气亏虚，无力布津，燥瘀互结，阴精失布。总之病程短无内脏损害者阴伤偏于肺胃。病程较长且有内脏损害者阴伤偏于肝肾，燥邪多已入血损伤经络。治疗上在养阴泄热的基础上佐以益气、理气、化湿及活血之品。多以增液汤与二至丸为基础方化裁治疗。养阴生津之品多凝滞碍胃，故常加理气之品，可使养阴之品布达周身。常用药物白残花、木蝴蝶、香附、玫瑰花、代代花、香橼皮和绿萼梅等，此类药物，理气而性质平和无香燥伤阴之弊。雷公藤在自身免疫类疾病中，疗效突出。雷公藤祛风湿，活血通络用以治疗干燥综合征，既符合西医辨病又可清解血分瘀热符合中医辨证用药。干燥综合征急性期口干目涩较为明显或免疫指标明显异常并在肝功能正常时，可应用雷公藤及时抑制免疫反应，截断病情发展，防止内脏的进一步损害，对治疗干燥综合征患者疗效及预后有积极意义。在应用制雷公藤时常在处方中加入一到两味中药如白芍、甘草、知母等缓和雷公藤的剧烈之性。制雷公藤的常用剂量为6～10g，并且须先煎40分钟。待病情稳定后（口干目涩已不明显；免疫指标恢复正常后）缓慢减量至3g，后逐渐停用。

十四、宋欣伟辨治干燥综合征[52]

宋欣伟灵活使用各种治法来治疗SS，例如：①开里通表清里润表法，用于SS患者中有顽固性便秘症状者。通过宣利肺气、滋养肺阴而达到通便的目的。由于肺属上焦，中医学认为治上焦如羽，当用轻浮之品，故可投以蝉蜕、葛根、升麻之类，使肺之升降功能得以恢复，大肠之气得以下降，从而糟粕能下，便秘得解。②引火归原法：阴虚是SS的基本病机，当疾病迁延日久，患者亦可出现面色苍白、四肢逆冷、畏寒倦卧、脉微细等阳虚表现。为阴虚日久，阴损及阳所致阴阳两虚证。此时如若伴有口腔溃疡反复不愈，牙龈肿痛，两颧潮红，两眼干涩红肿，视物昏花，口干舌燥等，则为肾虚阳浮的典型表现。治疗应在金匮肾气丸、右归丸之类基础上，重用仙茅、淫羊藿调理阴阳，再稍佐肉桂引火归原，使浮越之虚阳回归命门。③培土生金：SS患者多见素体阴虚燥热，肺阴不足每致阴虚火旺，灼津为痰，致使肺失却濡润；肺阴亏虚，卫外不固，如遇秋冬季节燥邪偏盛，更易招致燥邪入侵，且燥邪由口鼻而入又最易损伤肺阴；同时雷公藤等免疫抑制剂的使用，导致患者免疫力更加低下，机体卫外不固，则外邪更易乘虚而入。故往往可以见到SS患者在外感后出现咳嗽迁延难愈，表现为干咳无痰，或痰少色白而黏，不易咳出，常伴纳差神疲，干呕，渴不欲饮，便干等。咳嗽迁延，必致肺气阴两虚。脾为肺之母，肺虚日久，则子病及母，脾胃亦虚。此时需用培土生金法，在养阴润肺同时，加以滋养胃阴、健脾补气之品。

十五、陶筱娟辨治干燥综合征的经验[53]

陶筱娟认为本病以阴虚为本，精血亏虚是内燥的根本原因，重视肝肾阴亏的治疗。治疗以滋阴润燥为基本法则，重视肝肾两脏。常以六味地黄丸、二至丸、一贯煎等方为基本方，自拟润燥方：熟地黄30g，天冬、麦冬各15g，玉竹30g，五味子10g，白薇、柴胡各6g，枸杞子15g，菊花10g，白芍、当归各15g，石菖蒲6g；在SS的治疗中可从气论治，补气、调气贯穿始终，如宣降肺气，用宣肺之品，以恢复肺的输布津液的功能，如桔梗、紫菀、杏仁、桑叶等。如调节脾胃，补脾益气，生津益水，方用参苓白术散、三仁汤、补中益气汤等加减。如舒肝养肝，从气调治，以助津液之布散，可合用四逆散，加郁金、菊花等。如通经络之气。活血化瘀、逐痰散结，常伍用当归、桃仁、红花、赤芍、川芎、鸡血藤、贝母、牡蛎、玄参、山慈

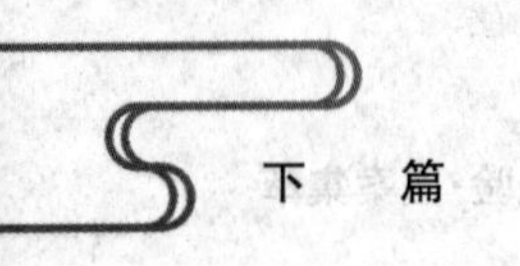

菇、丝瓜络等药，对于瘀滞丛生者，加用水蛭、地鳖虫等虫类药，以搜络祛瘀，使津液之道畅通。燥盛日久，蓄于体内，难以排出，转而可形成“燥毒”，故可出现发热、口干苦、口臭、目赤、腮腺肿痛、皮肤紫癜、结节等毒邪内盛，或毒瘀互结的症状。这里当用清热解毒法。在清热解毒药的选择上，侧重用甘寒凉润之品，少用或不用苦燥伤阴之品。选药上常用金银花、贯众、蒲公英、半边枝莲、连翘、白花蛇舌草、紫花地丁、生地黄等，而少用或不用苦参、黄连、黄芩、黄柏、龙胆等。

十六、刘维辨治干燥综合征眼干症合并眼睑浮肿经验[54]

刘维认为燥痹眼干症责之于脾阴亏虚，阴津不足，濡养失职。眼睑浮肿归结于脾气虚衰，运化无力，输布失常。燥痹患者出现眼干症合并眼睑浮肿的病机核心在于燥、毒、瘀互结，脾脏受损，气阴两伤。脾阴受损，阴津不足，濡养失职而致眼干，加之燥毒瘀互结，耗伤津血，则眼干更甚。脾气虚衰，运化无力，输布失常而致眼睑浮肿。因此，燥痹患者机体燥、毒、瘀互结，脾脏受损，脾阴不足出现眼干后，又久病阴损及气而合并眼睑浮肿。治疗贵在“制脾”。当以健脾消肿，养阴润燥，解毒化瘀为根本大法，以清燥方合五苓散化裁加减（生黄芪、白术、茯苓、生地黄、沙参、麦冬、当归、白花蛇舌草、夏枯草、露蜂房、王不留行）水煎服，并配合自拟消肿方（用防风、川芎、夏枯草、泽泻、菊花、茯苓皮制成粉状，用凡士林调和成糊状）外敷眼部。但“利水必伤阴”“养阴多滋腻”，燥痹阴虚之人，欲淡渗利水以消肿，有伤阴之虑；欲柔润生津以养阴，有恋邪之虞，选方用药，甚是两难。而刘维教授采用在内服方的基础上，配合中药自拟消肿方外敷眼部，则眼睑浮肿更易消退，而无伤阴之弊。

十七、阎小萍辨治干燥综合征的经验[55]

阎小萍认为本病的基本病机是阴虚燥热，阴虚为本，燥热为标，此病机贯穿疾病发展的始终，提出“补肾清热育阴法”治疗SS。她认为SS病位在肺脾胃肝肾，尤以肝肾为关键，肺、脾、胃、肾功能失调导致津液代谢输布失常，形体失去濡养。治疗包括三个方面：①补肾育阴，佐以温补肾阳：宜补益肝肾之阴，以肾阴（命门之水）为主，使其生发有源。临证以六味地黄汤加减滋补肝肾之阴，佐以续断、桑寄生、杜仲、补骨脂等温补肾阳之药，正如《景岳全书》所云：“善补阴者，则阳中求阴，阴得阳生则泉源不竭”。佐以补肾阳药不仅可以促进肾阴的生成，使阴精生发泉源不竭，同时能激发肾中阳气的气化作用。②清热育阴，佐以生津润燥。常配伍玄参、麦冬、天花粉、生地黄等清热育阴，生津润燥。③双调脾肺，佐以活血通络，故宜配伍砂仁、白术、茯苓、百合、山药、芦根等调益脾肺之品，同时可以制约补药滋腻之性，使全方补而不腻。然则燥痹起病缓慢，病程较长，久病必瘀，络脉阻塞，津液运行不畅。血瘀内停、气机受阻亦可使口干等症状加重。活血化瘀可使瘀去血活，气机调畅，津液得以输布，正所谓“瘀去则不渴”，常配伍牡丹皮、泽兰、玄参、丹参等。她常配伍藤类药如青风藤、络石藤等，舒经通络，助气血调畅，创制出补肾清热育阴方，组成：生地黄、山萸肉、山药、泽泻、泽兰、牡丹皮、知母、麦冬、桑寄生、续断、青风藤、玄参、砂仁等。

十八、高社光辨治干燥综合征的经验[56]

高社光认为干燥综合征病机复杂，虚实夹杂。其中津液亏虚清窍失濡为主要表现，但

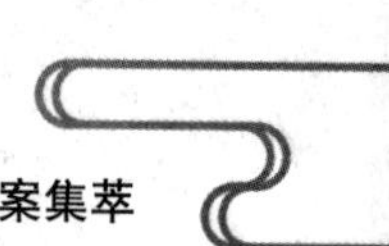

痰湿内阻，湿与热结，或瘀血阻络，毒浊内蕴，皆可影响人体津液的疏布，而闭阻经络血脉关节，形成燥痹。疾病初起，患者仅觉口干眼干，多不引起重视，随着病损时间延长，机体多出现脏腑的损害，说明燥其性凶猛，非同一般，随其经络所属上下中外前后，各为病所。治疗不单滋阴，应兼多法。他对于阳虚者常用附子，附子虽辛热，却每收良效，不可专事滋阴，必以阳中求阴。适当加用开郁散结之品，常加用浙贝母，其意有三：①燥为阳邪，故燥病多灼津，使炼液为痰，浙贝母苦寒，可化痰散结，又患者过食肥甘，痰浊由生，浙贝母可开郁化痰。②本病病程较长，久病多郁，浙贝母善开郁结。③现代药理研究证实浙贝母具有很好的扩血管和抗炎作用，即从病理的角度改善了干燥综合征的发生。疾病初期可以滋阴药物为主，如：生地黄、石斛、玄参、麦冬之属，若燥病日久，则需配合益气活血之药方能捷效，如黄芪、赤芍、当归、香附之类。本病常兼痰湿瘀毒等，痰湿阻滞气机，不能布散津液，头身困重，痰多食少，多寐，舌胖大有齿痕，治宜化痰祛湿，如半夏白术天麻汤二陈汤之类。

十九、汪再舫辨治干燥综合征的经验[57]

汪再舫将其诊治经验概括为5个“不忘”。①症状繁杂不忘确诊。②养阴生津不忘清热，因素体阴虚，加之温热外邪侵袭，耗阴伤津，滋生内热，致肝、胃、肾阴津亏损，阴伤失润，治宜滋补肝肾，养胃生津，清热润燥，常以一贯煎、益胃汤加减，药用生地黄、北沙参、天冬、麦冬、川石斛、乌玄参、枸杞子、山萸肉、肥知母、天花粉、大白芍、生甘草等。口干咽燥明显者加芦根、乌梅；欲冷饮胃阴虚热者加芦根、乌梅、生石膏；肝阴不足，目干涩灼痛，烦躁者，加赤芍、枸杞子、制首乌；肾阴不足，耳鸣头昏腰酸者，加山萸肉、大熟地黄、炙龟甲、制黄精。纯阴津不足者，也应不忘清热，治本消源。从胃论治选葛根、生石膏，从肝论治选杭菊花、赤芍，从肾论治选知母、生地黄。③清热利湿不忘护阴，清热利湿以甘露消毒丹加减，药用滑石、茵陈、黄芩、石菖蒲、木通、川贝母、藿香、连翘、白豆蔻等。腮腺肿痛者加射干、牛蒡子；以牙龈肿痛、口腔溃疡为主者加黄连、升麻；关节肿痛者加穿山龙、络石藤、秦艽；低热缠绵者加银柴胡、胡黄连。此时应注意以下3个方面：a. 选择芳香化湿而非苦寒辛温、芳香燥湿之品，防其耗阴伤津；若以关节肿痛为主者可选藤类通络止痛。b. 用芳香化湿之品时，用量宜少。c. 若湿热与阴虚俱存，在清热利湿剂中加大白芍、生甘草酸甘化阴，制约化湿药伤阴之弊。④益气养阴不忘补阳，益气养阴用生脉饮加味：太子参、天冬、麦冬、五味子、黄精、生地黄、怀山药、山萸肉、玄参、玉竹、葛根。气虚明显者加黄芪、生白术；心悸、心慌、寐差者加酸枣仁、柏子仁、制首乌、首乌藤；纳少便溏者加芡实、白扁豆、乌梅、建曲。注意益气避温燥，养阴防滋腻，同时气虚易伤阳，阴虚往往损及阳气。治疗本型时即使没有阳虚证的表现，也不忘在益气养阴的同时加用补阳之品。选甘温性润之肉苁蓉、菟丝子、紫河车、淫羊藿，从中择用两味，取少火生气、阳生阴长之意。⑤益气养阴不忘补阳，补益阴阳药用生地黄、熟地黄、山萸肉、当归、女贞子、枸杞子、菟丝子、肉苁蓉、怀山药、淫羊藿、紫丹参、炙龟甲、秦艽等。口干渴不解者加麦冬、石斛、天花粉；眼干者加白芍、制首乌；咽干、齿脱、耳鸣者用当归地黄汤；畏寒者加附子、肉桂；尿少浮肿者用济生肾气丸。见淋巴结肿大、肝大等瘀血表现，即使无肿块，临诊时只要见有病情缠绵难愈，舌质暗红或映紫，或舌下脉络粗黯，或面色晦滞，均是血行凝滞致瘀的表现。可加用活血化瘀药丹参、赤芍、红花、桃仁、秦艽、鸡血藤等，以使血行通畅，津液输布顺畅。

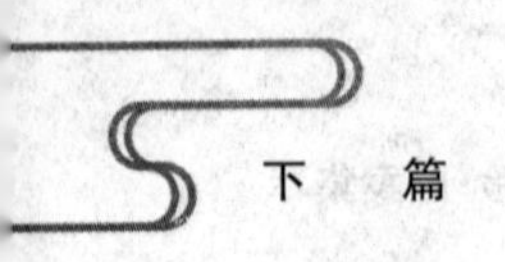

二十、王莒生辨治干燥综合征的经验[58]

王莒生认为先天不足为发病的先决条件，后天因素导致痰瘀阻络、脏腑失调是发病的关键。他重视肝脏功能失调与本病的关系，脏腑气血功能不相协调，出现肝气逆乱、肝气郁结、肝郁火旺等病证，气病及血，阴血暗耗，肝脉气血痹阻，从而发为本病。本病病痛日久常表现出肝气郁结、郁而化热、肝阳上亢之证，可用清泻肝火、平抑肝阳、疏肝解郁、养血柔肝之法。其他常用治法还有：①益气养阴：益气养阴贯穿于疾病治疗始终，为本病的基本法则。②清热解毒作为本病的常用治法，多用于疾病早期。常用的清热解毒药如黄芩、紫草、金银花、连翘、白花蛇舌草、蒲公英、夏枯草、芦根、白茅根、生地黄、牡丹皮、赤芍、竹茹、淡竹叶、栀子等。③清肺润燥法常与清热解毒法一起用于疾病的早期治疗。常用药物如桑叶、枇杷叶、沙参、麦冬、杏仁等。④祛痰化瘀亦为本病的常用治法。常用药物如当归、郁金、川芎、姜黄、鸡血藤、桃仁、红花、穿山甲、丹参、乳香、没药、延胡索等。常用方剂为桃红四物汤加减。⑤对于伴有关节疼痛、肢体不舒者需佐以祛风除湿之药。常用药物如羌活、独活、威灵仙、木瓜、秦艽、防己、桑枝、穿山甲、丝瓜络、全蝎、白僵蚕、首乌藤、路路通等，并佐以通阳之品，药物如桂枝、附子、细辛等。

二十一、沈丕安辨治干燥综合征的经验[59]

沈丕安认为SS辨证以阴虚精亏为本，燥热血瘀为标。本虚为真阴不足，标实为燥热血瘀。论治以养阴生津为主，清热通络为辅。以自拟生芦润燥汤治疗本病，生芦润燥汤主要由生地黄、生石膏、芦根、黄连、黄芩、金雀根、郁金、生甘草等组成。用药既遵中医医理，又重现代药理。治疗干燥综合征用药有如下特点：①使用清热化瘀、具有抑制免疫复合物及抑制血管炎作用的药物，如黄芩、忍冬藤、金雀根、苦参、虎杖、羊蹄根、广郁金、牡丹皮等。②使用养阴生津、具有促进唾液腺和泪腺分泌作用的中药以治疗口眼干燥，如生地黄、生石膏、麦冬、玄参、知母、芦根、白茅根、南沙参、北沙参、玉竹、枸杞子等。③使用清热明目、具有消除眼炎作用的中药，以治疗眼干涩和眼炎，如黄连、黄芩、金银花、密蒙花、青葙子、秦皮、决明子、石决明等。④生地黄中的生地黏多糖能促进唾液分泌，生地黄又能明显提高淋巴细胞DNA和蛋白质的合成，并能使亢进的体液免疫下降从而调节免疫，常予重用。另外，玄参与生地黄同用有协同效果。辨治本病时需注意：①不能只依靠促进唾液分泌的方法来治疗本病，有些养阴生津药因能提高体液免疫而不宜使用，如天花粉、西洋参等。②临证时绝不可一见舌苔厚就判定是湿重，而简单以燥湿药来治疗。因本病的苔厚是由于唾液分泌减少、口腔自洁功能减退引起，不是脾虚湿滞。本病验舌，重在舌质。如舌红并有大便干燥者，不论舌苔厚薄，都要用养阴生津药，而且要重用。现代药理也证实燥湿药如苍术、厚朴能抑制唾液分泌，若用之不当则会加重病情；对芳香类理气药（如砂仁燥湿伤阴之力强、白豆蔻香燥伤津等）也应谨慎使用。③本病腺体的堵塞是由免疫复合物和血管炎所引起的，祛除免疫复合物和排除血管炎症才能使腺体分泌排泄通畅，这与因发热伤津而口干咽燥不同。若仅用枫斗、枸杞子、沙参等生津药是治标，虽能增加唾液分泌，但非治本之道，病情常有反复。而且，有时生津药用之不当，反而加重腺管堵塞而使干燥症状更加突出。

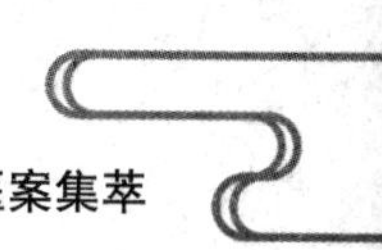

二十二、赵丽娟用清开灵注射液治疗干燥综合征的经验[60]

赵丽娟报道，在1989年用清开灵注射液治疗一例干燥综合征高热症状时发现其对口干眼干有显著改善作用，后遂用于对干燥综合征的临床观察治疗。参照有关疾病诊断标准将干燥综合征分为阴虚内热、气阴两虚、气滞血瘀和肝郁脾虚4个证型，以其有效验方干燥综合征Ⅰ号口服液（北京中医药大学东直门医院制剂室提供）作为对照，并以口干、眼干、唾液Na^+含量、血沉、血常规、肝功TTT（血清麝香草酚浊度试验）、A/G、蛋白电泳、免疫球蛋白、类风湿因子、SS抗体、血液流变学检查等作为检测指标，观察结果：清开灵组多项指标的改善程度大多优于对照组，说明清开灵注射液通过清热之功，达生津润燥之效。且其清热祛邪，活血化瘀功效对泪腺、腮腺的炎症也有很好的治疗作用。由于EB病毒和干燥综合征的发病有相关性，所以清开灵注射液的清热祛邪功效，对干燥综合征来说又起到了治本解毒的关键作用。临床观察30例患者，总有效率达90%。

【名医类案】

一、路志正医案[4]

患者，女，19岁，2010年6月3日初诊。主诉：口干，间断发热2个月，患者平素经常口干，轻度眼干，2个月前无明显诱因出现低热，体温37.5℃，多于午后或傍晚出现，夜间降至正常，伴咳嗽、咳痰，查抗核抗体（ANA）(+)，抗SSA(+)，诊断为“SS，肺间质病变”住院20余天，予激素、羟氯喹、白芍总苷治疗，出院后体温降至正常，但口眼干燥无明显缓解，仍咳嗽。刻下：口黏口干喜凉饮，眼干涩，时鼻衄，色鲜红，五心烦热，汗少，纳眠可，大便稀溏，每日2～3次，月经正常，舌红，苔黄腻，脉沉弦。治以益气养阴，清化湿热，处方：太子参12g，功劳叶15g，炒苦杏仁9g，炒薏苡仁30g，枇杷叶12g，清半夏9g，茵陈15g，石斛12g，葛根15g，黄连10g，石见穿15g，炒枳实15g，甘草6g，谷芽30g，麦芽30g，炒神曲12g，14剂，水煎服，每日1剂，另辅以茶饮方：荷叶12g，炒苦杏仁9g，枇杷叶12g，金荞麦15g，白茅根20g，谷芽30g，麦芽30g，神曲12g，甘草6g，每两日1剂。7月15日二诊：药后体温正常，口干口渴减轻，出汗逐渐增多，手心烦热亦减，经常鼻衄，有时睡眠中可见，纳眠可，二便正常，舌质红，苔白腻，脉沉弦滑，治以益气养阴，凉血和胃，方用沙参麦冬汤加泻白散化裁：南沙参12g，麦冬10g，百合12g，浮小麦20g，功劳叶15g，瓜蒌皮12g，桑白皮10g，地骨皮12g，石斛12g，侧柏叶12g，玄参10g，炒山药15g，生石膏(先煎)20g，知母10g，旋覆花9g，佛手10g，14剂，水煎服，每日1剂，茶饮方同初诊。9月10日三诊：药后汗出正常，口黏，手足心热，偶有鼻衄，咳嗽，痰黏量少，纳眠可，二便正常，舌质红苔白腻，脉沉弦，类风湿因子53.2IU/ml，血沉22mm/h，血小板337×10^9/L，尿常规未见异常，治以清燥润肺，养血通络，佐以祛湿。处方：南沙参15g，枇杷叶12g，桑叶8g，炒苦杏仁9g，炒薏苡仁30g，天冬12g，玉蝴蝶10g，川贝母10g，旋覆花9g，僵蚕10g，蝉蜕10g，虎杖15g，谷芽30g，麦芽30g，炒神曲12g，忍冬藤15g，炙甘草6g，14剂，水煎服，每日1剂。2011年1月11日四诊：药后手足心热，口干口渴减轻，鼻衄止，干咳明显减轻，纳眠可，二便正常，舌质红，舌体瘦小，苔薄黄腻，脉沉弦，血沉28mm/h，类风湿因子36IU/ml，治法：益气阴，调脾胃，佐以祛风活络，处方：南沙参15g，

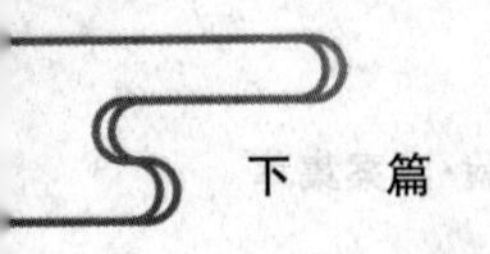

麦冬 12g，枇杷叶 12g，玉竹 10g，炒白扁豆 12g，炒苦杏仁 9g，炒薏苡仁 30g，桔梗 10g，炒白术 12g，山药 15g，当归 12g，炒桑枝 30g，赤芍 12g，白芍 12g，地龙 12g，忍冬藤 20g，全蝎 6g，络石藤 15g，生姜 1 片，14 剂，水煎服，每剂分 3 次，1 日半 1 剂，以缓调收功。

二、周仲瑛医案[37]

周某，女，48 岁。口咽干燥 3 年，在外院诊断为“干燥综合征”，就诊时：口咽干燥，目涩，视物模糊，畏光，毛发干枯，皮肤干燥，大便时溏，舌暗红，苔黄腻，脉细。肝肾不足，津气两亏，治以滋补肝肾，益气生津：生地黄 15g，石斛 15g，山茱萸、牡丹皮、泽泻、天冬、麦冬、枸杞子各 10g，黄芪、葛根、山药、北沙参各 12g，乌梅、甘草各 3g，服药 14 剂，症状有所改善，仍心慌，胸闷，舌紫黯，苔薄黄腻，脉细，肝肾阴虚，津气两伤，久病入络，加泽兰、内金各 10g、活血化瘀，布气生津，两月后，咽痛有痰，有时咯血，下肢散见瘀斑，口中有气味，为瘀热内蕴。处方：生地黄、天花粉、墨旱莲各 15g，天冬、麦冬、玄参、知母、石斛、水牛角、牡丹皮、赤芍、炒阿胶珠、炙女贞子各 10g，生甘草 3g，14 剂后，患者出现口中黏腻，有气味，烘热潮红易汗，大便欠实，苔薄黄腻，证属热郁湿阻。上方：加佩兰 10g、黑栀子 6g、山药 12g，去阿胶珠、水牛角、牡丹皮、赤芍等，又服 7 剂之后，患者干燥症状明显缓解，大便正常。再以补益气阴法调治，上方加太子参、炒阿胶珠各 10g，后患者间断服药，病情稳定，各项检查基本正常。

三、方药中医案[38]

刘某某，女，50 岁。口舌干燥 10 年，确诊干燥综合征，就诊时口干不思饮，进食需以水相助，纳少，大便干，状如羊粪，神疲乏力，舌淡苔少而干，脉沉细稍缓。辨证根据脾主运化，确定病位在脾。尽管干涩似属阴虚，但追询病史，十余年间屡服滋阴润燥剂均无效，且口干不思饮，神疲乏力、舌淡，说明非独阴虚，定性属于凉燥类证。治以温中健脾益气为法，佐以养阴润燥，选陈修园加味理中汤：党参 30g，苍术、白术各 15g，干姜、甘草各 6g，天花粉 45g。14 剂后口干明显好转，大便每日一行，舌淡边尖稍红、苔薄白，脉沉细。仍宗前法，加白芍 15g，生地黄 30g，取柔肝制肝、养肾抑肾以补脾扶脾。服 8 剂，各症续有好转，除口干、便结基本消除外，双眼时有湿润感。仍宗前法，改加味理中汤为附子理中汤合益胃汤，以增强药力：制附片 20g，党参、南沙参、玉竹各 15g，苍术、白术、天冬、麦冬各 10g，干姜、甘草各 6g，生地黄 30g。服 12 剂后，口干、便结消除，眼鼻干燥好转。此后以附子理中汤加减治疗，间断服药 40 余剂，症状完全消失而停药。后因外感咳嗽来诊，自述口、眼、鼻湿润有津，大便正常，疗效巩固，完全治愈。

四、陈湘君病案[39]

章某，女，34 岁。右腮腺肿大 6 月余，伴口干、眼干 2 周，于仁济医院查唇腺活检示 3 灶淋巴细胞浸润，ESR：25mm/h，RF：70.8IU/ml，抗 SSB（+），ANA：1∶400（+），于外院诊为 SS，予西药，患者因惧怕副作用未服。症见：右腮腺肿大，可及 2cm × 2cm 结节，质硬固定，压痛（-），口干少津，面红痤疮，手背冻疮样皮损，月经正常，舌红苔薄脉细。中医辨证：燥痹（阴虚燥毒，痰瘀互结）。治法：滋阴清热，化痰软坚，活血通络。药用：赤芍 30g，浙贝母 30g，板蓝根 30g，蒲公英 30g，僵蚕 30g，夏枯草 12g，海藻 15g，海带 15g，玄参 15g，石斛

30g，北沙参 30g，莪术 15g，丹参 15g，山慈菇 15g，生甘草 9g。每日 1 剂，水煎内服，每日 2 次。续服 3 个月后二诊，右腮腺肿大可及结节缩至 0.5cm×0.8cm，口咽干燥少津较明显，苔薄质红脉细。此时痰瘀渐消，而阴虚津亏之本更显，故而治疗转以养阴生津活血为主。药用：生地黄 15g，玄参 15g，浙贝母 15g，赤芍 30g，僵蚕 15g，夏枯草 12g，海藻 12g，海带 12g，生山楂 12g，白芍 15g，生甘草 9g，白花蛇舌草 30g，板蓝根 30g。患者坚持服用上述汤药，病情控制良好，主要免疫指标基本恢复正常。

按：查其舌脉结合病史，该病家属阴虚血热之体，肾为先天之本，主藏精，主一身之津液，各脏腑之阴均赖其滋养，在液为唾，脾开窍于口，在液为涎，肺主通调水道，肺脾肾阴虚，则涎、唾分泌不足，津液不能上承以濡润孔窍，故出现口咽干涩。津燥而输布不利，滞涩凝聚，燥结为痰，痰阻脉络，结而成形，瘀阻局部，乃成颐肿痰核。治当滋补肝肾之阴，清热化痰，活血通络，标本兼顾。方中浙贝母、僵蚕、夏枯草、海藻带、山慈菇化痰软坚，赤芍、莪术、丹参活血化瘀，石斛、北沙参、玄参养肺胃之阴，板蓝根、蒲公英清热解毒，而生甘草一味既能清热解毒、散结消肿，又能益胃气、护津液，以免过寒之药伤伐胃气，同时调和诸药，共奏滋阴扶正、清热解毒之功。以此方治疗 3 个月后，患者腮腺肿大处较前缩小，而口咽干燥仍存，选择甘润之品以缓其燥，故予以生地黄滋阴清热，白芍、生甘草、生山楂酸甘化阴生津。

五、汪履秋医案 2 则[61]

王某某，女，54 岁。因“口眼干燥 1 年余”就诊，曾诊断为“更年期干燥综合征”，现口干咽燥，少泪，干食难以下咽，便秘，阴道干涩，肢节疼痛，舌红苔少，脉象细弦，阴虚津亏，治疗以养阴润燥，兼以和络：南沙参 10g，麦冬 10g，石斛 10g，玄参 10g，生地黄 12g，制半夏 10g，知母 10g，木瓜 10g，怀牛膝 10g，绿梅花 3g，生麦芽 15g，甘草 3g。服药 10 剂，口眼及阴道干燥症状缓解，脘膈隐痛，少食，原方去知母，加佛手片 5g，14 剂后诸症缓解。处方加入半夏、佛手等辛味药，乃循《内经》“肾苦燥，急食辛以润之，开腠理，致津液，通气也”之旨，寓辛通行气，化液润燥之意。

黄某某，男，54 岁。口干咽燥，肢节酸楚，尻尾疼痛半年，经补肾养阴，祛风和络治疗 2 月，尾骶疼痛好转，然口干咽燥未减，干咳，舌苔灰黄厚腻，脉细而滑。气滞湿停，津失输布，有夹湿之象，以化湿为法，宣通津液：藿香 10g，佩兰 10g，苍术 6g，川朴花 5g，半夏 10g，薏苡仁 12g，石菖蒲 5g，桃仁 10g，红花 10g，泽兰 12g，枇杷叶（布包）10g，佛手花 5g，14 剂后口干咽燥好转，病情基本稳定。燥证的产生多由津伤失润，但也有因气滞湿停，津液失布所致者。故取藿香、佩兰、苍术、半夏、菖蒲等芳香流窜之品以辛散湿邪而流畅气机，气行血活津液输布通畅，其燥始解，乃“散湿润燥”是也，亦系治燥之变法耳。

六、陈亦人医案[62]

某女，50 岁。患干燥综合征 3 年，就诊时口角破溃疼痛，上腭脱皮，因此进食困难，二便调，舌光红，上有黏液，脉细滑，辨证患者胃阴伤合并津液输布异常。治则布津，参以益阴活络，用药：石韦 15g，楮实子 15g，天花粉 30g，牡蛎 15g，泽泻 15g，玉竹 30g，麦冬 15g，制半夏 6g，白芍 15g，炙甘草 6g，重楼 15g，桂枝 3g，服 7 剂，反应良好，后佐入酸辛，原方去牡蛎、泽泻、桂枝，加凌霄花 10g、乌梅 10g、细辛 3g，服用 21 剂，饮食如常，口唇色泽正常，唯口角尚干燥，舌面光，有黏液，原方加鬼箭羽 10g，服用 14 剂，患者病情一直稳定。依据患

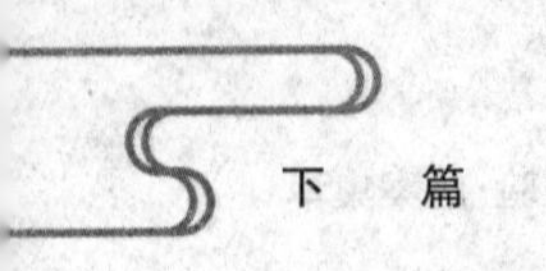

者舌光红无苔而其上有津等证候特点，施以酸甘化阴，通阳布津之法。特别重用石韦一味，以其“清肺金以滋化源，通膀胱而利水道”(《本草从新》)，而达水道疏利，津液输布，其燥得解的目的。

七、夏桂成医案[63]

干燥综合征阴虚型：高某某，女，43岁。口干且渴唇燥，入夜尤甚，头昏神疲，月经愆期量少，带下少，阴道干燥，不能行房，常有烦热感，心情烦躁，形体消瘦，面色憔悴，服中药滋阴之剂无效，常口服雌激素治疗。心火炽盛，阴液耗伤，治当先抑心肝肾之火，用滋肾清心汤，药用钩藤、莲子心、青龙齿、怀山药、干地黄、牡丹皮、山萸肉、杞子、龟甲、乌梅、盐水炒黄柏、柏子仁、炒枣仁等。同时服杞菊地黄口服液，并嘱平时调畅情志，祛除烦恼，安定心神，服药近3月，月经、带下基本恢复正常，诸症状明显缓解。

干燥综合征阳虚型：王某，女，47岁。原系更年期综合征，近来觉口舌干燥，皮肤干燥，腹胀矢气，便溏，腰背酸冷，胸闷心烦，阴道干涩，唾液明显减少，经外院诊断为更年期干燥综合征。时有低热，月经后期量少，现已3月未行经，面色少华微浮，唇燥而裂，苔薄舌淡，边有齿痕，脉濡细，证属脾肾阳气不足，阳不能化气，气不能生津，阴虚及阳，治疗从脾肾论治，加以滋阴生津，真武汤加减：制附片6g，人参15g，白术、茯苓、怀山药、白芍、泡沙参各10g，甘草6g，龟甲、鳖甲各15g，葛根5g，乌梅3g，服药前后5月，症状好转。

干燥综合征瘀滞型：王某某，女，49岁。患干燥综合征已2年，有子宫肌瘤、更年期综合征，少腹作痛，痛及阴道，阴道干燥，肌肤甲错，口干唇燥，少唾，形瘦，双目黯，舌质红，苔边有紫点，脉细涩，辨证为阴虚血瘀，津伤血燥，治以二甲地黄汤合大黄䗪虫丸加减。药用龟甲、鳖甲、桃仁、赤白芍、牡丹皮、熟军、地鳖虫、怀山药、干地黄、五灵脂、甘草、玄参等，服药4月，症情稳定，以杞菊地黄丸、生脉饮、大黄䗪虫丸成药治疗巩固疗效。

八、赵丽娟医案[42]

边某某，女，54岁。口眼干燥8年，6年前出现关节疼痛、肝功能异常，后经唇腺活检和腮腺造影确诊为“干燥综合征”，就诊时口眼干燥、视物模糊，口黏，口渴不欲多饮，饮不解渴，饮后胃脘胀满不适，腹胀便溏，倦怠乏力，腿肿酸痛，舌胖边有齿痕、苔黄白厚腻，脉弦细滑。口角及口腔黏膜干燥，涎池消失，有拉丝现象，Schirmer试验示左0.7cm，右0.75cm，角膜荧光素染色示右眼少许点状着色，血沉30mm/h。因脾胃气虚，而致倦怠乏力，腹胀便溏；脾虚生化乏源，水谷精微不能输布，则肌肤失养，口、眼、皮肤干燥；脾虚水湿内停，气化不行，水饮溢于四肢，故见水肿；口为脾窍，涎为脾液，脾胃津液不能上承，则涎少口干；湿蕴久化热，灼伤阴液，则燥症更重。总之证属脾胃气虚，水湿中阻，治宜扶正祛邪，予健脾益气，和胃利湿，方用参苓白术散。治疗过程中酌加苍术、泽泻、桑寄生、菟丝子、密蒙花、决明子等，因患者年过五旬，肝肾亦亏，故方中加用补肝益肾之品。治疗4个月，口干明显改善，进食时不必水送，夜间亦不必数次饮水，眼干减轻，可以较长时间的看报、看电视等。血沉15mm/h。

邱某某，女，32岁。就诊3年前人工流产后曾大出血，后逐渐出现口、眼、皮肤、外阴各种干燥症状，肝功能异常，1年前低血钾，多发性龋齿，经某院确诊为“干燥综合征”。就诊时五心烦热，急躁易怒，倦怠乏力，腰膝酸软，口鼻眼干燥，视物欠清，月经先期量少，纳少，

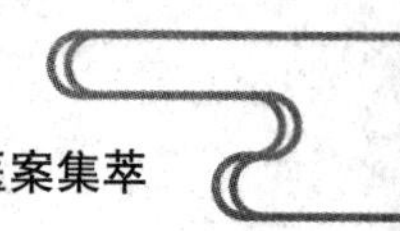

心悸气短，干咳，舌红有裂痕，无苔，脉沉细数，血沉 95mm/h，大失血后，气随血脱，导致气血两虚，初辨为阴虚内热，治以滋肾养肝，润胃生津，六味地黄丸加石斛、葛根、生石膏、赤芍等，月余后口眼干涩症状好转，便溏腹胀，四肢不温，夜尿频多，舌淡苔薄，脉沉细，病延日久，阴损及阳，阳虚气不化水，津液难以输布，燥象益重，辨证为阴阳两虚，治宜平调阴阳，药用当归、太子参、白芍、阿胶珠、熟地黄、枸杞子、桑寄生、鹿角胶、鸡血藤、黄芩、密蒙花、肉桂等，配合使用维生素、转移因子等治疗 9 月，其间并配合健脾和胃，顾护后天之本，后患者干燥症状基本消失，进食好转，体重增加，随访 3 年，病情稳定。

患者某，女，52 岁，已婚。2003 年 10 月 11 日初诊。患者 1997 年出现口眼干燥，症状渐重，进干食需水伴下。1999 年开始出现关节疼痛、肝功能异常，曾诊为“类风湿关节炎”。两个月前口眼干燥症状进一步加重，且可见手指关节轻度变形，经某医院检查确诊为“干燥综合征”，建议来我院服中药治疗。现症见：口眼干燥，伴有口黏，口干不欲多饮，饮不解渴，视物模糊，饮后胃脘胀满不适，腹胀便溏，倦怠乏力，腿肿酸痛，手关节疼痛，晨起尤重。检查：口角及口腔黏膜干燥，涎池消失，唾液黏稠有拉丝现象；双腮腺无肿大，腮腺导管乳头消失，挤压双侧腮腺未见分泌液溢出；多数牙齿龋坏；腮腺造影：主、分支导管不规则扩张，末梢导管呈点状、腔状改变，造影剂排空迟缓；唇腺活检：黏液腺间质有多量淋巴细胞浸润，部分腺体萎缩消失，导管周围有较多淋巴细胞浸润；Schirmer 试验示左 0.3cm，右 0.5cm，角膜荧光染色示双眼少许点状着色。抗 SSB（+），血常规正常，血沉 30mm/h；GPT（-）、A/G 比值为 1.13/L，IgA：122.5IU/ml，IgG：353.7IU/ml。舌淡胖边有齿痕、苔黄白厚腻，脉弦细滑；证属脾胃气虚，水湿中阻，治宜健脾益气、和胃利湿。药用生黄芪、太子参、南沙参、北沙参、麦冬、白芍、炒白术、陈皮、半夏、茯苓、薏苡仁、藿香、栀子。治疗过程中酌加苍术、泽泻、桑寄生、菟丝子、石斛、玉竹、密蒙花、决明子等。治疗 6 个月，口干明显改善，进食时不必水送，夜间亦不必数次饮水，眼干减轻，可以较长时间看报、看电视等。再次化验血沉 15mm/h，A/G 比值为 1.55/1，IgA：141IU/ml，IgG：160IU/ml。

九、章琴韵医案[36]

徐某某，女，57 岁。双侧腮腺肿大 4 个月，眼干燥，神疲，大汗，心慌头晕，夜寐不安，小便灼热，大便正常，关节酸痛，常易感冒、发热，双侧腮腺区肿大，以右侧明显，皮色正常，边界不清，无压痛，口内腮腺导管口未见充血，按压腮腺导管口内未见脓性或血性分泌物排出。苔薄、质偏淡，脉滑数。实验室检查：血沉 95mm/h，类风湿因子阳性。唇腺活检证实为口眼干燥、关节炎综合征。气阴两虚，久病卫外不固，痰湿内阻。治以益气固表，佐以化痰：生黄芪 12g，炒党参 12g，生地黄 12g，白术 9g，白芍 9g，煅牡蛎 30g，糯稻根 15g，夏枯草 12g，广郁金 9g，麦冬 9g，大枣 9g，陈皮 6g，甘草 6g。治疗 2 周后仍反复感冒发热，腮腺区肿胀伴灼热，口眼干燥加剧，苔薄腻，舌质红，脉细滑数，拟疏风化湿清热治疗。1 周后痊愈。继续用八珍汤合六味地黄丸加减治疗 1 个月后，口眼干燥改善，腮腺肿胀已退，出汗明显减少，苔薄，质偏淡，脉细滑。服药 2 个月后又出现腮腺区漫肿，口干，舌碎痛，苔薄质红，脉细，再拟益气养阴清热：生地黄 12g，玄参 9g，知母 9g，太子参 30g，党参 9g，生黄芪 12g，广郁金 9g，白术 9g，茯苓 12g，炙僵蚕 9g，生牡蛎 30g，六一散 12g。后巩固治疗半年，口眼干燥好转，腮腺肿块已小，且软，症状得到控制，复查血沉正常，泪流量正常，类风湿因子弱阳性。随访 2 年，症状稳定。

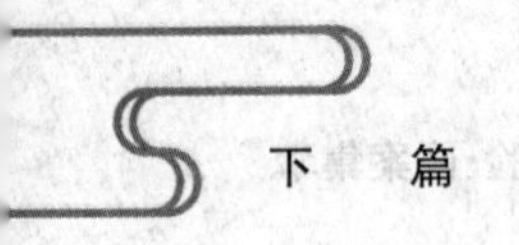

十、王鹏宇医案[64]

吴某某，女，23岁。口干眼燥伴腰髋疼痛1年。1年前于发热恶风周身疼痛干咳后出现口鼻干燥症状，且渐出现双眼干涩，在北京经腮腺病理检查诊为“干燥综合征”，现除干燥症状外伴见头晕头痛，颈项强痛，腮腺及颌下淋巴结肿痛，脘腹胀满，大便不畅，小溲黄赤，月经量少，阴道干燥，舌黯红，苔薄少津，脉弦细数。外感燥邪，兼夹热毒，予疏风泄热，解毒散结，兼以养阴润燥，通利关节：蝉蜕、僵蚕、桑枝、防风、甘草各10g，金银花、玄参、生地黄、火麻仁各30g，连翘12g，牛蒡子、葛根、板蓝根各10g，羌活9g，片姜黄8g。5剂后口眼干涩减轻，但腰髋疼痛及脘腹胀满仍未减，上方去火麻仁、连翘、生地黄，加桑寄生、狗脊各20g，焦杜仲15g，半夏9g，苏梗10g，后以本方加减服用40余剂，诸症基本消失。

苏某某，女，59岁。1年前感冒发热加之心情急躁。后口舌生疮，反复不愈，口干咀物困难，双目干燥酸涩，多饮多尿，虽饮水而干燥之症无缓解，心慌少寐，便溏，皮肤干，面少华，舌红无苔有裂痕，脉细数，在某院被诊为干燥综合征，证属脾肾阳虚，三焦气化失常，心火偏亢，水火失于既济，治以温阳化气，交通心肾，五苓散合交泰丸加减：桂枝、白术、焦栀子、甘草各10g，茯苓15g，猪苓、泽泻各12g，肉桂3g，黄连6g，生石膏、炒枣仁各30g，7剂后口舌溃疡愈合，口眼干燥明显减轻，尿次减少，上方加乌梅10g、砂仁8g，10剂后诸症基本消失，嘱继服金匮肾气丸和归脾丸善后。

十一、马永桢医案[44]

张某，女，37岁。因“口眼干燥3年余”就诊。就诊时口干，咽燥，目涩而无泪，腮部胀痛，形弱瘦削，五心烦热，食后腹胀，胃纳不佳，舌光红无苔，脉细数。实验室检查：抗SSA(+)，抗SSB(+)，RF(+)，滴度>1:40；泪流量测定左眼及右眼均为0mm，角膜荧光素染色阳性；含糖试验超过30分钟；腮腺造影显示：双侧腮腺管变细，粗细不均。符合干燥综合征诊断；胃镜示：萎缩性胃炎。肺胃阴虚在先，肝肾亏虚在后，阴虚不复，燥热内生，治疗以养肺益肾，滋水救液：南沙参、北沙参各15g，天冬、麦冬各10g，生地黄、熟地黄各10g，玄参10g，白芍10g，天花粉10g，山萸肉10g，乌梅8g，五味子10g，服药60剂，口舌干燥减轻，饮食增加，抗SSA(−)，抗SSB(−)，RF(−)，继续服药一个月，病情稳定。

十二、夏翔医案[65]

蔡某，女，48岁。口眼干燥伴关节疼痛3年，诊断为“继发性干燥综合征(伴类风湿关节炎)”，求诊时口舌干燥，灼热疼痛，双目干涩畏光，声嘶气短，吞咽不利，大便干，精神萎靡，腰酸乏力，午后低热，五心烦热，指趾关节轻度变形，舌红绛无苔，脉细数，血沉57mm/h，尿常规蛋白(++)，多项免疫指标异常。五脏真阴匮乏，燥盛邪客络瘀，予以清营汤为主方，滋阴养血，清燥除痹：生地黄60g，玄参15g，知母15g，赤芍15g，牡丹皮12g，生黄芪30g，苍耳子30g，辛夷15g，杜仲12g，杜衡12g，桑寄生15g，威灵仙15g，炙甘草9g，大枣15g，7剂后诸症有所减轻，大便略薄，舌脉未变，生地黄增至90g、黄芪45g、白豆蔻5g，服药30余剂，舌质略转红，苔薄白，尿常规及血沉正常，随访1年，病情稳定。清营汤化裁组方，滋阴养血，清燥蠲痹，其中重用具有“补五脏”(《别录》)、“逐血痹”(《本经》)之功的生地黄，又伍大量黄芪为阴中求阳之法，用药思路独特，药理药性汇通。

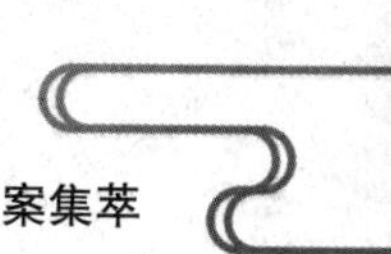

十三、李达祥医案[66]

陈某，女，55岁。因“口眼干燥，关节疼痛4年”就诊，在外院诊断为“干燥综合征”。就诊时口干吞咽困难，舌面碎裂涩痛，目干有烧灼感，双膝关节酸痛，心烦失眠，大便干燥，舌质红，苔薄黄，脉沉细。津液亏耗，关节失润而关节疼痛。津液为血液的组成部分，津亏则血液浓缩而瘀滞，患者虽无瘀象，但瘀血贯穿燥证始终，故治疗当滋阴生津，养血润燥，活血化瘀：生地黄30g，玉竹30g，玄参20g，麦冬20g，天花粉20g，石斛15g，黄精30g，桑寄生30g，白芍15g，丹参30g，当归15g，桃仁10g，红花10g，炙甘草6g。服药1月后，患者口眼干燥及关节疼痛症状减轻，心烦失眠消失，大便调，舌裂变浅，苔薄白稍润，为津回燥润之象。又1月后，痹痛消失，燥象大减，舌淡红，舌裂已愈，脉稍细，内燥已缓解，原方去甘寒之天花粉、石斛、玉竹，继服1月，复查类风湿因子、抗核抗体均转阴。后期加强补肾滋阴，原方加何首乌30g、黑大豆30g，调治1月。随访1年未复发。

十四、孟如医案[4][43]

吴某，女，68岁。口眼干燥16年，便溏3年，8年前确诊“干燥综合征合并类风湿关节炎”。就诊时口眼鼻干燥，易外感，关节痛，少气，头昏，纳呆，便溏日三四行，小便调。面部及全身皮肤干燥多皱而起屑，弹性较差，面色晦暗，形体消瘦。舌淡红少津、中有裂纹，舌前、中部无苔，舌根部有极少薄白苔，脉滑，重取无力。辨证为肺脾肾气阴亏虚、胃阴亏损。治以益气益阴、生津润燥，处方：太子参30g，麦冬20g，五味子10g，怀山药30g，生地黄12g，玄参12g，天花粉25g，石斛12g，玉竹12g，扁豆15g，骨碎补15g，甘草3g，1周后患者精神好转，口干减轻，进食增加，仍感目干唇干起屑，舌淡红少津、中有裂纹，舌根、中部苔薄白，脉细弦。去骨碎补、天花粉，加枸杞子30g、菊花12g、木贼草12g，1周后目干减轻，饮食基本正常，皮肤脱屑减轻，舌淡红少泽，舌根、中部苔薄白，脉细。去木贼草，加黄芪15g益气以助生津。2月后患者诸症减轻，但双膝、腕、肩等关节疼痛，大便先干后溏，舌淡红少津，舌前无苔，舌中、根部苔薄白，脉弦滑。脾胃气阴两虚、肝肾不足兼风湿痹阻，治以养阴益气润燥，兼祛风除湿清热，以初诊时方为1方，下方为2方，两方交替使用：黄芪15g，羌活12g，防风12g，归尾15g，赤芍15g，姜黄15g，木瓜12g，伸筋草12g，桑枝15g，豨莶草12g，忍冬藤25g，甘草3g，2方交替水煎服；两周后诸关节痛有所减轻，口眼诸干燥症状大减，精神尚好，纳食正常，二便调。

藏某，女，56岁，于2005年8月21日初诊。患者1996年确诊为“桥本甲状腺炎”，1998年确诊为“干燥综合征”，近5个月来常口干、咽痒或痛，易发口腔溃疡。半月前病情加重。现感咽干略痛，口干舌燥、眼干，动则汗出，双手心发热，时恶寒、全身关节疼痛、心悸、不欲食，左上腹胀满，时有肠鸣腹痛，纳可、眠差，大便每日两次，先干后溏，腹痛则便，唇干红、舌干黯红、裂纹、苔薄少津、脉弦。中医辨证：气阴两伤，湿困脾胃，治则：①滋阴生津、健脾燥湿。药用玄参15g，麦冬25g，生地黄15g，天花粉15g，桔梗12g，陈皮12g，柴胡12g，黄芩12g，葛根30g，苍术15g，厚朴12g。②益气生津、养阴除烦。药用苏条参25g，麦冬25g，玄参15g，五味子10g，生地黄15g，天花粉15g，女贞子12g，青蒿20g，鳖甲25g，墨旱莲12g，知母12g，牡丹皮10g。服法：每日服1剂，两方交替服用。9月20日复诊：患者服上两方各6剂后，感恶寒无、咽痛减、余症亦稍减。现症见：口眼干燥、易汗出、眠差、每日排

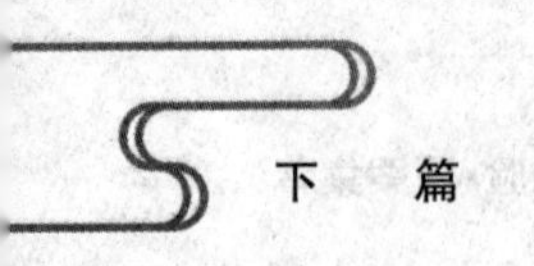

便2～3次、先干后溏、唇干红、舌干黯红、裂纹、苔薄少津、脉细弦、中医辨证：肺脾（胃）肾阴虚、脾失健运。治则：滋阴益气、健脾祛湿。组方：①太子参25g，麦冬20g，玄参15g，五味子10g，桔梗12g，生地黄15g，苍术15g，天花粉15g，厚朴12g，神曲20g，陈皮12g，威灵仙15g，甘草3g。②玄参15g，麦冬20g，生地黄15g，天花粉15g，桑枝30g，秦艽15g，莶草15g，怀山药30g，枣皮15g，茯苓30g，牡丹皮10g，泽泻30g，五味子10g。①方以益气健脾、除湿止痛兼滋胃阴为主，②方以滋养脾（胃）肾之阴，祛湿止痛为主，二方交替水煎服，20余天后，患者感全身关节疼痛明显缓解，口眼干燥、易汗出亦有明显减轻，精神好转、纳增，但仍有唇干红、舌干黯红、裂纹、苔薄少津、脉细、以后两方调理，巩固疗效。患者为老年之人，久病之下，致先天之肾及后天之脾均已亏虚，出现气阴两虚、湿困脾胃、虚实夹杂之症，教授拟以两方用药，一方以健运后天之脾胃为主，一方以滋补先天之肾阴为主，两方交替服用，疗效较好。但临证之中，本病除阴虚之证外，每多兼风湿热之邪痹阻，拟祛风除湿清热，多选用羌活、桑枝、威灵仙、忍冬藤、姜黄、木瓜、伸筋草、秦艽、薏苡仁；久病血虚兼血瘀明显者，常用桃红四物汤、以养血活血化瘀。总之，孟老在注重润燥治燥、滋肺脾（胃）肝、肾之阴外，常注重临床实际，随证辨证施治。体现了中医辨证论治的基本原则。

十五、张鸣鹤医案[41]

戴某某，女，53岁。口眼干燥，四肢关节疼痛8年，平时服用激素及免疫抑制剂治疗，就诊时，口舌干燥，饮食须水冲，夜间频饮，双目干涩疼痛，双肩、腕、膝、踝和手指关节疼痛为甚，晨僵、阴雨天加重。低热起伏不定，纳差、乏力，双腕、踝和手指关节肿胀，舌红绛无苔，脉沉细数。查血沉105mm/h，类风湿因子1∶120（+）。燥毒内盛，阴虚兼湿热阻络。处方：生地黄30g，沙参20g，乌梅10g，麦冬20g，石斛15g，金银花30g，猫眼草10g，羌活12g，独活30g，川牛膝20g，雷公藤10g，土茯苓30g。10余剂后，体温恢复正常，关节疼痛及口眼干燥大减，30余剂后，饮水减少，双目涩痛及关节肿胀消失，原方去乌梅、猫眼草、土茯苓，另加炒水蛭5g、红花10g、赤芍20g、王不留行15g、白芥子12g、熟大黄10g，以剔痰通络，活血化瘀，续服3个月后，关节症状基本消失，随访1年，病情无复发。

患者，女，30岁。2012年3月27日初诊。口干、眼干2年，加重1个月。2年来，口干、眼干逐渐加重，口干苦，饮水多，牙齿干枯，吞咽困难，甚时饮食需水送服或流质饮食，眼干，伴有摩擦感，有时伴有四肢关节痛，颌下、颈部淋巴结肿大，舌红苔黄，脉弦数。2012年3月25日于济宁某医院做实验室检查，ESR：128mm/h，ANA：1∶1000，抗SSA抗体（+++），抗SSB抗体（+++），RF、ASO、CCP（-），抗dsDNA抗体、抗Sm抗体（-）。西医诊断：干燥综合征。中医诊断：燥痹，热毒炽盛，灼伤阴津证。治宜清热解毒，养阴生津，兼以活血散结。处方：金银花20g，连翘20g，红藤20g，雷公藤10g，沙参20g，麦冬10g，生地黄15g，赤、白芍各20g，石斛10g，乌梅10g，玄参20g，当归10g，五味子10g，甘草6g。水煎服，每日1剂，服6天停1天，24剂。忌食辛辣油炸及过咸食物，忌烟酒。坚持治疗原则不变，根据病情发展，在上方基础上稍作加减。至2012年8月28日五诊时，患者口眼干燥明显减轻，病情基本得到控制。查ESR：25mm/h。逐渐减药，巩固治疗，病情趋于稳定。

按：本例属SS急性炎症期。该患者素体阳盛，脏腑积热，内蕴成毒；又复外感毒邪，致热毒炽盛，灼伤津液，化燥阻络，发为燥痹，辨证属热毒灼津证，治疗首重清热解毒，兼以养阴生津、活血布津。方中金银花、连翘、红藤等清热解毒药，以及辨病使用雷公藤、白芍，均

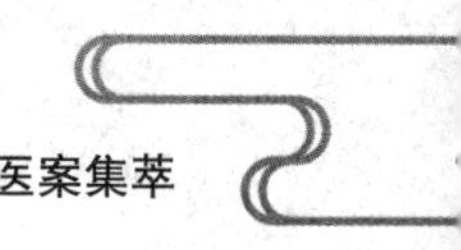

为针对SS“炎热”病机而治，抑制机体免疫，以迅速控制炎症以治本，截断病情发展。同时配伍大量养阴生津药，一则生津润燥以除燥热之标；一则以阴制阳，水旺则火湮，热清则毒自散。如此遣方用药，标本兼顾，疾病向愈。同时长期服药，防病复发。

十六、张华东医案[48][49][50]

从心肾论治病案：闫某，女，57岁。2014年7月12日初诊。患者因“失眠3月，加重1月”入北大人民医院神经内科就诊，同时患者伴口干、眼干、口腔黏膜溃烂，后建议风湿科就诊，于北大人民医院诊断为“干燥综合征”。后至我科就诊，症见：口咽干涩，干食需水，口腔溃疡，眼目发涩，有磨砂感，伤心无泪，时用人工泪液，心慌心悸、时有汗出，睡眠差，患者令诉时有脘腹、腰膝冷痛，时有腹泻，舌尖质红、苔薄腻，脉沉。辅助检查：抗SSA阳性，抗SSB阳性，ANA定量大于1∶1000，血沉38mm/h，腮腺超声、唾液腮腺核素示腮腺轻度破坏，非刺激性混合唾液流率试验：0.29ml/15min，Schirmer试验：左：1mm/5min，右：2mm/5min。四诊合参，本例属心肾阴阳不和，肾火不足不司便、心阴虚之阴液输布失司燥痹案。治当和合阴阳、补肾壮阳，交通心肾。方用左归丸和阿胶鸡子黄汤加减。处方：肉桂8g，制附片15g，干姜20g，白术15g，炙甘草10g，黄连10g，黄芩10g，阿胶6g（烊化），芍药20g，熟地黄20g，山药20g，山萸肉20g，泽泻15g，茯神20g，远志15g，益智仁15g，赤石脂20g，煅龙骨30g，煅牡蛎30g。7剂。水煎，每日1剂，早晚2次分服。令嘱其每服用药时取鸡子黄一枚同冲饮下。2014年7月21日二诊：患者失眠、心悸，口咽干涩，口腔溃疡，脘腹、腰膝冷痛症状明显改善。即服上方14剂。巩固治疗3个月，随访1个月，口眼干症状明显减轻，伤心已有泪，余症均缓解。

按：本案患者肾阳不足，无力蒸肾水上济心阴，心阳相对偏亢致使心火虚亢于上，上下阴阳不交，升降不济，气血生养运化失承，津液宣发布散失司，故而为病。临床症见失眠、心悸心慌，此外还见脘腹、腰膝冷痛，时有腹泻；口咽干涩、口腔溃疡，眼目发涩，有磨砂感，且伤心无泪等症状，一派津液不足，不濡、不润肌肤孔窍，燥痹为病可知。故而选用八味地黄丸意寓于此。柯韵伯说：“病在少阴而心中烦不得为卧者”，故用芩连直折心火，用阿胶以补肾阴，鸡子黄佐芩连，于泻心中补心血，芍药佐阿胶，于补阴中敛阴气，斯则心肾交合，水升火降，扶阴泻心之方，和合阴阳。同时结合患者证型，加用茯神、远志、益智仁助通心肾、安神益智；赤石脂、煅龙骨、煅牡蛎收涩敛肠，同时龙骨、牡蛎亦能潜阳滋阴。全方方药寒热、上下同用，共奏气机升降相宜、阴阳和合互生之功。阴津生，津液输布，孔窍濡润，肌肤得养，燥病自解。

从肝肺气机论治病案：患者，女，57岁，2014年7月8日就诊，自诉患燥痹2年，于北京某医院诊断为“干燥综合征”，曾服用“醋酸泼尼松龙”“硫酸羟氯喹片”等西药治疗，效果不显，遂于我科就诊。诊见：口腔干燥、有溃疡，干食需水，眼睛干涩、红赤胀痛，时有不洁分泌物，伤心无泪；头眩晕胀痛，情志不舒，时有咳嗽气急，痰多色黄，胁肋胀痛，皮肤时偶发痈疖，手足心热，夜有失眠盗汗，饮食可，小便黄，大便黏腻，舌质红，苔黄腻，脉弦数。辅助检查：抗核抗体（ANA）定量大于1∶1000，抗SSA抗体强阳性，抗SSB抗体阳性，血沉58mm/h，C反应蛋白（CRP）23.4mg/L，唾液腮腺核素示腮腺中轻度破坏，非刺激性混合唾液流率试验：0.35ml/15min。Schirmer试验：左3mm/5min，右1mm/5min。四诊合参，本例属于燥痹之湿热壅滞肝胆，肺气不降，阴津不布。治当清泄肝胆火热，轻输肺津布散。方以泻

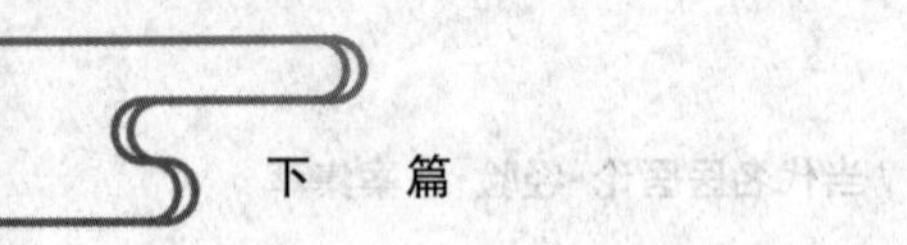

白散合柴胡泻肝汤加减治疗，处方：地骨皮15g，黄芩10g，桑白皮15g，柴胡10g，青皮10g，陈皮10g，清半夏10g，车前子30g，通草15g，竹茹20g，瓜蒌20g，杏仁20g，龙胆15g，炒栀子15g，钩藤15g，泽泻30g，牡丹皮20g，赤芍10g，川楝子10g，郁金20g，金银花15g，野菊花15g。7剂，水煎，1剂/d，早晚2次分服，令嘱其畅情志，清淡饮食。2014年8月15日二诊，患者口干、口黏，眼不洁分泌物减清，头晕目赤、气急咳嗽症状明显改善。即服上方14剂。巩固治疗2个月，随访2个月，口眼干症状明显减轻，干食不需水，伤心已有泪，余症均缓解。

按：本案患者肝郁而化火，湿热随肝气而升，肺失肃降、肺失治节，致而左升太过，右降无权，津液失于宣发布散，故而症见口眼干涩，但有口腔溃疡，眼不洁分泌物，头晕头痛、胁肋胀痛、咳嗽气急、甚有痈疖。《本草经解·青皮》亦曰："肝主升，肺主降。升而不降，气膈于右；降而不升，气膈于左。温可达肝，辛苦泄肺，则升降如而膈气平矣。"故而用青皮、陈皮、清半夏、竹茹、瓜蒌、杏仁、桑白皮、地骨皮清化痰热，肃降右金，以期郁逆肝气散降，以收左金制木之效。患者左升太过，夹湿浊、热毒上扰，龙胆、炒栀子、黄芩、车前子、通草清泻肝胆湿热；再有钩藤、石决明平泻肝阳，缓肝之邪气太过，舒清阳左升，调畅气机；牡丹皮、赤芍、川楝子、郁金散肝之气机郁结，消气津凝滞，张教授强调肝升肺降，相反相成，维持人体气机的调畅，而肝与左，肺与右，则是代表着全身营卫、十二经循行之通道。气机升降有调，浊阴从肺右降，清阳以从肝左升，气津宣发输布有调，肌肉充、腠理荣。全方共奏清泻肝胆湿热、肃降右金、调和肝肺、平和气血、输调津液之功。

从脾胃论治病案：患者，女，52岁。因"口干、眼干3个月，加重1个月"，于2014年6月12日来中国中医科学院广安门医院就诊。患者3个月前因口腔黏膜溃烂在北京某医院口腔科就诊，后转至风湿科，诊断为"SS"。症见口干、口黏，不欲饮，口腔溃疡，眼干有磨砂感，每日人工泪液6次，且有不洁分泌物，乏力，无关节疼痛，不欲饮食，脘腹胀满偶有腹痛，大便硬结，不易排出。舌质淡红，苔黄腻，边有齿痕，脉细滑。辅助检查：抗SSA抗体阳性，抗SSB抗体强阳性，ANA定量>1∶1000，红细胞沉降率48mm/h。唾液腮腺核素示腮腺轻度破坏。非刺激性混合唾液流率试验：0.45ml/15min。Schirmer试验：左2mm/5min，右2mm/5min。四诊合参，本例属燥痹之脾虚气弱，湿热阻滞，阴津不布。治宜健脾益气，益阴除湿，化湿祛浊，畅运脾胃。方以香砂养胃丸合升降散加减。处方：木香20g，香附15g，砂仁10g，豆蔻10g，白术20g，党参20g，茯苓20g，柴胡10g，枳实30g，大黄10g，僵蚕10g，蝉蜕15g，片姜黄15g，车前子30g，滑石粉30g，泽泻10g，麦冬20g，瓜蒌20g。7剂，水煎，每日1剂，早、晚2次分服。2014年6月21日二诊，患者口干、口黏、眼不洁分泌物减轻，腹胀症状改善，但患者诉时有口苦、烘热，上方去大黄，加秦艽30g、地骨皮20g，以清热益阴祛邪。继服14剂。2014年7月25日三诊，患者口眼干燥、肌肉酸痛乏力明显改善，伴随症状好转，即服上方14剂。巩固治疗2个月，随访2个月，口眼干症状及眼磨砂感缓解，已不用人工泪液。

按：本例患者脾胃亏虚，运化失司，营卫气血化生不足，津液亏虚不濡肌肤孔窍以致为病，口眼干涩，眼部磨砂感；脾胃不足，水湿不运，再有中焦脾胃枢机升降失常，脾不升清，胃不降浊，浊阴上逆，清气下陷，故见口腔溃疡，眼不洁分泌物，脘腹胀满，偶见腹痛；脾胃同属中土，居于中焦，且为三焦升降之枢机，故宜健运脾胃，通降上下气机。患者舌质淡红，舌边有齿痕，为脾胃不足，水湿不运；且舌苔见有黄腻，为湿热阻滞，津液不布；故治宜健脾

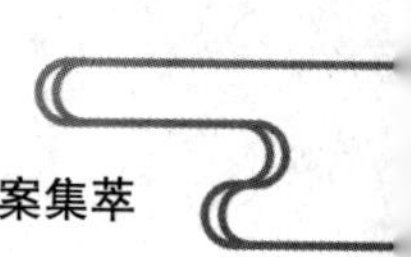

益气、益阴除湿、畅运脾胃。方中党参、白术益气健脾，以助中运；木香、香附、砂仁、豆蔻化湿清浊，增强健运脾胃之功；蝉蜕、僵蚕、片姜黄、大黄、枳实、柴胡升清降浊，通调脾胃上下之气机；车前子、淡竹叶、滑石粉、茯苓、泽泻利湿浊以通降前阴。本病例为脾胃不足，气机不调，湿热为患。本有津液输布不均，再有健脾通调的药物运用，湿浊祛除，阴津更显不足，故宜瓜蒌、麦冬以填津之不足，且补津不腻。

十七、金实医案[19]

王某，女，50岁，教师。主诉：两眼干涩、咽干3年余。2001年10月初诊：患者曾于2000年8月就诊于某西医院，腮腺造影示：腮腺分支导管增粗，排空相上见导管内部分造影剂残留。实验室检查：抗SSA（+），抗SSB（-），血沉48mm/h。诊断为原发性干燥综合征。给予眼药水滴眼、甲氨蝶呤及复合维生素B等药治疗1年余，未见明显改善。刻下：双目干涩不适，泪少，频繁瞬目，咽干，口燥，口唇起皱皮，时欲饮水，乏力，夜寐欠安，大便秘结，两侧腮腺区肿大，以右侧明显，皮色正常，边界不清，无明显压痛，舌红，少苔，有裂纹，脉细涩。Schirmer试验：左4mm/5min，右5mm/5min；角膜染色试验：左（+），右（-）；血沉：45mm/h。证属阴虚络滞，肺不布津。治以生津润燥，宣肺通络。处方：紫菀20g，南沙参、北沙参各15g，天冬、麦冬各15g，生石膏30g，乌梅肉10g，桃仁10g，路路通10g，甘草5g。水煎服，每日1剂。服用1个月后，除眼干涩未减，余症均有明显减轻。继用原方2个月后，眼干涩明显缓解。Schirmer试验：左10mm/5min，右8mm/5min；角膜染色试验：左（-），右（-）；血沉：24mm/h。续服3个月，其间先后加减用山楂、桔梗、穿山甲、白芍等药，病情稳定无复发。

十八、金妙文医案[51]

石某某，女，48岁。2013年11月19日初诊：因眼目干燥反复口腔溃疡，在西医医院行唇腺活检，病理提示：慢性炎症细胞浸润Ⅱ级。拟诊干燥综合征。目涩咽干口腔干燥饮水不减，入夜后尤甚。腰部时有酸软不适，夜尿1次。月经不规律两年，量少近半年月经不口服黄体酮已无。纳食可，夜寐浅，大便日行1次，小便调。生化检查示：免疫指标基本正常，血糖、血脂正常。脉细滑，舌质红隐紫，苔薄黄。证属：阴液内亏，燥热内盛，瘀热内阻。予以滋阴养血，生津泄热、活血化瘀。方药：生地黄10g，麦冬10g，玄参10g，石斛10g，枸杞子10g，决明子12g，山萸肉10g，楮实子10g，炙女贞子10g，制黄精10g，制雷公藤先煎40min 6g，赤芍10g，白芍10g，夏枯草10g，栀子10g，泽泻12g，丹参10g，鸡血藤15g，陈皮6g，制香附10g。2013年11月26日：口干、目涩减轻，晨起手指肿胀活动后消失，近日大便一日2～3次无所苦。月经未行。脉细滑，舌质红隐紫，体胖大边有齿痕，苔薄黄腻。前法中加用健脾以助阴液布散窍道。生地黄10g，麦冬10g，玄参10g，川石斛10g，枸杞子10g，决明子12g，山萸肉10g，怀山药12g，楮实子10g，炙女贞子10g，制黄精10g，制雷公藤先煎40min 6g，赤芍10g，白芍10g，夏枯草10g，栀子10g，泽泻12g，丹参10g，炒白术10g，茯苓12g，鸡血藤15g，制香附10g。2013年12月10日：晨起口腔干燥减轻，目涩尚盛、手指肿胀改善，大便秘结3日一行。脉细滑，舌质红隐紫，苔薄黄。前方中加强养肝之品。生地黄10g，麦冬10g，玄参10g，石斛10g，枸杞子10g，决明子12g，山萸肉10g，怀山药12g，楮实子10g，炙女贞10g，制黄精10g，墨旱莲15g，密蒙花10g，南沙参、北沙参各10g，夏枯草10g，栀子10g，赤芍、白芍各10g，太子参10g，炒白术10g，制香附10g，炒枳实15g，制雷公藤先煎40min 8g，红

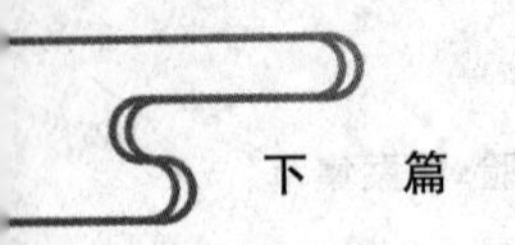

花 10g，川芎 10g，桃仁 10g，鸡血藤 15g，路路通 10g。2014 年 3 月 4 日：患者目涩口干减轻，口腔黏腻不爽，大便每日一行，欠畅，舌尖灼热不适。脉细滑。拟滋阴生津，调理脾肾，化湿布津治疗。方药：生地黄 10g，麦冬 10g，玄参 10g，石斛 10g，枸杞子 10g，决明子 10g，太子参 10g，炒白术 10g，茯苓 15g，生薏苡仁 15g，佩兰 10g，炒杜仲 10g，川续断 10g，楮实子 10g，炙女贞子 10g，墨旱莲 15g，红花 8g，片姜黄 10g，鬼箭羽 15g，制雷公藤先煎 40min 8g，黄连 4g，猪苓 15g，夏枯草 10g，栀子 10g，赤芍、白芍各 10g，丹参 15g，制香附 10g。3 月 18 日：感冒 10 天未愈，鼻塞流清涕，咳黄痰，胃脘不适。脉细滑，舌质红隐紫，苔薄黄腻。患者素体阴虚复感风温。标本皆治予以养阴润燥，辛凉解表，清肺止咳治疗。方药：金银花 10g，连翘 10g，荆芥 10g，大青叶 15g，野菊花 15g，炒黄芩 10g，薄荷 4g(后)，牛蒡子 10g，淡竹叶 15g，瓜蒌皮 10g，前胡 10g，鱼腥草 25g，藿香、佩兰各 10g，太子参 10g，红景天 15g，制雷公藤先煎 40min 8g，制香附 10g，苏梗 10g，法半夏 10g，陈皮 6g。4 月 1 日：ECT：腮腺摄取及排泄功能正常，颌下腺摄取功能减退。3 月 26 日月经来潮，口干目涩几无。脉细滑，舌质红，苔薄黄腻。拟滋阴生津，调理脾肾治疗。方药：生地黄 10g，麦冬 10g，玄参 10g，石斛 10g，枸杞子 10g，决明子 15g，芦根 15g，太子参 10g，炒白术 10g，茯苓 15g，地骨皮 15g，楮实子 10g，炙女贞子 10g，墨旱莲 15g，制雷公藤先煎 40min 8g，炙僵蚕 15g，炙鳖甲先煎 40min 10g，白残花 6g。患者坚持来诊，雷公藤用量渐减至停，月经恢复正常，自觉症状稳定。

按：纵观 6 诊，金老治疗干燥综合征时，抓住阴液亏虚，燥热内盛为干燥综合征的基本病机再结合患者舌脉，辨证为阴液内亏、燥热内盛、瘀热内阻，依证立法(滋阴养血，生津泄热、活血化瘀)，从“以机统法，以法统方”这一用药思路出发，药虽多而不乱并达到燥润相济的处方格局，故 6 诊次多只在用药上作小的调整。金老在应用滋阴生津这一类药物时：一方面因患者以口干目涩为主诉，故用一定的生津之品如生地黄、麦冬、玄参、川石斛、芦根及天花粉等药物；另一方面从肾主津液这一角度出发，以补益肾精为主如女贞子、墨旱莲、制黄精及怀山药等药物起到治病求本的目的。金老在这一病例中尚注意到了津液的布散，共有三类药共同起到了这一作用。患者月经半年未至且舌质红隐紫，故应用红花、桃仁、鬼箭羽及片姜黄等药物活血化瘀。首先可促进月经来潮，更重要的是使血中瘀热得除、脉道通畅阴液布散通畅。理气之品如香附、苏梗、白残花及厚朴等一可防养阴之品碍胃，再者符合气行则津布这一中医理论。太子参、炒白术、杜仲及续断等益气之品促进阴液的布散生化。第 5 诊次时患者出现感冒，金妙文教授根据患者本虚标实的病理特点，在标本兼治的原则指导下，予以养阴润燥，辛凉解表，清肺止咳立法。第 6 诊时患者月经已至且舌质红而不紫，表明瘀热之邪已除，故撤除活血之品。雷公藤治疗干燥综合征是在辨证与辨病相结合的思路下应用的。但应遵循“大毒治病十去其六”这一原则，当病情稳定后及时减量直至撤除。

十九、刘维医案[54][67]

从毒论治发热病案：秦某某，女，50 岁，口眼眼干 20 年，加重伴低热 1 月。患者 20 年前现口干眼干，于北京中日友好医院做相关免疫学检查及唇腺活检，诊断为“干燥综合征”，予“皮质激素、慢作用药甲氨蝶呤、来氟米特片”等治疗，病情基本稳定，近 1 个月激素减量至 80mg/ml 后，出现间断低热。现症：间断低热，T_{max}：37.6℃，口干，眼干，视物欠清，干咳少痰，猖獗龋齿，进食需饮水送下，纳寐一般，大便干，小便调，舌红苔少而干，脉弦细数。西医诊断：干燥综合征。中医诊断：燥痹。患者病久伤阴，不能濡润，阴亏热甚，久而成毒发热，故辨为阴虚热毒之证，治宜清热解毒，滋阴润燥。处方：黄芩 15g，金银花 20g，生地黄 20g，北沙参 20g，麦冬 20g，玄参 20g，川贝母 10g，芦根 30g，桔梗 10g，甘草 6g，蒲公英 10g，紫花地丁 10g，7 剂，水煎服日 1 剂。另予中成药八宝丹每日两粒，以助清热解毒。二诊，间断低热，T_{max}：37.3℃，口干渴欲饮水，口角皴裂，舌红苔少而干，脉弦细。前方增量全北沙参 30g，麦冬 30g，玄参 30g，加生石膏 20g，淡竹叶 10g，百合 20g，7 剂，水煎服日 1 剂。三诊，发热渐退，体温 36.8～37.0℃，口干渴较前好转，仍眼干，视物欠清，舌质红苔少薄白，脉弦细。前方加女贞子 10g，墨旱莲 15g，7 剂，水煎服 1 剂。四诊，体温基本正常，口干眼干较前好转，效不更方，仍拟清热解毒、滋阴润燥，前方临证加减，继服。在治疗过程中因病久沉珂，非短日之功，在清热解毒退热的同时，注重固护上、中、下三焦之阴，固本培元，滋阴润燥，舌苔渐生提示胃气来复，也是疾病渐愈之象。

燥痹眼干症合并眼睑浮肿病案：患者某，女，37 岁，2013 年 3 月 6 日初诊。口干、眼干 1 年，加重伴双眼睑浮肿 1 月。患者于 1 年前无明显诱因出现口干、眼干症状，就诊于天津医科大学总医院，诊断为“干燥综合征”，予以“糖皮质激素、雷公藤”等口服抗免疫治疗，口干、眼干症状仍持续存在，近 1 月来患者自行停用糖皮质激素及雷公藤等药物，自觉口干、眼干症状加重，伴双眼睑浮肿，周身关节疼痛，夜间尤甚，晨僵约 20min，烦躁，乏力，舌质红，苔薄白而干，脉弦细。检查：血常规及 C 反应蛋白正常，血沉 29.0mm/h，抗核抗体：(+)。西医诊断：干燥综合征。中医诊断：燥痹。辨证：燥毒伤脾，气阴两亏证。治以健脾消肿，养阴润燥，解毒通络。方以清燥方合五苓散加减：生黄芪 30g，白术 20g，茯苓 20g，生地黄 30g，沙参 15g，麦冬 15g，当归 15g，白花蛇舌草 30g，夏枯草 15g，露蜂房 15g，王不留行 15g，桑枝 30g，豨莶草 20g。7 剂，水煎服，每日 1 剂。同时配合自拟消肿方（用防风、川芎、夏枯草、泽泻、菊花、茯苓皮制成粉状，用凡士林调和成糊状）外敷眼部，每天 1 次，每次持续 30min。2013 年 3 月 13 日二诊，自述眼睑浮肿明显消退，口干、眼干略有好转，关节疼痛减轻，舌质红，苔薄白而干，脉弦细。前方去白术 20g，茯苓 20g，加玉竹 10g，鸡血藤 30g。14 剂，水煎服，日 1 剂。停用自拟消肿方外敷眼部。2013 年 3 月 27 日三诊，诸症明显减轻，效不更方，守前方续服 14 剂。

按：本案患者由于长期服用糖皮质激素及雷公藤等免疫抑制剂，药食之毒伤津酿燥，燥毒伤脾，气阴耗伤。脾气虚弱，运化无权，水湿不布，内聚眼睑，而出现眼睑浮肿；脾阴亏耗，津液不濡，则头面诸窍、四肢末节失于濡养而口眼干燥、关节疼痛；燥毒内蕴，瘀从毒结，壅塞经络，不通则痛而出现周身关节疼痛，夜间尤甚。治以健脾消肿，养阴润燥，解毒通络。方以清燥方合五苓散加减，同时配合自拟消肿方外敷眼部。方中加桑枝，豨签草通络止痛以减轻患者痛苦。二诊患者眼睑浮肿消失，中病即止，故停用中药外敷，内服方中去白术、茯苓利水消肿之品，以防伤阴；加玉竹养阴生津润燥，以加大机体阴津濡养之功，鸡血藤养血活血通络，标本兼治。三诊继续服用前方以巩固疗效。

二十、陶筱娟医案[53]

任某，女，48 岁，2012 年 11 月 17 日初诊。2 年余前出现口干，吞咽困难，以进食干性食物为明显，咽部有阻塞感。8 个月前出现颜面部红斑，诊断为“干燥综合征”，予“美卓乐”治疗。症见：乏力，口干，吞咽食物有阻塞感，面红，腰酸，胃纳一般；舌淡红，苔薄白，脉细。证属阴虚内热，拟滋阴降火。拟方：生地黄、熟地黄、山萸肉各 15g，怀山药、路路通各 30g，

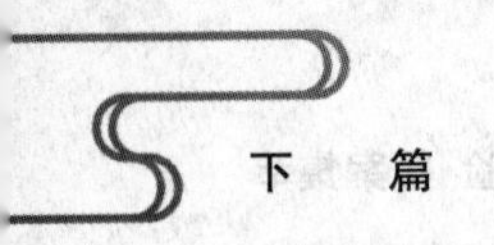

牡丹皮10g，茯苓15g，泽泻、淡竹叶各10g，白芍、天冬、麦冬各30g，桔梗10g，天花粉12g，14剂，水煎服。药后感口苦、口干，晨起面红，乏力稍缓解，舌淡红，苔薄白，脉细，证属肝经郁热，治以滋阴清肝，拟方：黄柏15g，知母12g，天冬、麦冬、当归各30g，菊花、牡丹皮各10g，玄参30g，柴胡6g，南、北沙参各30g，五味子15g，白芍、女贞子各30g，淡竹叶10g，14剂，水煎服。药后面红稍好转，乏力好转，口苦减轻，舌淡红，苔薄白，脉细，继原法，拟方：黄柏9g，知母12g，天冬、麦冬各30g，当归30g，菊花、牡丹皮各10g，玄参30g，柴胡6g，南、北沙参各30g，五味子15g，白芍、女贞子各30g，淡竹叶10g，枸杞子15g，14剂，水煎服。此后以上方调理，患者诸症缓解。

按：此证为燥证，肾为先天之本，肾阴亏虚，肾水无以滋养机体故全身乏力，阴亏津液无以上承于口则口干、吞咽食物有阻塞感，阴虚阳亢则面红，肾虚腰府失养故腰酸，脉细为肾阴虚之象。立法为滋阴补肾，以六味地黄丸为主方，方中熟地黄、山萸肉、怀山药配泽泻、牡丹皮、茯苓三补三泻以滋阴降火，加用天、麦冬养阴润肺，白芍、天花粉清热生津，桔梗宣肺以利津液输布，路路通、淡竹叶利湿。二诊时因口干、口苦明显为肝经热象，治以滋阴清肝为法，以天冬、麦冬、南沙参、北沙参、白芍、五味子、女贞子养阴润燥以治本，当归养血益阴，黄柏、知母、牡丹皮清虚火，柴胡引入肝经而清肝经之热，菊花助清肝经之热。此诊正是以滋阴润燥为本，疏肝清热为辅，活血通络为助。

二十一、阎小萍医案[55]

患者，女，65岁，2014年6月5日初诊。口干、眼干13年，伴左膝关节痛2年，近年来症状呈进行性加重，进食干性食物需要水送，牙齿斑块状脱落，鼻腔干燥不明显，偶见双手指关节疼痛。就诊于某医院查抗干燥综合征A（SSA）抗体阳性、抗干燥综合征B（SSB）抗体阳性、抗核抗体（ANA）阳性，并经唇腺活组织检查等诊断为“原发性干燥综合征”，曾口服“甲氨蝶呤、泼尼松、硫酸羟氯喹、来氟米特”等西药症状未见明显改善，为求进一步诊治就诊于我科门诊。现症见：口干、口渴，进食干性食物需水送下，眼睛干涩，无眼泪，鼻腔干燥，猖獗性龋齿后现为假牙，无明显皮肤干痒，左膝关节疼痛，不红、不肿、不热，活动后疼痛加重，休息后缓解，无明显畏寒或怕热，头部颤动明显，饮食睡眠尚可，大小便正常，舌淡红略黯、苔薄白少津，脉沉细略涩。中医诊断：燥痹，肝肾不足证；西医诊断：干燥综合征。治法：补益肝肾，育阴清热。处方：生地黄15g，砂仁10g，山药15g，山萸肉20g，茯苓15g，牡丹皮12g，泽泻20g，泽兰15g，玄参12g，玉竹15g，沙参10g，麦冬12g，天冬10g，青风藤25g，天花粉15g，续断25g，桑寄生25g，杜仲20g，徐长卿15g，桑枝25g。28剂，每日1剂。2014年7月4日二诊：患者口干、眼干症状轻度缓解，左膝关节仍有疼痛，左手麻木，轻微不自主颤动，无发热，无明显畏寒怕冷，纳眠可，二便调，舌淡红略黯、苔薄白少津，脉沉细略涩。上方加减如下：生地黄20g，砂仁10g，山药15g，山萸肉20g，茯苓15g，牡丹皮12g，泽泻20g，玄参12g，玉竹15g，沙参10g，麦冬12g，天冬10g，青风藤30g，天花粉15g，续断25g，桑寄生30g，杜仲20g，徐长卿15g，桑枝30g，威灵仙15g，醋延胡索20g。30剂，每日1剂。2014年7月31日三诊：口干较前好转，但吃干性食物仍需水送服，眼睛干涩，使用人工泪液，视物模糊，膝关节发困，无明显乏力，无畏寒怕冷，纳眠可，二便调，舌淡红略黯、苔薄白，脉沉弦细。继服中药处方如下：生地黄20g，砂仁10g，山药15g，茯苓15g，牡丹皮12g，泽泻15g，玄参15g，玉竹15g，沙参10g，麦冬12g，天冬10g，青风藤30g，天花粉15g，续断25g，桑寄生30g，生杜仲20g，徐长卿15g，桑枝30g，醋延胡索20g，补骨脂30g，连翘20g，地骨皮10g，蜜桑白皮10g。30剂，每日1剂。2014年8月29日四诊：患者诉口干较前好转，口中有唾液，仍有眼干、鼻干，但较前好转，膝关节疼痛明显减轻，继续门诊治疗。按语：患者年过六旬，脏腑功能衰退，肝肾亏损，精血不足，形体官窍失养；病愈久则阴愈亏，日久阴津明显亏损，正气亏虚，复感外邪引动则生燥热，发为本病。治疗当以补益肝肾、育阴清热为主，佐以活血通络之法。方中以六味地黄汤滋补肝肾之阴为君，玄参、天花粉、连翘清热育阴为臣，玉竹、沙参、麦冬、天冬、砂仁、延胡索、泽兰等双调脾肺，活血通络；续断、桑寄生、杜仲滋补肝肾，以补肾阳为主，助肾阴生化有源；青风藤、威灵仙、桑枝、徐长卿舒经通络，祛邪利节。全方共奏补益肝肾、清热育阴、活血通络之效。后期在此方基础上随证加减化裁，3个月后患者口干、眼干症状明显好转。

二十二、秦长林医案（从瘀论治干燥综合征）[14]

某女，48岁。患者于2年前不明原因出现全身性多发性红斑及皮疹，初仅限于面部及眼周，后渐及四肢、全身，隐退后亦再现。后因反复发作，经数家知名医院多次检测确诊为“干燥综合征”。就诊时见：全身散在红斑大小不等，边缘不规则，色红或紫黯，四肢末端散在红疹，口眼干燥，少泪少唾，关节不痛，饮食二便如常，月经正常，舌红苔薄白，脉细数。证属燥痹，燥伤津血，血瘀络痹。西医诊断：原发性干燥综合征。口服自制“润燥灵胶囊”加活血养阴之剂：生地黄30g，玄参15g，水牛角15g，桃仁10g，红花10g，牡丹皮10g，金银花15g，地龙10g，甘草10g。服药半月斑疹即退，口眼干燥亦减，再服2月告愈，随访半年未再发。

二十三、蔡抗四医案（从燥论治干燥综合征）[47]

李某某，女，32岁。婚后1年来久不受孕，前医因之以鹿茸、阳起石等制丸。后渐感眼内不适，口靡不愈，形体消瘦，后经相关检查确诊为“干燥综合征”。诊时形瘦肤干肌削，手掌鱼际干瘪，关节游窜疼痛，眼干无泪，烧灼异物感，视物模糊，目赤，频频眨动，口干糜烂，唇裂，饮食乏味，喜湿恶干，舌体瘪瘦，舌红绛，齿浮松动，色泽枯黯不润，大便干燥5～7日一行，小便短涩，月经先期，色红质稠，阴道干涩，脉细数。辨证乃阴虚体质，误补燥热之品，积热酿毒，灼津阻络，累及肝脾肾诸脏，治当润燥解毒，病经数年，阴伤已久，当徐徐服药，久久建功。药用：生山药30g研末，早晨空腹温水吞服；蜂蜜60g睡前凉开水调服，服用3个月后，关节痛减，眼红消失，口糜愈合，大便日行。共服9个月后诸症消失，形体渐丰。后转服调经种子方，不久受孕，服药1年后分娩1男婴。

二十四、刘国英医案（疏肝法治疗干燥综合征）[45]

高某某，女，42岁。1年半前感冒后出现口、眼、鼻干燥，伴干咳，咽堵，心烦，胁痛。近3月来加重，口干，咳痰，胸堵如窒，胃痛，纳呆，多梦欲哭，舌质黯、苔白且燥，左关脉弦、右脉弦滑。查血沉80mm/h，双眼Schirmer试验阳性，胸部X线片：双肺纹理增多。辨证为肝气郁结，痰浊内阻。予疏肝理气，降逆化痰：柴胡10g，枳壳10g，赤白芍各10g，甘草6g，云茯苓10g，陈皮10g，苏梗10g，当归10g，郁金10g。5剂后，咽干症状明显好转，仍胃痛，加砂仁10g，竹茹10g，又服7剂，口中唾液渐增，继服10剂，胃痛止，进食增加，咳嗽停止，诸症基本消除，复查血沉正常。

二十五、方朝晖医案(气阴双补治疗干燥综合征)[53]

严某，女，47岁，因“口眼干燥，四肢关节疼痛20年，加重2年”就诊。患者口干，进食需以水送，五心烦热，急躁易怒，视物模糊，纳差，周身关节游走性疼痛，面色皖白，腮腺肿大，舌红有裂痕，少津无苔，脉沉细数。血沉54mm/h，抗SSA(+)，RF(+)，Schirmer试验阳性。本病证属气阴两虚挟瘀，素体阴虚气弱，病程日久，燥邪郁热，损耗气阴，气虚血行不畅，日久成瘀，病位在肝脾肾肺，治以益气健脾，滋补肝肾，活血通络：黄芪30g，山药15g，葛根15g，苍术10g，茯苓14g，玄参10g，淫羊藿10g，女贞子10g，牡丹皮10g，乌梅10g，鸡血藤15g，牛膝15g。本病中可出现肾上腺皮质功能减退之症，为阴虚及阳，治宜阴阳双补，停服激素、免疫抑制剂后，应服用益气温阳之品，服用免疫抑制剂时，宜加入补血、和胃之品。

二十六、董振华医案(干燥综合征阴虚夹湿证)[6]

患者，女，62岁，2009年6月6日初诊，因“口眼干燥，双手掌皮肤疱疹，溃烂1年，肝功能异常”就诊。半年前当地医院诊断为“干燥综合征”，用小剂量泼尼松龙和白芍总苷治疗至今。现口眼干燥，咽喉有白色黏液不利，双手掌皮肤较密集水泡疹，破溃瘙痒，胃脘痞闷，大便不爽，下肢无力，舌红苔白腻少津，脉沉细，今复查血常规、肝功能均正常，辨证为肺胃阴虚，湿热浸淫，治以润肺养胃，化湿清热。嘱停服西药，方用甘露饮加味，处方：生地黄、熟地黄、黄芩、枳壳各10g，天冬、麦冬、茵陈、石斛、柴胡、赤芍、威灵仙各15g，天花粉30g、炙甘草6g，水煎服。服药3周，胃脘舒适较前有力，手掌皮肤溃烂略减，但仍口眼干燥，继以原方加重化湿燥湿之力。处方：生地黄、熟地黄、天冬、麦冬、黄芩、牡丹皮、升麻、苍术、黄柏、苦参各10g，鬼箭羽、赤小豆各15g，石斛20g，白花蛇舌草、蒲公英、土茯苓各30g，生甘草6g继服15剂，手掌皮肤溃烂痊愈口眼干燥缓解。原方加减调治3个月，随诊至今病情稳定。

二十七、宋欣伟医案[52]

1. 开里通表，清里润表法　案1张某，55岁。确诊干燥综合征2年，一直间断服用泼尼松(5～10mg/d)以及养阴生津中药治疗，病情尚稳定。近日来大便数日一行，干结难出，唇焦舌燥，不能吞咽干物，肌肤甲错，两眼干涩，有异物感，舌质红绛无津，苔薄黄燥，脉弦细。前医投以增液承气汤加减滋阴增液、泄热通便，数剂后口眼干燥症状有所好转，但便秘仍未见明显改善，遂求治于宋师。宋师在前方增液通便基础上稍加以蝉蜕9g，升麻5g宣利肺气，葛根30g养阴生津润肺，7剂后患者大便1～2日一行，胃纳亦明显好转。

2. 引火归原法　案2李某，女，50岁。确诊干燥综合征5年，长期口服激素控制病情。来诊时表现为神疲乏力，肢冷多汗，全身浮肿，畏寒蜷卧，两颧潮红，牙龈浮肿，口干不渴。宋师认为此为肾之阴阳两虚，阴不制阳，虚阳上浮，治应滋阴补阳，引火归原，用金匮肾气丸加仙茅12g，淫羊藿12g燮理阴阳，肉桂5g引火归原，调治7剂后，诸症即有缓解，患者精神状态亦有明显改善。

3. 培土生金法　案3王某，女，45岁。因口眼干燥2年余求治，经ANA全套，唇腺活检等检查诊断为SS。目前泼尼松10mg/d维持，1月前感受风寒，咳嗽至今未愈，少痰，色白质黏，不易咳出。宋师以为，咳嗽月余未解，可谓久咳，久咳必伤肺气。另外，SS患者素体肺阴不足，故而肺之气阴俱虚。这种情况下，根据虚则补其母的治疗原则，通过健脾益胃来

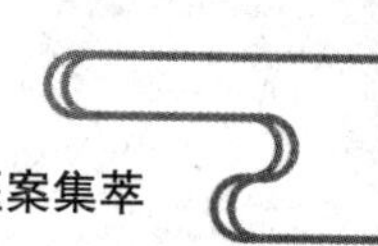

补益肺之虚损颇有必要。遂予以沙参麦冬汤合参苓白术散加紫菀、款冬花、清半夏、陈皮、甘草等，药后干咳、口干等症随即减轻，胃口亦有明显好转。

二十八、王莒生医案[58]

张某，女，55岁。口眼干燥5年，近1年来口干、眼干症状加重，于协和医院查：Schirmer试验(+)，角膜染色(+)，唇腺活检：下唇腺病理示3个灶性淋巴细胞浸润，抗SSA、SSB(+)，抗双链DNA(−)，RF(+)，诊为原发性干燥综合征。2006年9月20日来门诊就诊，症见每日需使用人工泪液数次，进干食困难，心烦易怒，少动懒言，手足发凉，纳差，眠差，精神差，二便调。舌暗红少苔，裂纹，脉弦细。诊为干燥综合征，中医辨证属气阴两虚、肝气不舒、瘀血阻络；治以益气养阴，疏肝解郁，活血化瘀。处方：白术6g，麦冬、五味子、女贞子、桂枝、茯苓、甘草、香附、夏枯草、石斛各10g，玫瑰花、玉竹、郁金各15g，生地黄25g，黄芪、鸡血藤、紫石英、紫贝齿、生龙骨、生牡蛎、仙鹤草、百合、丹参、玄参、白芍各30g。每日1剂，水煎内服，日两次。2007年1月3日二诊：口眼干燥较前明显减轻，纳可，眠可，精神尚可，二便调。舌暗红少苔，裂纹，脉细。治疗仍以益气养阴、活血化瘀为主。处方：麦冬、五味子、当归、黄精、通草、女贞子、甘草各10g，石斛、郁金各15g，丝瓜络20g，生地黄、天花粉各25g，玄参、丹参、鸡血藤、生龙骨、生牡蛎、黄芪、沙参、白芍各30g。服药后症状较前减轻，长期坚持服用，此后随诊一般状况良好，实验室检查各项免疫指标基本恢复正常。

按：患者为中老年女性，年近6旬，“任脉虚，太冲脉衰少，天癸竭”，气阴两虚，故初诊时症见口眼干燥、少动懒言。患者平素急躁易怒，加之长期遭受病痛折磨，肝气不舒，瘀血阻络，气、血、津、液输布不畅，故见口眼干燥症状加重，兼有心烦、手足发凉等症。观之舌脉皆属气阴两虚、瘀血阻络之表现。方中以黄芪、女贞子、百合、生地黄、玄参、麦冬、玉竹、石斛、仙鹤草、五味子等相伍，益气养阴；鸡血藤、丹参、郁金、玫瑰花活血化瘀；郁金、玫瑰花、香附疏肝解郁，清泻肝火；白芍柔肝敛阴；桂枝通阳；茯苓、白术健脾；因眠差且心烦易怒，故在养阴的基础上加紫石英、紫贝齿、生龙骨、生牡蛎等潜阳安神之品，以助睡眠。复诊时症大减，纳眠及精神均好转，故前方去健脾之茯苓、白术；去紫石英、紫贝齿略减潜阳之力；加丝瓜络以疏通经络；加当归以加强活血之功。

二十九、高社光医案(温阳法治疗)[56]

患者，女，42岁，2015年7月13日初诊，患者口眼干燥1年余，加重3个月，前来就诊，1年前于河北省某医院诊断“干燥综合征”并用小剂量泼尼松龙和白芍总苷维持治，效果不理想，现求中医诊治，症见：口干，咽干，手掌干，关节疼痛，怕冷，小便清长，舌红少苔，脉弦细实验室检类风湿因子：67.50U/ml，红细胞沉降率：38mm/h，尿常潜血(+)，抗核杭体谱ANA(+)，抗SSA(+)抗SSB证属：阴阳两虚，津液不承拟取助阳化气，滋养清之意，疏方：黑顺片先煎10g，黄芪30g，五指毛桃20g，桂枝白术各15g，赤芍15g，天花粉25g，防风10g，生石膏30g，生地黄25g，徐长卿15g，防己15g，茯苓15g，炒谷麦芽各10g，乌梢蛇12g，炙甘草15g，14剂。二诊：患者诉口干咽干关节疼痛怕冷等均明显好转，予方加太子参15g、焦三仙各15g，21剂水煎服。三诊：患者自觉症状较前好转，口中已有少量津液，在上方基础上去黑顺片，加百合20g，继服21剂。四诊：患者诉一般症状消失，实验室检查示类风湿因子：21U/ml，红细胞沉降率：20mm/h，遂在原方基础上继续加减调服1个月后停药，并嘱饮

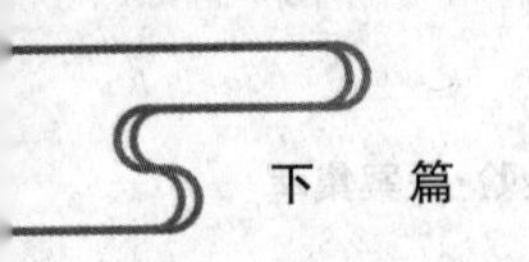

食应清淡，勿过食辛辣，随防半年病情稳定。

三十、沈丕安医案[59]

岳某，女，50岁。初诊日期：2007年5月17日。患者2002年出现口干口渴，近两年有视物模糊及双膝关节疼痛，经外院检查，诊断为SS，建议来本院服中药治疗。症见：自觉双目干涩，有异物感；多个牙齿龋坏，进干性食物时需汤水送下；五心烦热，腰膝酸软，身倦乏力；大便干结，3～4日一行；舌苔厚，脉细弦。48岁绝经。查体：口腔黏膜干燥，挤压双侧腮腺，导管口无明显清亮唾液分泌；口腔内多个牙齿龋坏。实验室检查：ANA：1∶160（+），SSA（−），SSB（+）；白细胞 $3.26 \times 10^9/L$，ESR：65mm/h，IgG：25g/L。下唇腺活组织病理检查：淋巴细胞灶3个；泪液功能试验（Schirmer）：左1mm/5min，右1.5mm/5min，角膜荧光染色：左>10点，右>10点。辨证：阴虚津亏，热瘀互结；治法：养阴生津，清热化瘀；方以生芦润燥汤加减。处方：生地黄、生石膏、黄芩、芦根、青风藤、金雀根各30g，密蒙花、郁金各15g，佛手、陈皮各6g，甘草3g，大枣5枚。每日1剂，水煎，早晚分服。复诊：此后根据病情变化，以上方为基础加减。服药3个月时，患者口眼干燥症状较前有所好转，眼内异物感减轻，吞咽干性食物时有时不需用汤水帮助；自觉精神好，体力佳，倦乏感消失；舌苔薄白，脉细。服药6个月时，口眼干燥症状较前明显好转。复查ANA：1∶100（+），SSA（−），SSB（+）；白细胞 $5.84 \times 10^9/L$，ESR：15mm/h，IgG：19.3g/L。Schirmer：左5mm/5min，右4mm/5min；角膜荧光染色：左>10点，右10点。患者坚持服药1年后，自觉无口眼干燥不适，食物吞咽顺利，皮肤滑泽，神清气爽，纳、便正常。复查ANA：1∶60（+），SSA（−），SSB（−）；白细胞：$6.53 \times 10^9/L$，ESR：8mm/h，IgG：15.8g/L；Schirmer：左11mm/5min，右13mm/5min；角膜荧光染色：左<10点，右<10点。嘱患者定期随访。

三十一、关节酸痛、口干舌裂、面部泛红案病案讨论（傅宗翰，潘文奎、黄永澄）[69]

陈某某，女，42岁，因"关节酸痛4年，口干舌燥2年，面红乏力1年"就诊。4年来低热，关节酸痛，继之口干，舌干裂疼痛，苔燥津少，唇红，便干结难解，乏力，形体消瘦，面色泛红，肤干，脉沉细弦。血沉35mm/h，Schirmer试验阳性。首用滋阴布津：金刚刺12g，生地黄、天花粉、石斛、玉竹、黄精、茺蔚子、太子参、山药各10g，荷叶5g。1月后舌干，乏力好转，仍低热，关节疼痛，舌边尖红而糙，舌裂深如刀痕，脉弦细，予润燥养阴柔络：金刚刺、土茯苓各15g，鹿衔草、威灵仙、玄参、黄精、生地黄、赤芍各10g，玉竹、木瓜各6g。3周后低热消失，疼痛减轻，口唇尚有燥感，舌红津少苔干，裂纹较前浅细，面色樱红，脉弦细，治拟滋阴和血，润燥通络：金刚刺15g，北沙参、丹参各12g，麦冬、玉竹、黄精、天花粉、石斛、威灵仙、茺蔚子各10g，甜柿霜6g，桃仁泥4g。

黄永澄医师：患者表现为一派干燥之象，肤干肌瘦，口干舌裂之症，属中医燥证范畴。间或干咳，皮肤干燥，可以肺燥解释，同时还有脾胃之燥热及阴虚存在。治疗上清燥是一方面，但更重要的是滋阴生津。护正有三个方面：滋阴生津如石斛、玉竹，和血润燥如桃仁、丹参、生地黄，健脾助运如太子参、怀山药。

潘文奎医师：根据相关诊断标准，患者干燥综合征诊断成立，其一派燥证，与单纯阴虚之象不同，一是燥者干而涩也，二是热之渐也，三是枯而裂也，相对于一般的阴虚裂纹舌，本病裂纹深，而伴涩痛。患者为内燥的基础上兼有阴虚之象。仿照西医学的分型，干燥综合

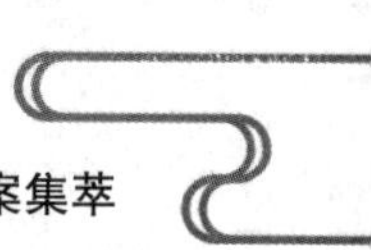

征中医可分为3型：内燥型、津亏型及混合型。本例属混合型而以内燥为主，病变脏腑主要涉及脾肾。治疗予以清燥柔络，滋阴布津。治疗燥邪多用苦味药，但大都苦平，并非大苦，佐以辛通，须立足于滋阴，清燥两方面。食疗可嘱患者常食银耳、西洋参或沙参。皮肤干燥处可涂抹珍珠美容霜，口腔黏膜可涂蛋黄油，口腔有继发感染时敷绿袍散、冰硼散。

傅宗翰主任医师：陈某的病属于口眼干燥综合征，本例为内燥，关节酸痛为虚痹的表现，燥结津少，不能润泽。患者唾液减少，肌肉瘦削，大便干结为脾胃燥而阴津不输的表现，属脾燥，腰膝酸楚，行走不便，有涉及肾燥之象，还波及肺、胃。《医学入门》中有燥入五脏之分。治疗以滋阴为主，可配通络之品，如金刚刺、鹿衔草、土茯苓等治痹药，加强滑润之功，起到"流湿润燥"的作用。加用太子参、怀山药健脾助运，甜柿霜、茺蔚子、玄参清热润燥养阴之药根据燥象之轻重而选择使用。内燥之治有甘寒滋润、养阴润燥、养血润燥等法，均须审证而施。针对内燥，津亏时予以润燥、滋阴兼顾，低热、面红、牙痛等燥象明显时予以润燥布津，流气和络为主，阴虚津亏明显时以滋阴生津为主，滋阴不仅顾及脾胃，还要兼顾肝、肺。尤其重要的是要滋补肾水。

讨论后宗润燥通络，滋阴和血之法，1月后痹痛已减，大便日行。舌红苔黄干，舌面裂纹不明显，脉细弦。原方去清燥之金刚刺、甜柿霜、土茯苓、鹿衔草，加用滋肾阴之黑芝麻、何首乌、大黑豆，1月后口中有唾液分泌，舌裂已愈，尚有口干，多汗，肌肤干涩，苔薄微黄，脉弦细，遂重用养阴，少佐润燥之剂，间断服药。6个月后随访，形体渐丰，面色转润，不泛红，口微干，舌质正常，苔薄黄，滑而有津，关节不痛，血沉19mm/h。

三十二、名医会诊诊治实录（路志正、谢海洲、焦树德、赵金铎、巫君玉、冷方南，1982年）[70]

陆某，女，47岁。因"口眼干燥12年，周身关节疼痛变形2年半"就诊。12年前始唇舌干燥，饮食难咽，服用养阴清热中药煎水代茶治疗1月无效，后病情逐渐加重，出现双眼干涩，多眵，烦热，急躁，在北京口腔医院诊为"干燥综合征"。2年前高热后出现右手拇指关节肿痛，后波及指、趾、腕、踝、膝关节游走性疼痛，痛时局部肿胀灼热，关节变形，遂收住入院。现症口眼鼻腔干燥，进食需用水送下，五心烦热，午后为甚，无汗，局部皮肤灼热但喜热熨，痛甚时指趾端发凉，晨起尤甚，关节变形影响活动，大便干。步履艰难，双手鱼际萎缩，大骨枯槁，大肉陷下，舌体稍胖，质红绛有裂纹，少津无苔，脉细弦数。血压180/100mmHg，血沉79mm/h，类风湿因子阳性，抗核抗体阴性，免疫球蛋白IgG：213U/ml，IgA：170U/ml，IgM：126U/ml，血中找到狼疮细胞。X线片见骨质疏松，左股骨病理性骨折。入院后以益肾滋阴润燥法治疗，10天后出现发热恶寒，予滋阴解表，发热降而复升，予滋阴养血润燥，滋阴凉血，和解少阳，养阴清虚热，化湿和胃活血通络，散风祛湿活血化瘀诸法治疗，收效欠佳。现体温39.2℃，已发热80天。

讨论纪实：

谢海洲主任医师：患者发热夜甚，口鼻干燥，渴而引饮，舌红绛有龟裂，少津无苔，为阴虚内热，大便干，4～5日一行，纳差，显示脾阴不足，阴虚血少，经脉不通则关节肿痛，予滋阴养血润脾，清虚热通络脉：生地黄、熟地黄各9g，天冬、麦冬各6g，北沙参15g，山药12g，白扁豆12g，薏苡仁15g，知母10g，地骨皮12g，桑白皮12g，秦艽15g，忍冬藤18g，豨莶草20g，从阴虚燥热络阻立论，治以滋润清通之法，服药8剂体温波动在38℃左右，关节疼痛未减轻。

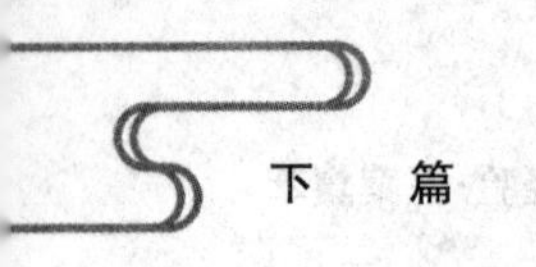

赵金铎主任医师：9天后患者发热仍未退，发热夜甚，口干饮水，大便先硬而后软，舌红绛无苔少津，脉细弦数，体温升高时口中呼气自觉灼热如火外窜状。证属阴虚内热，经络闭阻，脾气亦虚，以养阴凉血，清热通络，兼健脾益气，大秦艽汤加减：当归12g，川芎6g，赤白芍各12g，生地黄15g，牡丹皮9g，羌独活各9g，防风6g，葛根12g，秦艽9g，生石膏30g，黄芩9g，白术9g，茯苓9g，甘草6g，3剂。赵论：本患者属阴虚疑有火郁，故在滋阴养血剂中稍配辛温之品，趋祛邪通络之利而避伤阴化燥之弊。再服4剂，体温虽未降，但诸关节疼痛灼热减轻，局部红肿见消。

内研室会诊（路志正、谢海洲、冷方南及科内全体医生）：患者体温午后渐升，入夜为甚，为阴虚发热，骨变，筋缩，肉萎，病位于肾肝脾三脏，素有肝肾阴亏，脾胃生化不足，纳呆，大便先干后溏，怕冷而不耐热，舌质胖，系兼气虚之象，证属气阴两虚，以阴虚为主，以益气生津，酸甘化阴，先顾护后天之本：山药15g，白扁豆12g，莲子10g，薏苡仁18g，太子参15g，生谷麦芽各12g，乌梅15g，绿萼梅9g，木瓜12g。并予静滴增液针500～1000ml，日1次。西洋参5g，另炖，频服。

半月后患者体温在38℃左右，关节疼痛加重，双腕关节肿胀灼热，口干大便3日未行，小便稍黄，舌红绛稍转浅淡，无苔，脉细弦小数。鉴于患者持续发热3月，关节肿痛，口鼻干燥诸症未除，科主任路志正教授指示请院外专家会诊。

焦树德教授：患者舌嫩红，无苔少津，怕冷，系气阴两虚，前诊无误。先有津液（血）不足，后致痹痛，精血津气亏耗乃病机关键。骨病归肾，总属肾虚精亏，筋骨失养，渐成尪痹，从尪痹诊治，则当以大剂血肉有情之品补肾填精，活血通络，治燥而不避燥热之品。治宜益肾填精，荣筋壮骨，通经活络：桂枝芍药知母汤化裁：生地黄、熟地黄用砂仁2.5g拌打各20g，炙鳖甲先煎30g，阿胶珠10g，桂枝10g，赤白芍各15g，知母12g，生白术9g，防风9g，制附子5g，炙麻黄3g，葛根12g，骨碎补15g，独活10g，当归10g，续断15g，紫河车（分冲）3g，水煎服。另沙参5g、桔梗2g、生甘草3g、煎水代茶饮。服药24剂，体温下降至37.5℃左右，关节痛减仍肿，舌有少量津液。

路志正主任医师：1个多月后患者体温37.8℃，身不恶寒，关节疼痛加重，昼夜不寐，左腿抽搐，治以益气养血荣筋：生黄芪15g，桂枝6g，炒桑枝15g，赤白芍各10g，丹参15g，首乌藤15g，山药18g，地龙10g，当归9g，太子参12g，佛手片9g，炙甘草6g，服药4剂，关节疼痛未减轻，但抽搐停止。

巫君玉主任医师：药后患者体温37.5℃左右，诸关节痛甚，进食增加，大便干，舌质红绛，脉细数。患者清窍干燥多年，诸小关节变形，舌红绛，病已及肾，阴虚为主，风湿之邪未去，阴虚影响脾胃运化，脉左尺细，右寸关较大，是有伏热之象，气阴两虚，阴虚为主。治以滋阴为主，稍用扶助脾胃及祛风搜络：生地黄50g，玄参18g，龟甲先煎30min20g，鳖甲先煎30min50g，当归10g，赤白芍各15g，秦艽15g，威灵仙12g，党参15g，地龙20g，全蝎粉（分冲）3g，乌梢蛇20g，本方与路志正主任医师方交替使用，半月后患者体温正常，精神、关节疼痛明显好转，纳寐佳，至2月后，病情好转出院。巫主任滋阴重用生地黄、鳖甲，祛风搜络径投地龙、乌梢蛇等，一家之长，足启后学。

三十三、中西医结合治疗干燥综合征并大动脉炎1例[71]

某女，41岁。因“口干，眼干反复5年”就诊，患者于5年前反复上感，口干，进食馒头需借

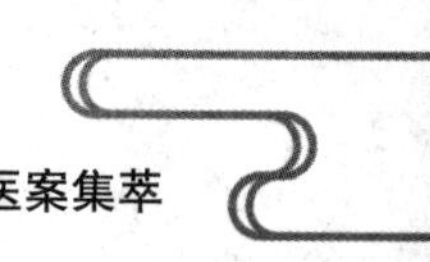

水吞咽，舌干言语不利，眼干哭时无泪，视物不清，阴道干涩。1年后出现头晕头痛，血压升高，失眠，周身乏力，下肢麻木易疲劳，面色苍白，Bp：上肢170/110mmHg，左下肢100/60mmHg，右下肢90/60mmHg，下肢动脉搏动明显减弱。因"活动后心悸气短加重"入院，经相关检查诊断为"干燥综合征合并大动脉炎"，治以滋阴润燥，滋补肝肾，取方大定风珠加天花粉，石斛，每日1剂，西药予硝苯地平、硝酸异山梨酯口服，一周后症状缓解，舒张压稳定在100mmHg，后改配复方降压片，并续服中西药巩固治疗，血压控制，恢复上班工作。

三十四、干燥综合征继发急性弥漫性血管内凝血（DIC）1例[72]

密某，女，41岁。肩膝关节酸痛15年，口眼干燥，吃饭需用茶水5年，发热乏力半月，贫血，脾肿大，严重代酸，检查确诊为"干燥综合征、继发性贫血、继发性肾小管酸中毒"。后突然出现全身皮肤广泛出血点，瘀斑，口腔出血，PT延长11秒，3P试验阳性，纤维蛋白原0.1g/L，大小便出血，诊断为"继发性急性DIC"。患者表现为发热，达39℃以上，呈弛张热型，渴不多饮，肌衄，色偏黯，齿衄鼻衄，血色淡红，神疲气短，语音低微，舌体瘦小，舌淡嫩有瘀点，苔光剥，脉数细涩，中医辨证为气阴耗竭，气不统血，脉络瘀闭，予参麦针，丹参针各80ml静滴，丹参针最大剂量用至120ml/d，并同时予扩容，纠酸，抗感染，输血，连用2天，患者皮肤出血停止，3P试验转阴，纤维蛋白原回升至0.18g/L，6天后病情基本控制，各项DIC指标恢复正常。继发性急性DIC临床报道罕见，本例治疗以益气、养阴、活血为大法，参麦针益气养阴，药理实验证明其不但升压迅速，且可稳压，保护脏器血流，稳定生物膜；丹参针活血化瘀，改善微循环，加快血流，可对抗DIC的各个环节。

三十五、干燥综合征合并桥本甲状腺炎及肾小管性酸中毒1例报告[73]

庞某，女，40岁。主诉：四肢瘫软5年加重半月。入院时四肢瘫软以下肢为重，不能行走，气短乏力，动则气促，口眼干燥，进食需送水咽下，皮肤干燥少汗，大便燥结。既往有类风湿关节炎、急性肾炎（痊愈）、巩膜炎、反复腮腺肿大病史；否认肝炎、结核病史。经查转氨酶升高，甲状腺功能检查：T_3、T_4均明显减低，吸碘率下降，遂依据临床表现及相关检查诊为"干燥综合征、继发性肾小管酸中毒、桥本甲状腺炎、甲状腺功能低下"，经输液支持治疗，肌力有所恢复，治疗中出现双侧腮腺弥漫性肿大，予清热解毒化痰软坚之普济消毒饮加减内服，外敷如意金黄散一周后肿大消失，其舌质暗红，脉沉细涩，考虑病史较长，阴损及阳，气阴两亏，阴虚风动则肢瘫失用，舌质黯，皮肤粗糙及甲状腺肿大均为瘀血所致。证属气虚血瘀，阴虚内燥，治以益气养阴化瘀润燥：黄芪60g、太子参15g、生草3g益气，天冬、麦冬各10g、生地黄15g、玄参10g、天花粉15g滋阴生津，当归10g、丹参15g、牛膝15g、赤芍12g、水蛭6g、益母草15g活血化瘀。服30余剂后患者口干改善，四肢肌力恢复至Ⅴ级，可咽食馒头，血清电解质恢复正常，肝功能好转，后出院于原方中加入冬虫夏草、女贞子、墨旱莲等炼蜜为膏，长期服用，随访两年，病情稳定。

三十六、干燥综合征合并慢性乙肝1例[74]

刘某某，女，55岁。因"纳差腹胀乏力尿黄20余天伴口眼及全身皮肤干燥不适"入院，有乙肝病史5年，干燥综合征病史3年，此次因半月前劳累后出现腹胀，尿黄，肝脾肿大，舌质红少苔，脉细数，转氨酶升高，乙肝五项检查：HBsAg、HBeAg、抗HBc均阳性，诊为慢性

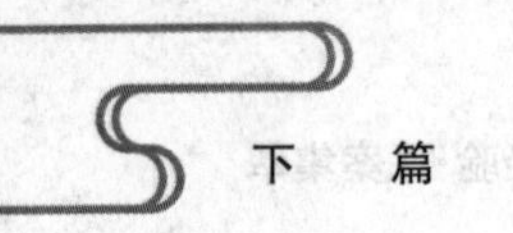

乙肝合并干燥综合征，辨证考虑为肝肾阴虚，湿毒内蕴，予滋阴养血，补养肝肾，佐以清热解毒利湿：生地黄15g，赤白芍各10g，当归10g，柴胡10g，百合15g，枸杞子15g，黄精10g，鳖甲10g，白花蛇舌草15g，虎杖20g，麦冬10g，郁金10g，白术15g，枳壳10g，甘草6g。服用30剂后食欲大增，口眼及皮肤干燥消失，肝功能正常，1年后随访，病情未复发。

三十七、四妙勇安汤治疗干燥综合征1例[75]

汤某，女，53岁。因"口眼干燥，手指关节肿痛1年"就诊，近来关节肿痛加重，查血沉47mm/h，IgG：30g/L，RF、抗DNA抗体、抗SSA、抗SSB抗体、C反应蛋白均为阳性，诊断为"干燥综合征"。就诊时双眼干涩，口干少津，夜寐咽痛，手足心热，指关节肿痛，晨僵，舌红苔薄白少津，脉细弦，证属燥热津亏，络脉痹阻，肝肾阴虚为本，燥热络瘀为标，治以清热润燥，蠲痹通络，四妙勇安汤加味药用玄参30g，忍冬藤30g，全当归10g，生地黄30g，石斛10g，天花粉15g，木瓜15g，赤白芍各15g，菝葜30g，炙蜂房10g，炙全蝎5g，鹿衔草30g，生甘草6g。10剂后口舌稍润，咽痛不明显，继服2月后口眼干燥及关节疼痛症状明显减轻，血沉21mm/h，IgG正常，复查抗DNA抗体、抗SSA、抗SSB抗体均阴性。四妙勇安汤清热活血解毒，是用于治疗热毒瘀结痹阻的良方。在干燥综合征等风湿类疾病的活动期，往往体液免疫亢进，中医病机多为燥毒炽盛，热灼津伤，瘀滞络阻，用该方能清除热毒，泄热养阴，祛瘀通络。本例肝肾阴亏为本，燥热络瘀为标，"瘀、虚、痹"是其病机关键，是以在清燥解毒，养阴生津的基础上伍以菝葜、全蝎、蜂房、鹿衔草等，始收去燥生津散瘀开痹之功。

三十八、复元活血汤治疗干燥综合征1例[76]

王某，女，65岁。因"口眼干燥12年，加重4月"就诊，患者口干不能吞咽米饭，悲不能泪，双腮肿胀，苔花剥，脉细涩。检查腮腺触及3cm×4cm对称包块，造影主导管正常，分支减少，分泌期碘油残留，泪流量双眼5分钟<15mm，角膜荧光素染色双眼(+)。患者生化不及，加之津液不能输布，上窍干涩，足厥阴肝经循喉咙之后，连目系，其分支者，从目系下颊里，环唇内。其部位恰是干燥综合征所累及的脏腑经络。水津不布，显然和本病所致的经络痹阻有关。复元活血汤配伍通透、甘酸化阴、甘寒生津药，具有良好的活血化瘀作用。以天花粉、当归、穿山甲、红花、桃仁、天葵子、莪术、乌梅、白芍、麦冬、石斛各10g，甘草5g。服药10剂后，患者进食及眼干症状明显缓解，腮腺肿大明显缩小，后间歇加入地龙、王不留行、通草、贝母、五味子又服3个月，左腮腺包块消失，造影主导分支导管均正常，分泌期排泄功能良好。

三十九、拯阴理劳汤治疗干燥综合征1例[77]

陈某，女，44岁。双目干涩，口干，声音干嘶，大便干结年余，已确诊为"干燥综合征"，就诊时形体消瘦，神疲乏力，面色少华，唇红，双目不断眨闪，舌干燥，苔薄白，脉弦缓，证属肾气不足，不能氤氲，肺气不足，不能布津，治以滋肾润肺，益气填精，拯阴理劳汤加减：南沙参10g，北沙参10g，大麦冬10g，全当归10g，生白芍10g，五味子10g，女贞子10g，生地黄30g，百合30g，黄芪30g，石斛10g，黄精10g，天花粉20g，肥玉竹10g。服药14剂后，口干明显减轻，大便通畅。前后诊治15次，服药80余剂，症状全部消失。

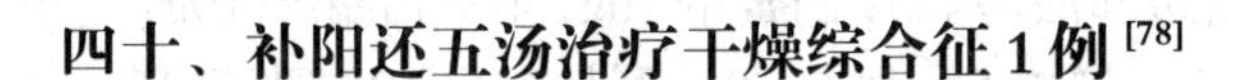

四十、补阳还五汤治疗干燥综合征1例[78]

某女，50岁。目干灼痛，口咽干燥1年，曾经唇活检及抗SSA确诊为“干燥综合征”，就诊时口干，但欲漱水不欲咽，两膝关节酸痛，阴部瘙痒，倦怠乏力，少气懒言，肌肤甲错，目眶黧黑，白睛红丝，舌质红，少苔，脉细软，本病为气阴不足与瘀血同时为患，气阴不足则血行无力，血瘀脉中，瘀血停滞，新血不生，真阴愈枯，瘀血与正虚相互影响，共同为患。证属气阴两亏，络道瘀阻，治拟滋阴益气，化瘀生新：生黄芪、太子参、北沙参、生地黄、熟地黄、赤芍、白芍、玄参、鸡血藤、青葙子各15g，当归、桃仁、川芎、地龙各10g，红花3g，另嘱平时常含食炙乌梅，10剂后目睛灼痛消失，口干症状减轻，下阴瘙痒好转。原方去青葙子、玄参，加麦冬、五味子。15剂后症状基本消失，后用补阳还五汤加减同服河车大造丸或大黄䗪虫丸，复查类风湿因子等转阴，病情稳定。

四十一、小柴胡汤治疗干燥综合征1例[79]

某女，41岁。双目红赤，干涩，疼痛2年，眩晕头痛，唇齿干燥，口苦咽干，每逢春天加重，纳差便秘，月经后期量少色黯，苔薄黄而干，脉弦细略数。曾确诊干燥综合征。《伤寒论》云：“少阳之为病，口苦、咽干、目眩也。”证属少阳枢机不利，肝胆火旺上炎，灼伤津液，肝胆火盛，津液受灼，治以和解少阳，疏利三焦，兼以补阴，小柴胡汤加减：柴胡12g，黄芩9g，党参15g，葛根30g，生石膏30g，炙甘草9g，生姜3片，大枣10枚。服药30剂病愈，随访1年未发。

四十二、五苓散治疗干燥综合征1例[80]

李某，男，42岁。口鼻黏膜干燥不适1年，口干饮水不多，咽中干燥，纳谷尚可，二便调，舌质淡红，苔薄腻而润，脉弦。养阴润燥剂数10剂不效。《内经》云：“燥者润之”，然为何润而不效？细察病情，患者虽口燥，但饮水不多，且舌不红，苔不黄而润，脉不数。此乃五苓散证，由阳郁不伸，气不化津所致。拟方通阳化气布津：桂枝、炒白术、泽泻、猪苓、茯苓各10g。药进3剂，口燥等症减半，复诊时在他处又予养阴润燥，药进4剂，口渴又复如故，再诊继以五苓散加减，服药5剂，诸症尽去。

四十三、生脉散加味治疗原发性干燥综合征1例[81]

某女，52岁。双眼干涩1年伴口干。口干，频频饮水，经查抗SSA确诊为“干燥综合征”，就诊时口眼干燥，眼痒无泪，舌质红，苔少，脉沉细。五液属五脏，泪属肝，唾属肾，肾阴亏虚，肝血失充，则证属“阴虚津亏”，治则滋阴益气生津，生脉散加味：西洋参15g，麦冬25g，五味子12g，生地黄30g，石斛30g，葛根30g，玉竹20g，女贞子12g，甘草3g，10剂后患者症状改善，30剂后眼干，口涩症状消失，改服六味地黄丸维持治疗。

四十四、三甲散加减治疗干燥综合征[82]

某女，53岁。因“双目干涩2年多”就诊，经眼科检查确诊为“干燥综合征”，先后以清燥救肺汤、一贯煎合二至丸加减乏效。就诊时口干舌燥，双目干涩灼痛，入夜尤甚，肌肤甲错，苔光剥舌淡红，脉细弦无力，头晕乏力，腰酸耳鸣，夜寐不安，乃燥热内陷，耗伤气阴，肝肾

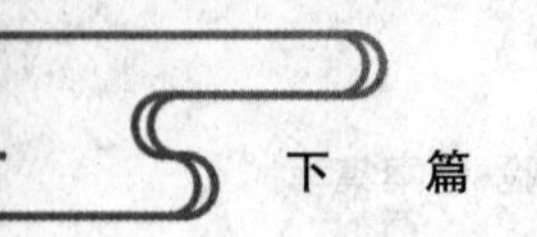

已亏，拟用滋养肝肾，益气养阴，祛瘀透邪法，药用：制鳖甲 10g，炮穿山甲先煎 10g，龟甲先煎 10g，女贞子 15g，黄芪 20g，墨旱莲 10g，蝉蜕 5g，僵蚕 10g，醋地鳖虫 10g，当归 10g，白芍 15g，炙甘草 5g。每日 1 剂，15 剂后，双目灼热消失，口眼干燥减轻，上方加减连服 6 月，诸症明显改善，后继用六味地黄丸、杞菊地黄丸，随访 1 年，病情稳定。

三甲散是明代吴又可《温疫论》方，原方由鳖甲、龟甲、穿山甲、蝉蜕、僵蚕、牡蛎、地鳖虫、当归、白芍、甘草组成，主治正虚邪陷，主客交混，邪恋不去之证，将此方移治干燥综合征邪陷阴分，增加黄芪、二至，肝肾兼养，气阴同顾为主，透邪祛瘀为辅，收效明显，乃善用温病名方治疗杂病难症之又一范例。

四十五、桂附地黄丸加减治疗干燥综合征 [83]

黄某，女，42 岁。口眼生殖器干燥 1 年余，就诊时口干，咽喉疼痛，偶有吞咽及说话困难。眼干眼涩，视物模糊，生殖器干燥，月经量多，色淡，大便结，小便黄，舌红少苔，脉细弱。血清抗 SSA（+），唾液腺检查阳性。诊断为干燥综合征。辨证为肾阳不足。治以温补肾阳，填精补血，滋阴泻火：肉桂 9g，附子 9g，熟地黄 30g，泽泻 10g，牡丹皮 10g，山药 15g，茯苓 15g，栀子 15g，石斛 10g，龟甲 15g，甘草 3g。服药 15 天后，口干、眼干、生殖器干燥明显好转，腰酸、腰痛减轻。再用上方 15 剂后，症状消失，实验室检查正常，达到临床治愈标准。

四十六、加味引火汤重用熟地黄治疗干燥综合征 [84]

杨某，女，45 岁。有干燥综合征病史 10 余年，皮肌炎 10 年，加重 3 年。就诊时口眼鼻干燥，咽干言语吞咽困难，皮肤干，眼皮红肿，便秘，心烦寐差，舌黯红有裂纹，苔黄干，脉弦细，一派津伤血少之象，其根本为肾水大亏，治以大滋肾水，清降虚火，以傅青主引火汤加味，重用熟地黄：熟地黄 40g，巴戟天 12g，石斛 10g，沙参 10g，麦冬 20g，云茯苓 6g，五味子 6g，酒军 3g，芦荟 1g，太子参 10g，4 剂后症状明显缓解，咽可发声，大便调，但仍心烦身燥，上方熟地黄加至 60g，加白花蛇舌草 30g、蒲公英 15g、半枝莲 10g，15 剂后症状好转，熟地黄加至 90g、加玄参 12g、栀子 6g，15 剂后病情基本缓解，嘱其长期服药。

四十七、大黄䗪虫丸治疗干燥综合征 [11]

两例患者均经唇活检或眼科检查确诊为干燥综合征。

陈某某，女，65 岁。就诊时口干舌燥，气短乏力，腹胀纳差，吞咽干食困难，关节疼痛，大便干结，舌质黯苔少，脉沉无力。辨证属气虚少津型，治予缓中补虚，通络化瘀，益气养阴，以大黄䗪虫丸加生脉饮口服，1 月后症状改善，连服 3 月，诸症明显好转，继服 1 月巩固疗效。

贺某，女，46 岁。患者形体消瘦，肌肤干燥，双目干涩，心烦失眠，头晕头痛，月经量少色黯，舌质暗红少津，脉沉细涩，辨证属肝肾阴虚型，治予缓中补虚，通络化瘀，滋补肝肾，以大黄䗪虫丸加杞菊地黄丸口服，连服 2 月，双目干涩及心烦失眠减轻，头晕头痛消失，继服 2 月巩固疗效。

四十八、重用玄参治疗干燥综合征 [85]

李某，男，79 岁。因口舌干燥，久治不愈 2 年，于 2000 年 4 月 21 日来诊。患者有慢性

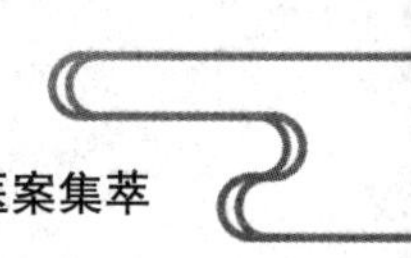

萎缩性胃炎病史25年，近2年来口干舌燥，入夜更甚，口无唾液，舌干难动，须多次引水含润，伴形体消瘦，神疲乏力，饮食减少，吞咽不利，食固体食物须多次用汤水冲送，双目干涩，鼻咽干燥，嗅觉迟钝，且因间断性舌痛而不耐刺激性食物，皮肤干燥多屑，时有肛门瘙痒，大便燥结。查其舌质红绛，无苔，舌面干裂，触之干硬，脉细弱。半年前在某省级医院做抗SSA抗体、抗SSB抗体等检查，诊断为"原发性干燥综合征"。先后在多家医院治疗，无明显效果。中医诊断：内燥。辨证：肺胃阴伤，兼有瘀热。治宜养阴清肺，酸甘化阴，活血润燥。处方：玄参30g，沙参30g，生地黄30g，乌梅30g，（焦）山楂30g，天花粉20g，黄芩15g，杏仁10g，太子参15g，五味子15g，白芍15g，丹参15g，红花10g，莪术8g，甘草12g。4剂，水煎服，每日1剂。5月1日二诊：初服4剂后口干舌燥明显减轻，遂自照原方又服5剂。现白天已不觉口干，进食较流利，食欲改善，舌红不绛，燥裂消失，效不更方，复进10剂，前5剂每日1剂，后5剂隔日1剂。5月20日三诊：凌晨偶觉口舌干燥，舌痛消失，饮食增加，精神改善，皮肤脱屑及肛门瘙痒也明显减轻。嘱其戒辛辣烧烤食物，免烟酒，保持乐观心情，必要时随诊。半年后随访病情无复发。

按：本例久病胃阴亏虚，母病及子，肺津大亏，不能输布津液，故口舌干裂，肤燥便结；津血同源，俱随气行，今其阴虚津亏，肺胃同病，足以成瘀，而阴虚、津亏、瘀血皆可产生内热，如此虚邪并甚，遂成顽疾。本方重用玄参以增液汤加减滋阴生津为主，又融清肺泄热、活血化瘀、酸甘化阴标本兼顾，故能获效。

四十九、东垣清燥汤治疗干燥综合征[86]

郭某，女，58岁，2002年6月20日初诊。患者1年前因口眼干涩，身倦疼痛等杂症缠身，多处医治，不仅难以控制，反而日益加重，后到天津某医院定为"干燥综合征"，经治疗效果很好，病情稳定后回来，但停药半年病情死灰复燃。现症：口干，口中不和，多处口腔溃疡，全身困倦乏力，食欲不好，伴有腰及两肩疼痛，脉右寸关实，左细，两尺不及，舌黯红，苔白黄厚腻。根据脉症施用下方：柴胡12g，当归15g，枳壳10g，苍术12g，厚朴10g，陈皮6g，丹参20g，葛根15g，玄参12g，泽泻、藿香各10g，甘草6g，猪苓8g，茯苓、白术各12g，官桂2.4g，白芍15g，水煎服3剂。2002年6月27日复诊，服上药效果一般，无明显变化，现以腰痛、脚跟痛、咽部稍充血、疼痛、溃疡为主，困倦乏力亦较前加重，病容十分痛苦，右脉沉而小实，左脉细弱，两尺不及，舌质淡红，苔白黄。观其脉症，以虚为主，湿热并存，故选用东垣清燥汤加僵蚕、葛根、玄参，煎服3剂。2002年7月24日三诊，服上药诸症大减，精神大增，但症状仍在，续用上方9剂，症状全除，后遵上法蜜制丸药一料，以资巩固。时隔1年，反应很好。

【参考文献】

[1]　傅宗翰，刘永年．干燥综合征辨证规律探讨[J]．南京中医学院学报，1987，(3)：11.

[2]　钱丹琪，姜泉，杜羽．路志正教授燥痹理论形成之古籍溯源[J]．风湿病与关节炎，2012，1(5)：48-52.

[3]　曾庆祥．路志正治疗干燥综合征经验[J]．中医杂志，2004，46(6)：413-415.

[4]　姜泉，等．路志正治疗干燥综合征经验[J]．中医杂志，2016，57(6)：463-465.

[5]　张华东，等．路氏润燥汤联合针刺疗法治疗原发性干燥综合征眼干症状106例增效研究[J]．风湿病与

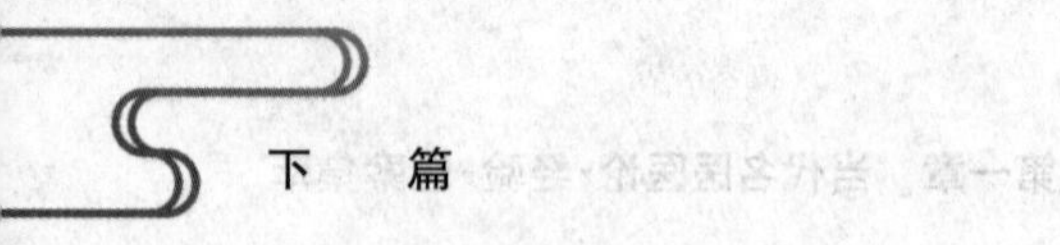

关节炎，2016，5(6)：8-14.
[6] 邓颖萍，董振华. 董振华治疗干燥综合征阴虚夹湿证的经验 [J]. 北京中医药，2010，29(5)：339-341.
[7] 薛芳. 干燥综合征与"燥胜则干"[J]. 辽宁中医杂志，1982，(7)：7.
[8] 李奔，薛鸾. 清热解毒法在干燥综合征治疗中的应用探析 [J]. 风湿病与关节炎，2014，3(2)：44-46.
[9] 孙素平，潘文萍，周翠英. 试论干燥综合征以燥毒为本 [J]. 山东中医杂志，2001，20(10)：581.
[10] 靖卫霞，朱跃兰，周光春. 朱跃兰教授运用活血解毒方治疗干燥综合征经验 [J]. 风湿病与关节炎，2016，1(6)：63-66.
[11] 李新一. 大黄䗪虫丸治疗干燥综合征 35 例观察 [J]. 黑龙江中医药，2001，(6)：13.
[12] 董振华. 活血化瘀法在干燥综合征中的应用 [J]. 河北中医，2001，20(3)：9.
[13] 王燕青，刘学法，李达祥. 从瘀论治干燥综合征探微 [J]. 中医函授通讯，1998，17(4)：16
[14] 秦长林. 从干燥综合征看"燥必入血"的病变特点 [J]. 山东中医杂志，2000，19(12)：710
[15] 马武开. 干燥综合征的中医病因病机探讨 [J]. 中医药研究，2006，16(4)：2-3.
[16] 姜迎萍，李靖. 干燥综合征的中医证治规律探讨 [J]. 四川中医，2003.21(4)：7-8.
[17] 郝伟欣，董振华. 干燥综合征 106 例中医证候分类回顾性研究 [J]. 中医杂志，2006，47(7)：528-530.
[18] 张建能. 浅议从痰瘀论治干燥综合征 [J]. 中国中医药现代远程教育，2011，9(19)：57-58.
[19] 韩善夯，刘征堂. 金实教授干燥综合征辨治经验 [J]. 辽宁中医药大学学报，2009，11(12)：81-83.
[20] 叶丽红，汪悦. 浅谈脾与干燥综合征的关系 [J]. 江苏中医药，2008，40(4)：70-71.
[21] 谢幼红. 从脾论治干燥综合征的探讨 [J]. 陕西中医，2010，31(6)：710-712.
[22] 丁之江，马文欢. 干燥综合征病机及中医治疗探讨 [J]. 中医中药，2003，41-42.
[23] 周乃玉，谢幼红，王北. 健脾益气通阳法治疗继发性干燥综合征 52 例临床观察干燥综合 [J]. 北京中医，2003，22(6)8.
[24] 顾军花，陈湘君. 从肝论治干燥综合征 [J]. 中医杂志，2011，52(4)：292-294.
[25] 尹梦赟，纪伟. 浅析从肝论治干燥综合征 [J]. 环球中医药，2017，10(5)：599-601.
[26] 刘维，丁园园. 从三焦论治干燥综合征 [J]. 中国中医药信息杂志，2013，20(3)：87-88.
[27] 叶海军. 从三焦论治干燥综合征 [J]. 辽宁中医杂志，2004，31(6)：477.
[28] 苑丽娟. 三段三方治疗干燥综合征 [J]. 辽宁中医杂志，1996，23(8)：353.
[29] 马伟明，高望望. 干燥综合征证治初探 [J]. 浙江中西医结合杂志，2003，13(5)：309.
[30] 董振华. 干燥综合征的中医治疗 [J]. 中国医刊，2000，35(10)：47.
[31] 谷家立，黄云. 干燥综合征的五脏证治刍议 [J]. 中医杂志，2000，41(10)：635.
[32] 刘晋河，董振华. 原发性胆汁性肝硬化合并干燥综合征的中医证候特点 [J]. 中华中医药杂志，2008，23(2)：174-176.
[33] 秦长林. 原发性干燥综合征患者和舌象表现和临床意义 [J]. 中国中医药信息杂志，2000，7(12)：50.
[34] 张绪磊. 40 例干燥综合征的阴虚舌象分析 [J]. 江苏中医杂志，1982，2(1)：28.
[35] 刘冰，郑仲久. 辨舌施治干燥综合征 34 例 [J]. 湖北中医杂志，1993，15(6)：17.
[36] 章琴韵. 口眼干燥关节炎综合征的中医治疗 [J]. 中医杂志，1987，28(2)：44.
[37] 顾勤，刘菊妍. 周仲瑛教授治疗干燥综合征经验介绍 [J]. 新中医，2002，34(9)：7.
[38] 龙江云，杨进. 方药中用温法治疗干燥综合征经验 [J]. 浙江中医杂志，1987，22(8)：363.
[39] 张瑾，陈湘君，顾军花. 陈湘君治疗干燥综合征之经验 [J]. 辽宁中医杂志，2009，36(12)：2050-2051.
[40] 吴成. 孟澍江治疗杂病经验 [J]. 中医杂志，1993，34(7)：402.

[41] 娄俊东，张立亭. 张鸣鹤教授治疗干燥综合征经验 [J]. 风湿病与关节炎，2014，3（2）：34-35.
[42] 李佳瑜，陈颖. 赵丽娟治疗干燥综合征经验 [J]. 世界中医药，2010，5（4）：248-249.
[43] 杨坤宁. 孟如教授辨治干燥综合征的经验 [J]. 云南中医中药杂志，2010，31（12）：27-28.
[44] 马武开，蔺想成，王建华. 马永桢治疗干燥综合征的经验 [J]. 安徽中医临床杂志，1998，10（6）：390.
[45] 刘国英. 疏肝法治疗干燥综合征体会 [J]. 中医杂志，1997，38（3）：147.
[46] 张淑瑛. 清热利湿治疗干燥综合征 18 例 [J]. 河北中医，2001，23（4）：265.
[47] 蔡抗四. 干燥综合征从燥论治经验 [J]. 江西中医药，1997，28（4）：20.
[48] 桑永兵，等. 张华东从心肾论治干燥综合征经验 [J]. 江苏中医药，2016，48（6）：26-27.
[49] 桑永兵，等. 张华东从肝肺气机论治干燥综合征经验 [J]. 世界中西医结合杂志，2016，11（1）：16-18.
[50] 桑永兵，等. 张华东教授从中央脾胃论治干燥综合征经验 [J]. 风湿病与关节炎，2015，4（11）：35-37.
[51] 史竞羽，等. 金妙文教授治疗干燥综合征经验 [J]. 中医药学报，2015，43（4）：86-88.
[52] 吴玲燕，宋欣伟. 宋欣伟教授辨治干燥综合征新思路 [J]. 中华中医药学刊，2007，25（8）：1564-1565.
[53] 张雯. 陶筱娟治疗干燥综合征经验 [J]. 浙江中西医结合杂志，2015，25（12）：1089-1090.
[54] 杨慧，刘维. 刘维教授辨治燥痹眼干症合并眼睑浮肿经验 [J]. 中华中医药杂志，2014，29（9）：2826-2828.
[55] 白雯，阎小萍. 阎小萍治疗干燥综合征经验. 中医杂志 [J].2015，56（10）：825-830.
[56] 刘童童，李媛媛，谷占卿. 高社光教授治疗干燥综合征临床经验 [J]. 环球中医药，2016，9（10）：1250-1252.
[57] 乙伶. 汪再舫诊治干燥综合征的经验 [J]. 江苏中医药，2014，46（6）：25-26.
[58] 杨梅玉，等. 王莒生治疗干燥综合征经验 [J]. 北京中医药，2008，27（7）：506-508.
[59] 宣静. 沈丕安治疗干燥综合征经验 [J]. 上海中医药杂志，2011，45（5）：3-5.
[60] 赵丽娟，等. 清开灵注射液治疗干燥综合征疗效总结 [J]. 北京中医药大学学报，1995，18（6）：32.
[61] 徐青. 汪履秋治疗干燥综合征医案 2 则 [J]. 江苏中医，1995，16（5）：25.
[62] 吴颢昕. 陈亦人治疗疑难杂症拾萃 [J]. 山东中医杂志，2000，19（2）：103.
[63] 夏桂成. 更年期妇女干燥综合征的辨证施治 [J]. 江苏中医，1991，（4）：13.
[64] 王鹏宇，王静. 辨证治疗干燥综合征 73 例 [J]. 浙江中医杂志，1997，32（4）：164.
[65] 肖燕倩，陈旻，夏冰. 夏翔教授诊治疑难病验案三则 [J]. 湖南中医杂志，1999，15（3）：65.
[66] 王燕青，刘学法. 李达祥病证结合治疗疑难杂症验案二则 [J]. 北京中医药大学学报，1998，21（1）：56.
[67] 陈腾，刘维. 刘维教授从毒论治干燥综合征发热验案 [J]. 中医药信息，2014，31（3）：75-76.
[68] 方朝晖，孔梅. 干燥综合征治验 [J]. 安徽中医临床杂志，1998，10（4）：228.
[69] 潘文奎，傅宗翰，刘永年. 关节酸痛、口干舌裂、面部泛红案 [J]. 中医杂志，1980，21（10）：752.
[70] 高荣林. 干燥综合征一例诊治录 [J]. 北京中医，1987，（5）：35.
[71] 韩淑英. 中西医结合治疗干燥综合征并大动脉炎 1 例 [J]. 内蒙古中医药，1989，（3）：17.
[72] 宋欣伟，等. 干燥综合征继发急性弥漫性血管内凝血 1 例 [J]. 浙江中医学院学报，1994，18（2）：35.
[73] 李秀琴. 证治干燥综合征合并桥本甲状腺炎及肾小管酸中毒 1 例报告 [J]. 北京中医学院学报，1989，（5）：29.
[74] 贾正平，王化洋. 中药治疗慢性乙肝合并干燥综合征 1 例 [J]. 中医杂志，1999，40（9）：550.
[75] 蒋熙. 四妙勇安汤加味治疗风湿类疾病举隅 [J]. 江苏中医药，1999，20（2）：19.
[76] 赵祖友. 复元活血汤临床运用 [J]. 陕西中医，1995，16（9）：417.

[77] 邓裔超，邓淑云. 邓启源老中医运用拯阴理劳汤撷菁 [J]. 福建中医药，2000，31(6)：18.
[78] 马伟明，杜玉琳. 补阳还五汤的临床运用 [J]. 浙江中医学院学报，1997，21(6)：32.
[79] 王耕. 小柴胡汤加减治疗干燥综合征 [J]. 浙江中医杂志，1987，(8)：364.
[80] 顾庆华. 干燥综合征验案二则 [J]. 吉林中医药，1991，(6)：23.
[81] 肖宝兰，黄志英，杜彩兰. 生脉散加味治疗原发性干燥综合征 1 例 [J]. 广东医学，2000，21(8)：638.
[82] 邱建荣. 浅谈干燥综合征的治疗 [J]. 浙江中医学院学报，1996，20(6)：6.
[83] 周小平. 桂附地黄丸加减治疗干燥综合征 15 例 [J]. 湖南中医杂志，1998，14(4)：39.
[84] 赵振兴，侯绍敏，刘桂华. 杂病奇案四则治验 [J]. 河北中医，1998，13(1)：14.
[85] 杨东海，李蔚. 重用玄参治疗干燥综合征 [J]. 中医杂志，2011，52(11)：974.
[86] 李荣峰. 东垣清燥汤为主治疗干燥综合征 [J]. 中医药学刊，2006，24(1)：162-163.

第二章　干燥综合征的中医药研究进展(综述)

随着时代的进步，干燥综合征已经为风湿免疫科医生所熟知，由于西医的治疗方法有限，干燥综合征的中医药诊治逐渐成为我国的特色及热点研究领域。中医药研究在理论、临床和实验室研究方面都取得了丰硕的研究成果，文献也逐年增多，从而在国际上对干燥综合征的研究领域中占有了一席之地，受到广泛的关注。现从病名归属、病因病机、治疗研究(辨证论治、专方治疗、中成药治疗、针灸治疗、中药雾化治疗)、实验研究等方面对干燥综合征的中医药研究进展进行系统的回顾。

【病名归属】

干燥综合征患者有严重的干燥症状，以及有些与其干燥的严重程度不尽相符的复杂多变的特殊临床表现，因之在中医传统理论中很难找到与之完全相应的病名。大多数医家依据传统医学的命名规则将其命名为“燥证”或“内燥”[1]，部分医家结合疾病的特点创立了新的病名，路志正[2]因其有痹证特点而命名为“燥痹”；傅宗翰[3]因其有邪毒致病特点而命名为“燥毒”；孟如[4]等因其病程长，多个脏腑受损及阴阳气血亏虚的表现，而命名为“虚劳”，夏桂成[5]更有因其多发生于更年期妇女，遂将其与“脏燥”联系在一起的。这些病名都从不同角度反映了干燥综合征的临床和病理特征。近年来关于干燥综合征的病名主要还是以上这些，“燥痹”的使用最为频繁，而我们则考虑到本病最突出的临床表现并非关节疼痛，故仍然采用“燥毒症”作为干燥综合征的病名。

【病因病机】

干燥综合征的病因病机复杂，至今中医界还没有形成统一的理论认识，从中医学分析，究竟是如何形成了本病以干燥为特点的一系列表现，主要有以下5种观点：①燥毒蕴结：傅宗翰[3]认为本病的发生起于燥毒，而与单纯内燥或外燥有别，多见于内在禀赋异质(“阴虚质”或“燥红质”)患者，也可由金石药毒所伤等促成。②外感致病：杨香生[6]认为本病的发生与“春初温升，秋深初凉”等反常“病气”有关，风热燥邪侵犯人体，肺多上受，津液损伤。章琴韵[7]认为本病有一部分由风热或湿热引起。湿热阻遏，气机不畅，津不上承可致燥证，其伴见苔白腻、薄黄腻或黄厚腻。③阴虚津亏：这是多数医家所持的病因病机观点，阴液所伤累及的脏腑有肝、肾、肺、脾、胃。马永桢[8]认为本病发病以女性为多，女子以肝为先天，而肾为一身阴液之本，各脏腑之阴均赖其滋养，故干燥综合征多由先天之肝肾阴虚，不得濡

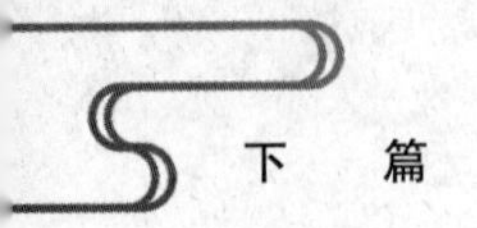

养脏腑五官皮毛而致。马武开[9]介绍马永桢经验时指出，女子发病当责之冲任，因其以阴血为本，且有经产孕乳的生理特性，故其精血耗损在所难免。④瘀血致燥：傅宗翰[3]认为，因虚（气虚抑或阴虚）可致瘀，瘀能致燥，大黄䗪虫丸证可与之类比。秦长林[10]指出，干燥综合征具有"燥必入血"的病变特点，认为燥邪灼津而成瘀，瘀血阻滞气机，津液不能随气升发濡布，故成燥痹。王燕青[11]结合干燥综合征患者血液流变学的异常，认为瘀血贯穿干燥综合征病程的始终，肝气郁结，气滞血瘀，津液不布而生燥，另一方面阴虚燥热日久，病久入络，耗气伤津，气虚无以行血，血行瘀滞，瘀血与燥热相互作用，互为因果。⑤气虚致燥：潘文奎[1]发现有部分干燥综合征患者从辨证中未表现明显的阴虚之象，而表现为一派气虚之象。因津液之输布有赖气之推送，脾之阳气虚弱，脾不升清则气虚不运，气虚推行津液无力，则津液不能濡养周身，水液不能上承于口眼鼻咽诸清窍。刘永年[12]认识到本病并非是单独津液亏乏，由于阳虚、气虚、血瘀或燥毒，阳气亏虚无力推动津液上承，瘀血或燥毒阻滞津液的流通，均可能引起津不上承，津液失布，这是干燥综合征发病的重要病机。赵丽娟[13]也认为脾气虚是发病的关键，脾气虚导致阴虚，气阴两虚，肝郁脾虚。此外，刘国英[14]还认为，肝郁失疏，气机失调，郁而化热，亦能导致气津输布受阻而致燥者。而傅宗翰[3]指出亦有因气虚失运或阴虚生热，津液不行，津凝燥结成痰，阻塞经络，结而成形，并助其燥者。⑥气阴两伤：燥邪致病，易致伤阴耗气，盖津液之化生，源于脏腑，赖气之化生，以气之生津，气旺则津充，气虚则津亏。钟起诚认为，气是人体功能表现，内燥与人体津液亏虚有关，液之生成又与气之功能密切相关。李晓梅等认为，干燥综合征的由内燥及外燥均可，燥盛则干，燥邪损伤阳明胃津，胃津既伤，致脾阴亏虚，不能行其津液，则诸脏腑失却濡润；脾为肺之母，脾阴不足，母病及子，肺金失养，肺阴亏虚，肺失濡养，而见口干咽燥。

种种阐述，见仁见智，但总当归咎于"虚、瘀、痹"[3]"郁、虚、瘀"[14]或"虚、瘀、毒"[12]相互交结，但最后必当通过干扰人体津液的输布代谢，使其阴阳偏颇而致燥成病。

【治疗研究】

一、辨证论治

对于干燥综合征的治疗，大多数医家认为并不只是简单的滋阴润燥一途，在辨证论治基础上，结合使用其他多种治法是必要的，而辨证论治应是干燥综合征的主要治疗思路和方法。各位医家对病因病机的不同认识，也体现在辨证分型上。以往对干燥综合征的辨证治疗多以个案为主，没有形成系统的辨证论治。80年代中后期，一些对干燥综合征的中医辨证理论的研究报道逐渐出现。傅宗翰[3]总结临床经验，于1983年较早地对干燥综合征的中医辨治理论进行了系统探讨，认为以流津增液为经纬，滋养肝肾为要旨，或滋阴生津，或养血活血，或清营解毒，或益气，或通络，或蠲痹，或养目，或化痰软坚，而解毒清燥治法则应贯穿整个治程，调整气血是治疗的又一关键，怡情养性应为医者之共识。傅宗翰等[12]在观察大量病例后，又于1987年在对本病病因病机进行探讨的基础上，以燥毒蕴结及素质禀赋为发病关键，辨证归纳为燥毒型、阴伤型、气虚型、涩滞型4型。燥毒型清燥解毒泄热降火，犀角地黄汤、加味白虎汤、三紫汤加减；阴伤型补养肝肾之阴为主，方主增液汤、六味地黄丸、二至丸加减；气虚型补脾以生气，四君子汤、七味白术散加减；涩滞型活血祛瘀化痰

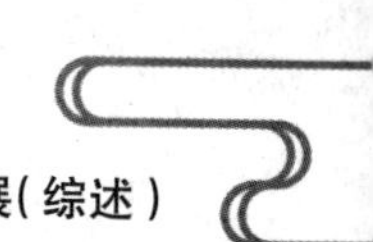

通络，血府逐瘀汤、大黄䗪虫丸、瘰疬丸加减。潘文奎[1]在研究了其他医家对干燥综合征进行以舌诊为主的中医临床观察后，从润燥、滋阴、益气三个方面讨论了干燥综合征的辨证施治，提出了干燥综合征的辨证分型方案，有内燥型、阴伤型、阳虚型、涩滞型。章琴韵[7]分为阴虚内热、湿热、气阴两虚、风热4型：阴虚内热型养阴清热，生津润燥，一贯煎加减；湿热型化湿清热，平胃散合二妙散加减；气阴两虚型益气健脾，滋阴补肾，六味地黄丸合八珍汤加减；风热型疏风清热，宣肺布津，桑杏汤加减。刘冰[15]以辨舌为主，将本病分为4型：阴虚内热型养阴清热，生津润燥，知柏地黄汤加减；气阴两虚型益气健脾润燥，参苓白术散合六味地黄丸加减；血瘀血虚型活血养血润燥，桃红四物汤加减；湿热型化湿清热，二妙散加减。王新志[16]将临床见症为分5型：风热型清热宣肺，养阴生津，药多选桑叶、杏仁、荆芥、防风、桔梗、沙参、知母；脾胃虚弱型健脾祛湿，益气生津，参苓白术散加减；气阴两虚型益气养阴，润燥生津，药用黄芪、沙参、麦冬、党参、山药、女贞子；气滞血瘀型舒肝理气，化瘀润燥，小柴胡汤加减；肝肾阴虚型滋肝补肾，养阴清热，知柏地黄汤加减。娄玉钤[17]的《中国风湿病学》内容较丰富，其中干燥综合征一章中分型较细，按舌象表现分为9型：燥邪犯肺型治以清肺润燥止咳，方选清燥救肺汤加减；湿热蕴结型治以健脾和胃，祛湿清热，方选平胃散、二妙散加减；风热伤津型治以疏风清热，宣肺布津，方选桑杏汤加减；气血瘀阻型治以益气活血化瘀，方选桃红四物汤加减；阴虚内热型治以养阴清热，生津润燥，方选一贯煎加减；肺肾阴虚型治以清肺益肾，滋阴生津，方选百合固金汤加减；肝肾阴虚型治以滋补肝肾，养阴生津，方选一贯煎、左归饮加减；脾胃阴虚型治以健脾益胃，养阴生津，方选益胃汤、玉女煎加减；气阴两虚型治以益气健脾，滋阴补肾，方选六味地黄丸、八珍汤加减。杨香生[6]以肾虚津亏为中心，分为5型："病气"犯肺型疏散风热，宣肺布津，桑杏汤加减；脾胃阳虚型补中益气汤或丁蔻附桂理中汤加减；气血瘀阻型活血化瘀通络，血府逐瘀汤加减；气阴大伤型益气养阴生津，增液润燥，生脉散合清骨散加减；其阴虚内热型论述最详，分为4部，肺胃阴虚型予百合固金汤合玉女煎，肺肾阴虚型以百合固金汤加减，肝肾阴虚型杞菊地黄汤合一贯煎加减，脾肾阴虚型益胃汤合六味地黄丸加减。马永桢[8]以肾虚液燥为中心，分为6型：肺胃津伤，心脾血虚，肝肾阴虚，阴虚燥热，阴虚湿瘀阻络及阴虚络痹。巫君玉[18]以肾亏液燥为主，分为7型：阴虚内燥型治以滋阴润燥，补肝益肾，方选一贯煎加减；气阴两虚型治以益气养阴，方选六味地黄丸、四君子汤加减；阴阳两虚型治以滋肝补肾，调补阴阳，方选肾气丸加减；风热型治以祛风散热，养阴生津，方选桑杏汤加减；湿热型治以清热利湿，健脾和胃，甘露消毒丹加减；气滞血瘀型治以益气活血，润燥通络，方选生血润肤饮加减；痰浊内结型治以化痰软坚润燥，方选海藻玉壶汤加减。赵丽娟[13]将本病分为4型：阴虚型(又分为肺肾阴虚、肝肾阴虚、脾胃阴虚、脾肾阴虚)，偏于肺肾阴虚者用百合固金汤加减，偏于肝肾阴虚者知柏地黄汤、左归饮加减，偏于脾胃阴虚者用益胃汤加减；气阴两虚型用参苓白术散合右归饮加减；脾胃气虚型用参苓白术散合三仁汤加减；血瘀血虚型用桃红四物汤加减。赵敦友[19]以肾阴虚立论，分为3型，肝肾阴虚者滋养肝肾，左归饮加减；肝肾阴虚兼胃热者滋养肝肾兼清胃热，左归饮合玉女煎加减；肝肾阴虚兼血瘀者滋养肝肾兼活血化瘀，左归饮合桃红四物汤加减。在中医口腔科方面，在《实用中医口腔病学》中，徐志鸿[20]以虚为病根蒂，分为阴虚型，其中肺阴虚者养阴清肺，生津润燥，百合固金汤加减；脾胃阴虚者养阴润燥，生津止渴，益胃汤加减；肝阴虚者养肝柔肝明目，一贯煎合补肝汤加减；肾阴虚者补肾填精，养阴生津，左归丸加减。肝郁气滞血瘀型疏肝解郁，祛瘀生新，养

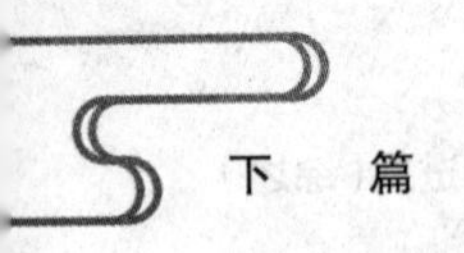

血活血，丹栀逍遥散合桃红四物汤加减。阴阳两虚型阴阳双补，右归丸合二仙汤加减。脾胃气虚型健脾益胃，清利湿热，参苓白术散合三仁汤加减。李刚[21]在《中医口腔病症学》中以三脏亏虚为本，简单分为5证：阴虚火旺型治以滋阴清热，生津养血，方选知柏地黄丸加减；脾胃虚弱型治以健脾祛湿，益气布津，方选四君子汤加减；气滞血瘀型治以行气活血，润燥生津，方选桃红四物汤加减；气阴两亏型治以益气养阴，滋润生津，方选生脉散加减；肾阳不足型治以温补肾阳，方选金匮肾气丸加减。王礼门[22]以毒、瘀为中心，分为5型：邪犯上焦、燥热内灼型治以清宣上焦，滋阴清热，方选桑杏汤、沙参麦冬汤加减；燥热伤津、肺胃阴伤型治以滋养肺胃，方选沙参麦冬汤、五汁饮、玉液汤加减；燥热伤津、瘀热内阻型治以生津养血，润燥解毒，化瘀通络，方选沙参麦冬汤、血府逐瘀汤加减；津涸血虚、肝肾阴虚型治以滋阴降火，方选大补阴丸、大定风珠加减；久病伤气、气血两虚型治以益气养血补阴，方选补中益气汤、沙参麦冬汤加减。周翠英[23]在《风湿病中西医诊疗学》中分型较为简约，便于为临床医师，尤其是西医医师掌握，其分为4型：燥毒亢盛型治以解毒润燥，宁络护阴，方选犀角地黄汤、傅氏三紫汤加减；阴虚津亏型治以滋阴生津，脾胃阴虚者方选益胃汤、玉女煎加减，肝肾阴虚者方选一贯煎、杞菊地黄丸加减，肺阴虚者沙参麦冬汤加减；阳虚津结型治以温阳益气布津，方选补中益气汤、参苓白术散加减；瘀血阻络型治以活血化瘀，方选大黄䗪虫丸加减。临床上见到干燥综合征患者多为天癸渐衰的中年妇女，故潘开明[24]以肾虚为中心，分型为肝肾阴虚，脾肾阳虚两型。夏桂成[5]将更年期妇女的干燥综合征简要地分为阴虚型、阳虚型及瘀滞型。阴虚型予二甲地黄汤或滋肾清心汤；阳虚型予助阳益气，温化水湿而布津液，二仙汤合圣愈汤加减；瘀滞型滋阴化瘀，大黄䗪虫丸加减。熊曼琪[25]秉承老中医路志正先生的学术观点，以素体阴虚为基础，分证为阴虚津枯、清窍失养型，治以滋阴润燥，填精益髓，方选一贯煎、大补阴丸加减；阴虚津枯、燥邪外袭型，治以滋阴润肺，轻宣外燥，方选清燥救肺汤加减；阴虚火旺、毒邪蕴结型，治以滋阴降火，解毒散结，方选知柏地黄丸、小金丹加减；阴虚津枯、痹邪阻络型，治以滋阴润燥，除痹通络，方选滋燥养荣汤加减；阴阳两虚型，治以阴阳并补，益肾固摄，方选无比山药丸加减。谷家立[26]以脏腑理论为指导，从五脏证治，分肺气亏虚，心血瘀滞，脾胃失运，肝气郁滞，肾阴亏虚。苑丽娟[27]结合病程作三段三方，从上、中、下三焦分治干燥综合征，分为心火上炎型，治以清心经之热，疏利气机，方选导赤散、增液承气汤加减；胃阴不足型，治以养胃阴和胃气，生津止渴，方选益胃汤加减；肾阴亏虚型，治以滋肾阴，壮水之主以制阳光，方选六味地黄丸加减。协和医院董振华[28]密切结合西医学对干燥综合征的认识，针对干燥综合征病变广泛，全身受犯的特点，详立分型，其中本证为阴虚津亏，气虚失运，瘀血内阻，阴虚挟湿；系统性损害中皮肤黏膜损害分为血虚寒凝，血热瘀阻；呼吸系统有虚热肺痿，虚寒肺痿，痰热阻肺；消化系统有阴虚气滞，肝胆湿热；肾脏损害为脾肾不足，气阴两伤。冯建华[29]将本病分为5型：肺胃阴伤型，予滋肺益胃，生津润燥，方选沙参麦冬汤、百合固金丸、玉女煎加减；肝肾阴虚型予滋养肝肾，益阴润燥，方选杞菊地黄丸、左归丸、一贯煎加减；脾肾阴虚型予补脾滋肾，益气养阴，方选益胃汤、生脉散、六味地黄丸加减；脾肾阳虚型予健脾和胃，益气布津，方选补中益气汤、理中丸、参苓白术散加减；气滞血瘀型予活血化瘀，方选血府逐瘀汤、桃红四物汤加减。杨南陵[30]将本病分为3型：阴虚内燥型予滋阴生津，清解燥热，方选一贯煎、六味地黄丸加减；气阴两虚型予益气温阳布津，方选一贯煎、补中益气汤加减；脾阳虚损型予温阳益气生津，方选附子理中汤、益胃汤加减。谭晨[31]辨证对干燥综合征使用8种治法：养胃生津润燥，滋肝明目润燥，补肾填精润燥，益气养血润燥，活血化瘀润燥，清热凉血润燥，化痰软坚润燥，蠲痹通络润燥，在实际使用中由于病情的复杂性，常常数法兼施，他还特别提出加服益肾活血药及雷公藤多苷，近期疗效明显，缓解期长。王鹏宇[32]遵传统燥证的标准，将干燥综合征分为外燥与内燥，外燥之中，外感燥邪，兼夹风热型，治以疏风清热，解毒散结；风寒湿痹，化燥伤阴型，治以通络除痹，养阴润燥。内燥之中，津液气化，输布失常型，治以调节津液气化功能，五苓散、半夏泻心汤或桂枝汤加减；精血亏损，失于滋荣型，治以养血润燥，填精补髓，方用自拟苁蓉龟杞汤或丸。潘新[33]对SS进行分期辨治，早期以上焦内燥为主，治宜养阴润肺，佐以健脾，方以桑杏汤或养血润肤汤加味；中期轻症以中焦内燥为主，治宜健脾益胃，养阴生津。方以玉女煎合八珍汤加味；中期重症以中焦燥毒为主，治宜养血柔肝，润燥解毒，佐以健脾。方以一贯煎或滋水清肝饮加味；晚期以下焦燥毒为主，治宜补肾填精，润燥解毒，佐以健脾。方以六味地黄汤或三甲复脉汤加味。陈湘君[34]将干燥综合征的病程分为急性期，属阴虚燥热偏盛型，治予清燥解毒，同时益气养阴兼顾其本，犀角地黄汤加减；气阴两虚多见于早期或轻型，治予益气养阴，方用沙参麦冬汤加减；中晚期肝肾阴虚多见，治宜明目地黄汤加减。叶一萍[35]将湿邪因素纳入分型，将本病分为阴虚火旺型治以滋阴降火、凉血化瘀，祛风通络，方用大补阴丸合玉女煎加减；气滞血瘀型治以活血行滞，气化津液，方用血府逐瘀汤加减；阳虚寒凝型治以清热祛湿、化浊通络，方用黄芩滑石汤加味；湿热郁遏型治以温经散寒，化气行津，方用附子汤和五苓散加减。谭玲[36]总结干燥综合征常用的九种治法，除常用的养阴生津法，益气生津法外，还有活血化瘀法，解毒清燥法，清热化湿法，软坚化结法，通络蠲痹法，调节阴阳法，酸甘化阴法，酸甘化阴法是指用乌梅、山楂、五味子、白芍等酸性药物刺激津液的分泌。陈湘君[37]从肝论治SS并将其分为9型：肝郁气滞证、心肝火旺证、肝胆（胃）郁热证、肝郁脾虚证、肝气失敛证、肝肾阴虚证、阴虚血瘀证、肝肾精血两亏证和阴虚火旺风动证。马武开[38]对16篇文献中的1000多例干燥综合征病例的分型进行研究后发现，虚证占50%，实证16%，其余为虚实夹杂证。出现最多的依次是气阴两虚证，津亏血瘀、肝肾阴虚和阴虚内热，在辨证分型中阴虚和血瘀是最常涉及的证候要素。

二、专方

针对干燥综合征，医家还使用了许多确有临床疗效的专方专药。大部分方剂均以补阴为主，其中有以益气养胃为主者，如姜黎平[39]拟玉女甘露汤：玉竹30g，女贞子20g，生晒参5g，山药20g，当归15g，白花蛇舌草15g，滋阴润燥，调理脾胃。杜秀兰[40]采用黄芪、太子参、五味子、白术、山药、葛根、石斛、麦冬、生地黄、白芍、玄参组成益气养阴润燥汤。刘永年[41]以益气养阴，解毒祛瘀为法，自创解毒润燥汤：黄芪15g，玉竹15g，土茯苓15g，赤白芍各10g，生甘草3g，紫草6g，紫丹参12g，木贼草10g，威灵仙10g。王慕虹[42]用炙黄芪、党参、白术、麦冬、生地黄、玄参、石斛、北沙参、白芍、熟地黄、女贞子组成益气生津汤。顾廷全[43]用加味玉液汤：黄芪、山药、玄参、知母、麦冬、生地黄、五味子、天花粉、乌梅、鸡内金、葛根。有以养肺阴为主者，如王心光[44]自拟养阴清肺汤：白芍、牡丹皮、薄荷、生地黄、玄参、麦冬。廖承建[45]自创门冬清肺饮：麦冬、沙参、玄参、生地黄、黄芪、太子参、葛根、乌梅、五味子、当归、知母。有的以补肾之真阴为主，如徐宜厚[46]用大补地黄丸，药用：生地黄、熟地黄各12g，炒黄柏10g，山药15g，枸杞子12g，炒白芍10g，肉苁蓉10g，当归10g，炒知母 6g，山萸肉 12g，玄参 10g，天花粉 10g，天冬、麦冬各 10g。赵振兴[47]用加味引火汤：熟地黄、巴戟天、麦冬、茯苓、石斛、沙参、五味子补肾阴引火归元。有于养阴之中加入清火者，如刘薛乡[48]拟润燥六黄汤：生地黄、熟地黄各 15～30g，当归 15～30g，黄连、黄芩、黄柏各 3～6g，黄芪 30～100g，天冬、麦冬各 15g，玄参 15～30g，黄精 30g。洪庆祥[49]用清热解毒方：板蓝根、大青叶、土茯苓、连翘、拳参、鸭跖草、半枝莲、玄参，与大补阴丸合用。也有采用温阳法而以寒凉立论者，如周小平[50]取甘温除热之意，采用桂附地黄丸治疗干燥综合征。有从血瘀入手创立方剂者，如陈一峰[51]用清燥救肺汤合大黄䗪虫丸治疗。李新一[52]以干燥综合征为"肚燥"，用大黄䗪虫丸加杞菊地黄丸或生脉饮治疗。王慧[53]自创润燥合剂：生黄芪、当归、天花粉、石斛、麦冬、王不留行、炮穿山甲、漏芦、三棱、莪术。秦长林[10]以自制"润燥灵胶囊"加活血养阴之品治疗，药采：生地黄 30g，玄参 15g，水牛角 15g，桃仁 10g，红花 10g，牡丹皮 10g，金银花 15g，地龙 10g，甘草 10g。此外也有医家通过辨病，加入有调节人体免疫功能的药物组方，如杨少锋[54]自拟复方雷公藤制剂治疗继发性干燥综合征：雷公藤 12g，淫羊藿 12g，黄精 15g，牛膝 15g，山药 20g，枸杞子 20g，茯苓 20g，薏苡仁 30g。在专方治疗中，一些著名的古方，因其久经考验的确实效果，部分医家保留其原方，用以治疗干燥综合征：四妙勇安汤[55]、复元活血汤[56]、真武汤[57]、拯阴理劳汤[58]、补阳还五汤[59]、小柴胡汤[604]、生脉散[61]、三甲散[62]、猪苓汤[63]等都曾用于治疗干燥综合征。

梁昀[64]以津血同源、燥必入血立论，应用滋阴活血方（由玄参、麦冬、沙参、石斛、当归、赤白芍、生地黄、川芎、鸡血藤、紫丹参、丝瓜络、白术、茯苓、枳壳、五味子、甘草）治疗，以白芍总苷胶囊对照研究，结果发现治疗后临床症状、体征及 ESR、IgG、IgA、IgM、RF 均较治疗前及对照组有显著差异。杨晓华[65]等应用自拟养阴液（生地黄、熟地黄、山萸肉、山药、玄参、太子参、白芍、当归、枸杞子、麦冬、女贞子、菟丝子、炙何首乌、甘草）观察 30 例确诊 SS 患者干燥症状、自然唾液流量、抗 SSA、抗 SSB 抗体及 TNF-α，结果发现总有效率达到 96.7%，血、尿 TNF-α 较治疗前明显下降。余春[66]从燥痹、内燥为患立法，认为干燥综合征早期由燥邪犯肺所致上焦口鼻干燥，从温热理论辨证，采用《温病条辨》翘荷汤治疗早期干燥综合征伴有发热的患者，临床取得良好的辨治效果。晏婷婷[67]提出以养阴生津、清热布津法治疗该病，自拟麦冬地芍汤（麦冬、生地黄、白芍、桃仁、紫菀），以羟氯喹治疗为对照组，发现治疗组在治疗后其唾液流量、泪流量、类风湿因子、血沉、IgG、IgA、IgM 较治疗前及对照组有显著性意义。张水艳[68]以气阴两虚、燥热伤津、痰瘀互结为本病主要病机，按络病病机制定络息成积证的辨证标准，以金菊清润胶囊为治疗组（由人参，玄参，丹参，金银花，丝瓜络，赤芍，野菊花，穿山甲），对照组泼尼松，结果发现总有效率 95.9%，优于对照组，且在治疗后两组的免疫学指标较治疗前均有显著下降，在唾液流量、泪流量及中医证候改变上，治疗在治疗后优于对照组。认为该方通过补益肺、脾、胃、肾诸脏经络之气阴，使得络脉得畅，气津自复。杨存科[69]按照气阴两虚，脉络瘀阻的核心病机，组方芪参葛术汤治疗 SS（黄芪、太子参、玄参、葛根、三棱、莪术、红花、益母草、路路通、王不留行、生地黄、白花蛇舌草）治疗 90 天后观察疗效，结果发现患者口眼干燥症状明显缓解，且血沉水平较治疗前明显降低。杨光辉[70]自拟润燥解毒汤（石斛、北沙参、南沙参、玉竹、麦冬、五味子、枸杞子、炙龟甲、白芍、山萸肉、乌梅、凌霄花、蛇莓、紫菀、生甘草），临床症状在治疗后较治疗前明显改善有显著性差异。徐风金[71]认为该病病机以阴血亏虚为本，热毒为标，燥、瘀既是致病因素，又是病理产物，辨治为气阴两虚，邪毒瘀滞证，由此滋阴清热、益气健脾、养血

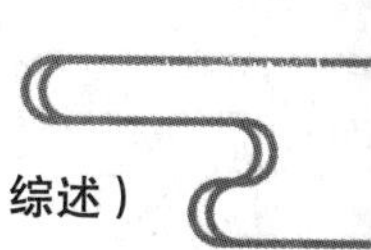

活血。应用大黄人参汤治疗 SS（大黄、人参、白芍、枸杞子、甘草、当归、生地黄、薏苡仁），方中大黄泄热解毒，通胃结，救胃阴，且大黄具活血化瘀之功能，方中兼用大黄性、味，与其他医家常用的甘寒养阴，酸甘化阴，养阴生津之法颇为不同。

三、中成药

赵丽娟[72]用清开灵注射剂治疗干燥综合征，认为清开灵注射液通过清热之功达生津除燥之效。并且干燥综合征患者多有血瘀之象，清开灵在实验研究中有较好的活血化瘀作用。李佳瑜[73]发现清开灵注射液可较好地缓解患者的干燥症状，促进外分泌腺的分泌，但其对继发性干燥综合征疗效低于原发性，可能是因为继发性干燥综合征波及全身各系统，故单靠清开灵较难取效。岳晓玉[74]考虑到干燥综合征患者多有全血黏度、纤维蛋白原及 TXB_2 增高，应用蝮蛇清栓酶治疗干燥综合征，发现患者血瘀相关指标明显降低，腺体分泌增加，考虑可能为蝮蛇清栓酶通过改善患者相关腺体的微循环而起效。王�[75]用鄂梨、玉竹、石斛等中药加工制成人工泪液，发现其可减轻眼部刺激症状，甚至还可提高环孢素 A 的临床疗效。周定华[76]应用丹地琼玉颗粒（生晒参、生地黄、茯苓、麦冬、丹参）作为治疗组用药，对照组应用常规对症替代治疗，连续治疗 8 周后观察临床症状及实验室指标，结果发现两组临床症状均有改善，治疗组治疗后症状改善显著优于对照组。吴国琳[77]认为本病多由禀赋不足，气血虚少，津液乏源，燥热内生，病久入络，瘀血内生，采用益气养阴祛瘀煎治疗（麦冬、玉竹、百合、桃仁、太子参、桑椹子、肿节风、田三七、青蒿）治疗 2 月后发现，该方治疗后口眼干燥症状较治疗前显著改善，总有效率达到 93.5%。

四、针灸

韩露霞[78]针刺治疗干燥综合征选用督脉及肾经穴位，调理督脉之气上承肾水，取穴：大椎、陶道、身柱、四椎下、神道、灵台、至阳、八椎下、筋缩、中枢、涌泉、太溪。熊曼琪[25]在《内分泌科专病与风湿病中医临床诊治》中针刺本病选穴：中脘、足三里、三阴交、阴陵泉、内关、太溪、行间、悬钟、肺俞、肾俞、肝俞、脾俞，每次取 6～8 个穴位。胸腺肽是西医治疗干燥综合征的常用药，黄建成[79]在双侧足三里穴位注射胸腺肽，通过对免疫功能的调节来治疗干燥综合征，提高了疗效。徐宜厚[46]1990 年采用针灸加中药治疗干燥综合征：外阴萎缩或瘙痒，针曲骨、归来、关元；眼干视力下降，针四白、鱼腰、合谷；口干，针地仓、颊车、足三里。平补平泻，每日针刺 1 次，10 次为 1 疗程。或加大补地黄丸治疗，组成为：生地黄、熟地黄、枸杞子、山萸肉、黄柏、当归、白芍、肉苁蓉、玄参、天花粉、天冬、麦冬、山药、知母。周翠英[23]在《风湿病中西医诊疗学》中也引用了徐宜厚的这种针灸治疗方法。而在 1992 徐宜厚[80]主编的《结缔组织病中医治疗指南》中其针刺疗法为：取气海、关元、曲骨 3 个主穴，配肾俞、命门，施补法，2 日 1 次，10 次为 1 疗程，认为此法主要用于治疗阴道干涩。日本的小俣浩[81]经多年治疗干燥综合征认为在使用电针治疗时，刺激的频率很重要，30Hz 疗效最佳。娄玉钤[17]《中国风湿病学》中针灸疗法主要为对症处理：口眼干燥属肝肾阴虚者，针刺肝俞、肾俞、百会、内关、阴陵泉；腮腺肿大者，针刺中渚、太冲、阳陵泉；关节肿痛属风寒者，可灸神阙；属风湿者，针曲池、膝眼、鹤顶、血海、昆仑、委中、劳宫。李刚[21]在《中医口腔病症学》中取地仓、少商、廉泉、承浆，每次留针 10 分钟。其以缓解口腔干燥症状为主。徐治鸿[20]在《实用中医口腔病学》中针刺取穴：曲泽、大陵、三间、少商、承浆、完骨、契脉、

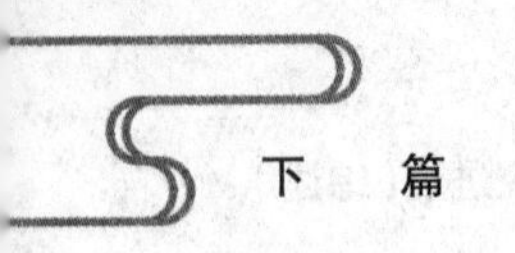

外关、中渚、翳风、颊车。并提出按摩疗法：按摩合谷、大陵、内关、外关、阳溪、阳谷、曲池、少海、中脘、下脘等穴位可使口舌生津。此外、还常用缺盆、建中、气海、足三里、三阴交等穴。刘维[82]针刺治疗SS，主穴：曲池、血海，太冲、三阴交、太溪，燥毒盛者少泽点刺放血，口干加廉泉、外金津、外玉液，眼干加睛明、四白，腮腺肿大加颊车、翳风达到较好的缓解症状的效果，文章发表于《中国针灸》。北京张吉[83]教授采用合谷、廉泉、肾俞、三阴交、太溪为主穴结合滋阴中药治疗SS。白桦[84]采用电针治疗干燥综合征，取穴为肾俞、太溪、合谷、廉泉、百会、三阴交及血海，发现90%的患者可缓解干燥症状，相对于西药组，可使患者的IgM水平下降。任彬[85]认为SS病本位阴虚水涸，从津液代谢中肺、脾、肾三脏的关系入手，通过电针针刺合谷、廉泉、肾俞、足三里、三阴交、太溪，连续波，30分钟每日，经治疗4周后，观察到SS患者的临床症状、血沉、抗核抗体、抗SSA、抗SSB抗体总有效率为88.9%。

五、雾化

项承荣[86]用中药熏眼，石斛10g，玄参20g，菊花、金银花各15g，将中药放入容器中，放入100ml水，浸泡30min后煮沸，文火再煎20min，取出药汁，放入中药熏蒸仪内，药汁的蒸汽直接熏蒸眼部，同时取1块约5cm的方形消毒纱布，浸蘸药汁，放在患处热敷；15min/次，2次/d。重用金银花为君药，清热解毒，疏散风热。玄参清热凉血、泻火解毒、滋阴。菊花清热解毒，明目入肝。石斛补益胃生津，滋阴清热。郭迪文[87]用中药熏蒸。取鬼针草、密蒙花、生地黄、菊花、桑叶、红花六味药各9g，原药经中药房统一配制并切碎混合，并用纱布包裹，制成药包。药包加水煮沸5min，将药液置于杯中，距离杯口一拳热熏双眼，每眼5分钟。根据本病肝肾阴虚、津液亏耗的主要病机，以养阴生津为治则，密蒙花为君药，滋补肝肾、滋阴明目。生地黄、鬼针草滋阴凉血，可治阴虚内热。韦尼[88]将丹参、当归、鸡血藤、玄参、连翘、生地黄、麦冬、石斛、南沙参、北沙参、葛根等各15g，浓煎50ml，每次取25ml，采用雾化吸入泵雾化吸入，2次/d，治疗4周。组方以润燥生津、活血解毒为原则。丹参活血化瘀，凉血消痈。玄参、连翘解毒凉血清热。当归、鸡血藤活血养血通络。生地黄、麦冬、石斛、沙参、葛根养阴生津。

【实验研究】

目前中医对干燥综合征的实验研究主要从改善症状的角度和中医证型的角度出发，按照中医证候的辨证造模，以干燥综合征的“证”为模拟对象，一般不与西医学的疾病模型完全对等。其研究结果与中医理论较易吻合，有利于验证中药方剂的疗效和机制。如徐治鸿[89]等以LACA系雄性小白鼠为研究对象，采用滋阴清热复方煎剂（知母、天冬、麦冬、玉竹、枸杞子、玄参、生地黄、熟地黄等）进行动物实验研究，测定腹腔巨噬细胞吞噬功能、T淋巴细胞酸性一醋酸酶和抗体形成细胞数即溶血空斑试验，结果表明滋阴清热复方中药煎剂具有提高机体免疫力的作用。孙小平[90]等对38例SS进行了T细胞亚群的检测，发现该病患者有T8减少，T4/T8增高的倾向。用“活血生津丸”治疗后，T8水平及T4/T8比例恢复正常。提示该病的自身免疫状态与T4/T8比例失调有关，而中药的治疗作用在于调整了这种失衡的状态。施荣山[91]等对津血源胶囊治疗SS的机制进行了实验研究，结果表明该药明显改善阴虚小鼠体重的虚弱症状，保护阴虚小鼠免于死亡，同时使小鼠体重、进食量和进水量较对照组均有明显改善。并使家兔的唾液腺分泌有显著增加，泪流量明显增多，气管内酚红含量明显增加，说明津血源胶囊具有显著的养阴生津作用。董振华[92]等对60例SS患者的血液流变学进行了检测，发现原发性干燥综合征(PSS)存在着免疫球蛋白血症，并且全血黏度低切变率、血沉与红细胞聚集指数各项指标均明显高于健康对照组，而采用养阴生津中药治疗后，血浆黏度明显下降，提示该药具有纠正血浆黏度异常的作用，符合中医理论“养阴增液”的作用。西医学建立动物模型是以模拟疾病的病理改变为主，近年来国外众多学者设法通过人工诱导的方式，通过在腺体的局部模拟人类干燥综合征的方法，探讨SS发病机制的研究和治疗。如果能够将两者有机结合，将使干燥综合征的动物模型更完善，更适合于中西医结合的实验研究，不仅有助于探索人类SS的发病机制，而且也为研究SS的干预治疗措施提供很好的实验工具。薛鸾[93]应用解毒通络生津合剂(白花蛇舌草、密蒙花、莪术、生山楂、生黄芪、麦冬、北沙参、熟地黄)，对照传统养阴生津合剂(太子参、麦冬、五味子、枸杞子、白菊花、熟地黄、山萸肉、山药、牡丹皮、茯苓)，对干燥综合征自发免疫性小鼠进行研究，研究发现解毒通络生津合剂与养阴生津合剂均有促进小鼠唾液分泌的作用，但各组的唾腺、泪腺的组织病理积分并无差异。解毒通络生津合剂对IgA、IgG无明显影响，对补体C_3有促进作用，而单纯养阴生津组则对补体C_3及IgA、IgG均有促进作用。许超[94]以血虚血瘀为病机，滋阴生血润燥为法，观察到SS模型大鼠应用津血源颗粒后的唾液分泌量增加、饮水量减少、颌下腺指数、免疫器官指数级组织淋巴细胞浸润程度明显低于模型组大鼠，认为该颗粒具有缓解干燥综合征大鼠免疫亢进状态的作用。周洪伟[95]以《温病条辨》增液汤(玄参、麦冬、生地黄)为研究点，观察该方对SS模型鼠类似SS的唾液腺改变[95]、颌下腺指数、胸腺指数、脾指数、血清抗体IgG[96]、Th1样细胞因子IL-2、IFN-γ，Th2样细胞因子IL-4、IL-6[97]的变化，发现增液汤不仅可以使得SS模型鼠的饮水量减少、唾液流量增多、进食量增多颌下腺指数明显升高，对胸腺指、血清特异性抗体水平也具有升高作用，进一步研究发现颌下腺组织中IL-2、IFN-γmRNA表达低于模型组，得出增液汤可能通过IL-2、IFN-γmRNA的基因转录抑制细胞因子蛋白合成及分泌，间接抑制Th细胞的分化增殖，缓解对SS小鼠颌下腺淋巴细胞的浸润。

【参考文献】

[1] 潘文奎. 试论口眼干燥综合征的辨证施治[J]. 甘肃中医学院学报，1988，(1)：20.
[2] 路志正，焦树德. 实用中医风湿病学[M]. 北京：人民卫生出版社，1996.
[3] 傅宗翰，刘永年. 干燥综合征初探[J]. 中医杂志，1983，24(8)：4.
[4] 林丽，曹惠芬，孟如. 孟如教授治疗干燥综合征经验[J]. 云南中医中药杂志，1999，20(1)：10.
[5] 夏桂成. 更年期妇女干燥综合征的辨证施治[J]. 江苏中医，1991，(4)：13.
[6] 杨香生. 干燥综合征的中医分型论治探讨[J]. 江西中医药，1989，(5)：26.
[7] 章琴韵. 口眼干燥关节炎综合征的中医治疗[J]. 中医杂志，1987，28(2)：44.
[8] 马永桢. 干燥综合征辨证论治六法[J]. 南京中医学院学报，1994，10(5)：29.
[9] 马武开，蔺想成，王建华. 马永桢治疗干燥综合征的经验[J]. 安徽中医临床杂志，1998，10(6)：390.
[10] 秦长林. 从干燥综合征看“燥必入血”的病变特点[J]. 山东中医杂志，2000，19(12)：710.
[11] 王燕青，刘学法，李达祥. 从瘀论治干燥综合征探微[J]. 中医函授通讯，1998，17(4)：16.

[12] 徐长松. 刘永年"流津润燥"法治疗干燥综合征的经验 [J]. 江苏中医药杂志，2011，43(1)：12-13.
[13] 赵丽娟. 干燥综合征 60 例证治体会 [J]. 中医杂志，1987，28(12)：27.
[14] 刘国英. 疏肝法治疗干燥综合征体会 [J]. 中医杂志，1997，38(3)：147.
[15] 刘冰，郑仲久. 辨舌施治干燥综合征 34 例 [J]. 湖北中医杂志，1993，15(6)：17.
[16] 王新志，唐缨. 浅谈干燥综合征的辨治 [J]. 中国医药学报，1995，10(1)：56.
[17] 娄玉钤. 中国风湿病学 [M]. 北京：人民卫生出版社，2001.
[18] 巫君玉，白永波. 现代难治病中医诊疗学 [M]. 北京：中医古籍出版社，1993：130.
[19] 赵敦友，鲍远程. 中西医结合治疗干燥综合征 24 例 [J]. 安徽中医学院学报，1998，17(1)：15.
[20] 徐治鸿. 实用中医口腔病学 [M]. 天津：天津科技翻译出版公司，1991：225.
[21] 李刚，徐国柄. 中医口腔病症学 [M]. 北京. 人民军医出版社，1989，151.
[22] 王礼门. 干燥综合征的中医治疗 [J]. 实用中医内科杂志，2000，14(3)：15.
[23] 周翠英. 风湿病中西医诊疗学 [M]. 北京：中国中医药出版社，1998：345.
[24] 潘开明，冯佩诗. 从肾论治干燥性角、结膜炎 [J]. 中医杂志，1982，23(4)：40.
[25] 熊曼琪，邓兆智. 内分泌科专病与风湿病中医临床诊治 [M]. 北京：人民卫生出版社，2000：308.
[26] 谷家立，黄云. 干燥综合征的五脏证治刍议 [J]. 中医杂志，2000，41(10)：635.
[27] 苑丽娟. 三段三方治疗干燥综合征 [J]. 辽宁中医杂志，1996，23(8)：353.
[28] 董振华. 干燥综合征的中医治疗 [J]. 中国医刊，2000，35(10)：47.
[29] 冯建华. 干燥综合征的辨治 [J]. 中国中医药信息杂志，1998，5(12)：41.
[30] 杨南陵. 浅淡干燥综合征的中医治疗 [J]. 江西中医药，1998，29(3)：49.
[31] 谭晨. 干燥综合征辨治八法 [J]. 四川中医，1998，16(2)：10.
[32] 王鹏宇，王静. 辨证治疗干燥综合征 73 例 [J]. 浙江中医杂志，1997，32(4)：164.
[33] 潘新. 干燥综合征的中医诊治体会 [J]. 湖北中医学院学报，2007，9(1)：61-63.
[34] 谭玲，钱先. 干燥综合征中医辨证论治九法 [J]. 辽宁中医药大学学报，2008，10(3)：12-13.
[35] 周珺，顾军花，茅建春. 陈湘君教授扶正法治疗干燥综合征经验 [J]. 辽宁中医药大学学报，2008，10(2)：91-92.
[36] 叶一萍. 试述干燥综合征的分型辨治 [J]. 浙江中医杂志，2010，45(8)：572-573.
[37] 顾军花，陈湘君. 从肝论治干燥综合征 [J]. 中医杂志，2011，52(4)：292-294.
[38] 马武开，等. 干燥综合征中医证候分类临床文献研究 [J]. 中华中医药杂志，2013，28(2)：482.
[39] 姜黎平. 玉女甘露汤治疗干燥综合征 [J]. 浙江中医学院学报，1990，(3)：21.
[40] 杜秀兰，宋绍亮，尹玉茹. 益气养阴润燥汤治疗干燥综合征 10 例 [J]. 山东中医杂志，1994，13(12)：535.
[41] 刘永年. 中国当代名医名方录 [M]. 北京：中国大百科全书出版社，2000：402.
[42] 王慕虹，张新，何止湘. 益气生津汤治疗干燥综合征的体会 [J]. 实用中西医结合杂志，1997，10(5)：471.
[43] 顾廷全. 玉液汤加味治疗干燥综合征 26 例 [J]. 实用中医药杂志，1994，10(4)：15.
[44] 王心光. 养阴清肺汤合清开灵液治疗干燥综合征 20 例 [J]. 吉林中医药，2000，20(1)：34.
[45] 廖承建. 门冬清肺饮加减治疗干燥综合征 32 例 [J]. 新中医，1999，31(4)：44.
[46] 徐宜厚. 针药并治干燥综合征 11 例 [J]. 中医杂志，1990，31(8)：42.
[47] 赵振兴. 加味引火汤治疗干燥综合征 15 例临床观察 [J]. 河北中医，1998，20(4)：226.
[48] 刘薛乡. 润燥六黄汤食雷公藤制剂治疗干燥综合征 20 例 [J]. 山东中医杂志，1993，(2)：13.
[49] 洪庆祥. 12 例干燥综合征临床观察 [J]. 上海中医药杂志，1995，(9)：16.

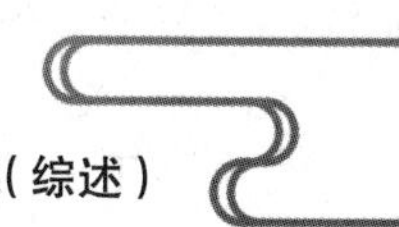

[50] 周小平. 桂附地黄丸加减治疗干燥综合征15例[J]. 湖南中医杂志，1998，14(4)：39.

[51] 陈一峰，任军生，韩朝军. 清燥救肺汤合大黄䗪虫丸治疗干燥综合征26例-附西药治疗12例对照观察[J]. 浙江中医杂志，2000，35(2)：57.

[52] 李新一. 大黄䗪虫丸治疗干燥综合征35例观察[J]. 黑龙江中医药，2001，(6)：13.

[53] 王慧，刘维，左芳. 润燥合剂治疗干燥综合征40例疗效观察[J]. 天津中医学院学报，2000，19(2)：26.

[54] 杨少锋. 继发性口眼干燥综合征34例疗效分析[J]. 中国中西医结合杂志，1993，(4)：230.

[55] 蒋熙. 四妙勇安汤加味治疗风湿类疾病举隅[J]. 江苏中医，1999，20(2)：19.

[56] 赵祖友. 复元活血汤临床运用[J]. 陕西中医，1995，16(9)：417.

[57] 黄德友，马荣华. 真武汤新用2则[J]. 国医论坛，1995，10(2)：14.

[58] 邓裔超，邓淑云. 邓启源老中医运用拯阴理劳汤撷菁[J]. 福建中医药，2000，31(6)：18.

[59] 马伟明，杜玉琳. 补阳还五汤的临床运用[J]. 浙江中医学院学报，1997，21(6)：32.

[60] 王耕. 小柴胡汤加减治疗干燥综合征[J]. 浙江中医杂志，1987，(8)：364.

[61] 肖宝兰，黄志英，杜彩兰. 生脉散加味治疗原发性干燥综合征1例[J]. 广东医学，2000，21(8)：638.

[62] 邱建荣. 浅淡干燥综合征的治疗[J]. 浙江中医学院学报，1996，20(6)：6.

[63] 周尔文，韩露霞，鲍家铸. 猪苓汤治疗继发性口眼干燥综合征的体会与理论探讨[J]. 中国医药学报，1994，9(6)：30.

[64] 梁昀，杨德才. 滋阴活血方治疗干燥综合征临床观察[J]. 湖北中医杂志，2009，31(7)：27-28.

[65] 杨晓华，等. 养阴液对干燥综合征患者肿瘤坏死因子的影响[J]. 中医杂志，2003，44(5)：342.

[66] 余春，童安荣，魏冬梅. 翘荷汤治疗早期干燥综合征体会[J]. 陕西中医，2011，32(12)：1695-1696.

[67] 晏婷婷，汪悦. 麦冬地芍汤治疗干燥综合征20例临床观察[J]. 南京中医药大学学报，2008，24(1)：63-65.

[68] 张水艳，等. 金菊清润胶囊治疗原发性干燥综合征50例临床观察[J]. 中医杂志，2009，50(8)：708-711.

[69] 杨存科，黑迎君. 芪参葛术汤治疗原发性干燥综合征40例[J]. 山东中医杂志，2003，23(1)：27-28.

[70] 杨光辉，郑月琪. 润燥解毒汤治疗干燥综合征临床观察[J]. 上海中医杂志，2006，40(3)：13-15.

[71] 徐风金，等. 大黄人参方治疗原发性干燥综合征临床观察[J]. 中国中医药信息，2014，19(5)：69-70.

[72] 赵丽娟，等. 清开灵注射液治疗干燥综合征疗效总结[J]. 北京中医药大学学报，1995，18(6)：32.

[73] 李佳瑜，等. 清开灵注射液治疗干燥综合征临床观察[J]. 中国中医基础医学杂志，2002，8.

[74] 岳晓玉. 蝮蛇清栓酶治疗干燥综合征的疗效观察及其机制的初步探讨[J]. 铁道医学，1993，(4)：221.

[75] 王筠. 中药人工泪液改善干眼症状的临床研究[J]. 第一军医大学学报，2001，21(5)：378.

[76] 周定华，等. 丹地琼玉颗粒治疗原发性干燥综合征临床观察[J]. 中国中医急症，2006，15(3)：252-253.

[77] 吴国琳，范小芬，范永升. 益气养阴祛瘀煎治疗原发性干燥综合征46例[J]. 浙江中医杂志，2004，(49)10：460.

[78] 韩露霞，等. 针刺治疗原发性干燥综合征6例[J]. 中医杂志，1998，39(2)：105.

[79] 黄建成，汪新华. 胸腺肽穴位注射治疗舍格林氏综合征24例[J]. 中医外治杂志，2000，9(2)：19.

[80] 徐宜厚. 结缔组织病中医治疗指南[M]. 北京：中国医药科技出版社，1992：127.

[81] 唐有为. 主诉干燥症状的干燥综合征患者的针刺治疗效果[J]. 国外医学•中医中药分册，2000，22(1)：59.

[82] 刘维，刘滨，郑红霞. 针灸治疗干燥综合征60例疗效观察[J]. 中国针灸，2005，25(2)：101.

[83] 何庆勇，张吉. 针药并用治疗干燥综合征23例[J]. 中国针灸，2007，27(1)：38.

[84] 白桦，于澎. 电针治疗干燥综合征的临床观察及对免疫功能影响的研究[J]. 针灸临床杂志，2009，25(7)：9.

[85] 任彬，杨敏. 电针治疗干燥综合征45例临床观察[J]. 四川中医，2012，30(3)：116-117.

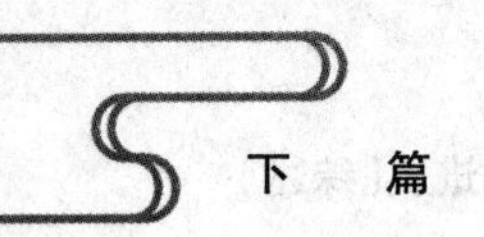

[86] 项承荣. 中药熏眼治疗干燥综合征干眼症随机平行对照研究 [J]. 实用中医内科杂志，2013，09(27)，23-24.

[87] 郭迪文，缪晚虹. 中药熏蒸治疗蒸发过强型干眼的临床研究 [J]. 中国中医眼科杂志，2016，01(26)，13-17.

[88] 韦尼，等. 中药雾化吸入治疗干燥综合征口干燥症的临床研究 [J]. 西部中医药，2016，05(29)，5-8.

[89] 徐治鸿. 口腔滋阴清热煎剂的免疫实验研究 [J]. 中华口腔医学杂志，1998，(6)：371.

[90] 孙小平，徐治鸿，赵芳. 舍古林综合征中药治疗前后 T 细胞亚群的变化 [J]. 现代口腔医学杂志，1994，8(1)：15.

[91] 施荣山. 津血源胶囊治疗干燥综合征的实验研究 [J]. 中药药理与临床，1998，14(5)：25.

[92] 董振华，郝炜新. 60 例干燥综合征患者血液流变学检测及养阴生津中药治疗效果观察 [J]. 中国中西医结合杂志，1998：18(3)：155.

[93] 薛鸾，胡建东，李国陵. 解毒通络生津法对干燥综合征自发性模型小鼠唾腺泪腺的影响 [J]. 上海中医药大学学报，2010，24(2)：49-52.

[94] 许超，钱先，汪红仪. 津血源颗粒对干燥综合征模型大鼠治疗作用的初步探讨 [J]. 中药药理与临床，2011，27(1)：86-88.

[95] 周洪伟，等. 增液汤对干燥综合征模型鼠治疗作用的观察 [J]. 中医药信息，2008，25(2)：66-68.

[96] 李丹丹，等. 增液汤对干燥综合征模型鼠免疫功能影响的研究 [J]. 中医药学报，2008，36(3)：42-43.

[97] 吴晓丹，等. 增液汤对干燥综合征模型小鼠颌下腺 Th1 样细胞因子 IL-2、IFN-γ，Th2 样细胞因子 IL-4、IL-6 的影响 [J]. 中医药信息，2008，25(3)：34-36.

附录 1. 干燥综合征的常用中药
（按汉语拼音排序）

阿胶

［性味归经］ 甘，平。归肺、肝、肾经。

［功效主治］ 补血止血，滋阴润肺。用于血虚眩晕、心悸、阴虚心烦，失眠以及吐血、衄血、便血、崩漏以及虚劳喘咳或阴虚燥咳等症。此外，本品还兼有利尿、润肠作用，可治疗阴虚小便不利，下利脓血或肠燥便秘之症。

［用量用法］ 5～10g。用开水或黄酒化服；入汤剂应烊化冲服。止血宜蒲黄炒，润肺宜蛤粉炒。

［使用注意］ 本品性质黏腻，有碍消化。如脾胃薄弱、不思饮食，或纳食不消，以及呕吐泄泻者均忌服。

［现代研究］ 阿胶主要由胶原蛋白组成，水解后可得多种氨基酸。能提高免疫功能，促进健康人淋巴细胞转化作用。小鼠实验，阿胶能提高巨噬细胞吞噬百分率和吞噬指数。能对抗氢化可的松所致细胞免疫抑制。对自然杀伤淋巴细胞有促进作用。能提高肿瘤患者的淋巴细胞转化率。

［临床应用］ SS 阴虚型伴面色苍白，月经量多，鼻衄龈血，血色淡，皮下紫斑，头晕，小便不利。

白扁豆

［性味归经］ 甘，微温。归脾、胃经。

［功效主治］ 补脾化湿，消暑，解毒。常用于脾虚湿盛引起的乏力便溏，夏伤暑湿引起的吐泻腹胀，可解酒毒、河豚鱼毒及一切毒。

［用量用法］ 10～20g。补脾宜炒用，消暑、解毒宜生用。

［现代研究］ 白扁豆含对人红细胞的非特异性凝集素，可延长凝血时间。能促进细胞免疫功能。

［临床应用］ SS 腹胀，便溏，纳少，神疲。

白残花

［别名］ 蔷薇花。

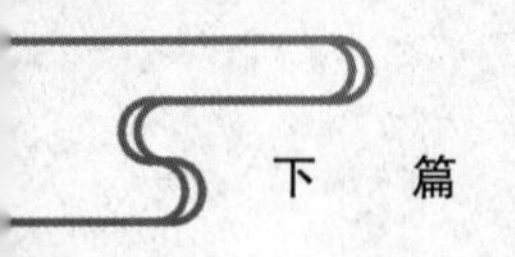

［性味归经］ 苦、涩，寒。归肝、胃经。

［功效主治］ 清暑化浊，顺气和胃。用于暑热胸闷，口渴纳呆，口疮口糜，外用可治疗刀伤出血。

［用量用法］ 3～6g。

［临床应用］ SS犯及中焦，胃气失和见嗳气，腹胀，及口疮反复发作者。

白花蛇

［别名］ 蕲蛇。

［性味归经］ 甘、咸，温；有毒。归肝经。

［功效主治］ 祛风，活络，定惊。可用于风湿痹痛，筋脉拘挛；口眼㖞斜、肢体麻木、中风后半身不遂；麻风、顽癣、皮肤瘙痒及破伤风、小儿急慢惊风等。

［用量用法］ 3～10g；研末服1～1.5g。

注：历代本草所载的五步蛇为上述蕲蛇，目前药材另有一种金钱白花蛇，系眼镜蛇科银环蛇的幼蛇，除去内脏，盘成圆形如钱大，故名。其功效与蕲蛇相似，但用量较轻。大多研末服，每次0.5g。亦可浸酒。两者药材来源不同，使用时应予区别。

［现代研究］ 蕲蛇头部毒腺含较多的血液毒，少量的神经毒，微量的溶血成分和促凝成分。蕲蛇提取物具有抗血栓和镇静、镇痛作用。

［临床应用］ SS关节游走疼痛，肢体麻木者。

附：乌梢蛇

乌梢蛇：为游蛇科动物乌梢蛇除去内脏的干燥全体。性味甘平，无毒。功效与白花蛇相近而药力较弱。用量5～10g，入汤剂：研末一次2～3g。

白花蛇舌草

［性味归经］ 微苦、甘，寒。入胃、大肠、小肠经。

［功效主治］ 清热，利湿，解毒，活血，消痈。用于痈肿疮毒、咽喉肿痛、毒蛇咬伤等症及热淋小便不利。

［用量用法］ 15～60g。外用适量。

［现代研究］ 本品体外抗菌作用不显著，能提高网状内皮系统吞噬功能，较低剂量时能增强实验小鼠的体液免疫和细胞免疫功能，对肾上腺皮质功能的影响尚无定论，此外还具有抗炎、抗肿瘤、镇痛、镇静作用。

［临床应用］ SS燥毒偏重而见发热，目赤肿痛，口舌生疮者。

百合

［性味归经］ 甘，淡，微寒。归肺、心经。

［功效主治］ 润肺止咳，清心安神。适用于肺热咳嗽，劳嗽咯血及虚烦惊悸，失眠多梦。

[用量用法] 10～30g。
[使用注意] 本品寒润，风寒咳嗽或中寒便溏者忌用。
[临床应用] SS燥毒侵肺而见干咳少痰，持久不愈，或心烦不眠，多梦。

巴戟天

[性味归经] 辛、甘，微温。归肾经。
[功效主治] 补肾助阳，祛风除湿。适用于阳痿、尿频、宫冷不孕、月经不调、少腹冷痛及腰膝疼痛或软弱无力等。
[用量] 10～15g。
[使用注意] 本品补肾助阳，性质柔润，不若淫羊藿之燥散，但只适用于阳虚有寒湿之证，如阴虚火旺或有湿热者均不宜服。
[临床应用] SS气（阳）虚型见肢冷，腰膝酸软，行走乏力，畏寒。

鳖甲

[性味归经] 咸，寒。归肝经。
[功效] 滋阴潜阳，软坚散结。用于热病伤阴，虚风内动及于阴虚发热。又用于久疟、疟母、经闭、癥瘕。
[用量用法] 10～30g，先煎。滋阴潜阳宜生用，软坚散结宜醋炙用。
[使用注意] 脾胃虚寒，食少便溏及孕妇均忌服。
[临床应用] SS涩滞型见胁下癥积，肌肤甲错，腮腺肿大。

白僵蚕

[性味归经] 辛、咸，性平。归肝、肺经。
[功效主治] 祛风解痉，化痰散结。用于风热头痛、中风口歪、小儿惊痫以及瘰疬痰核、咽喉肿痛。
[用量用法] 3～10g。一般制用，散风热宜生用。
[临床应用] SS伴头昏头痛，咽干肿痛，关节拘挛疼痛。

白茅根

[性味归经] 甘，寒。归心、肺、胃、膀胱经。
[功效主治] 本品凉血止血，生津止渴，利尿通淋，常用于血热妄行吐衄尿血，热病烦渴及湿热黄疸、水肿、热淋。
[用量用法] 10～15g，鲜品30～60g。
[现代研究] 含白茅素、芦竹素等，含钾、钙较多。有利尿及促凝血作用，并能降低毛细血管通透性。

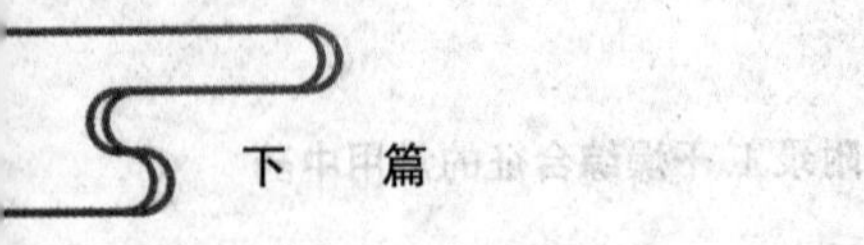

[临床应用] SS阴虚型伴虚火损络，齿衄鼻血，小便短赤者。

菝葜

[别名] 金刚刺，王瓜草。

[性味归经] 甘、酸，平。归肝、肾经。

[功效主治] 祛风除湿，解毒消瘀。用于筋骨酸痛，痛风，淋病带下，癌症。

[用量用法] 15~30g。

[现代研究] 含以薯蓣皂苷元为主的多种皂苷及齐墩果酸、山柰素、生物碱等。具有抗炎、镇痛、抗肿瘤作用。

[临床应用] SS风湿痹阻，脉络瘀滞，关节疼痛病程较长者。

白芍

[性味归经] 苦、酸，微寒。归肝、脾经。

[功效主治] 养血调经，柔肝平肝，敛阴止汗。用于月经不调、经行腹痛、崩漏、自汗、盗汗及肝气不和，胁肋脘腹疼痛，或四肢拘挛作痛，肝阳上亢，头痛、眩晕之症。

[用量用法] 5~10g；大剂量15~30g。

[使用注意] 阳衰虚寒之症不宜单独应用。反藜芦。

[现代研究] 白芍主含芍药苷以及芍药花苷、牡丹酚等。白芍能显著提高巨噬细胞的吞噬百分率，白芍总苷对T细胞功能呈浓度依赖性双向调节作用，可促进特异性及非特异性调节细胞的诱导。白芍总苷还具有显著的抗炎活性。

[临床应用] SS阴血亏虚见关节疼痛拘挛，腹痛，头晕，痛经。

白薇

[性味归经] 苦、咸，寒。归胃、肝经。

[功效主治] 本品苦寒降火，咸能入血，功能清热凉血，益阴除烦，用于外感热病发热，及邪入营血，身热经久不退、阴虚内热、产后虚热等症；又能利尿通淋，解毒疗疮，用于治疗热淋、血淋和疮痈肿毒、咽喉肿痛，以及毒蛇咬伤等。

[用量用法] 3~12g，煎服或入丸散剂。

[现代研究] 白薇含白薇素、强心苷、挥发油等。具有抗炎、解热作用。

[临床应用] SS伴低热，持久不去，热入血分，口燥咽干，身见斑疹隐隐。

白术

[性味归经] 苦、甘，温。归脾、胃经。

[功效主治] 补气健脾，燥湿利水，止汗安胎。用于脾气虚弱，运化失常所致食少便溏、脘腹胀满、倦怠无力，痰饮水肿，表虚自汗，胎气不安等。

［用量用法］ 5～15g。燥湿利水宜生用，补气健脾宜炒用，运脾止泻宜炒焦用。

［使用注意］ 本品燥湿伤阴，故只适用于中焦有湿之症，如属阴虚内热或津液亏耗燥渴者，均不宜服。

［现代研究］ 白术含挥发油，其中主要成分为苍术酮，还含白术内酯。具有强壮作用，能活化网状内皮系统，增强其吞噬功能，能明显促进蛋白质的合成。

［临床应用］ SS腹胀纳呆，神疲乏力，下肢水肿，泄泻，多汗。

垂盆草

［性味归经］ 甘、淡、微酸，凉。归肝、胆、小肠经。

清热解毒利湿。用于湿热黄疸及疮疡肿毒、水火烫伤、毒蛇咬伤。

［用量用法］ 10～30g；鲜品30～50g。外用适量。

［现代研究］ 主要含垂盆草苷。主要含有糖类、氢苷类、氨基酸、黄酮、三萜类和植物甾醇等。具有保肝抗菌作用。垂盆草苷在大剂量时对大小鼠的细胞免疫有显著的抑制作用。

［临床应用］ SS犯于肝木而见黄疸、胁痛。

蚕沙

［别名］ 原蚕沙、晚蚕沙、蚕矢。

［性味归经］ 甘、辛，温。归肝、脾、胃经。

［功效主治］ 祛风除湿，和胃化浊。适用于风湿痹痛、肢体不遂、湿疹瘙痒及湿浊内阻而致的吐泻转筋。

［用量用法］ 5～10g。

［现代研究］ 主要含有叶绿素、植物醇、胆甾醇。麦角甾醇等。

［临床应用］ SS侵及肠腑，湿浊为患，吐泻较剧，或肢体疼痛者。

赤芍

［性味归经］ 苦，寒。归肝经。

［功效主治］ 清热凉血，祛瘀止痛，清肝泻火。用于温病热在血分，身热、发斑疹，及血热所致吐血、衄血，血滞经闭痛经，跌打损伤，瘀滞肿痛，目赤肿痛等症。此外，亦可用于热淋、血淋及热痢带血等血热证。

［用量用法］ 10～15g，煎服或入丸散。

［使用注意］ 虚寒性的经闭等忌用。反藜芦。

［现代研究］ 芍药主要含芍药苷。曾报道赤芍的不同提取物对免疫功能似有不同的影响，水提物腹腔注射对小鼠网状内皮系统（RES）吞噬活性无明显影响，也不影响肝脏重量，醇提物则可使脾重量显著减轻，而赤芍的正丁醇提取物则可使RES吞噬活性显著增强，并使肝重量明显增加，而对脾重量却无明显影响。对于抗体生成，水提物和醇提物可显著抑制溶血素生成。另报道赤芍能明显提高正常小鼠的T淋巴细胞转化，而对B淋巴细胞转

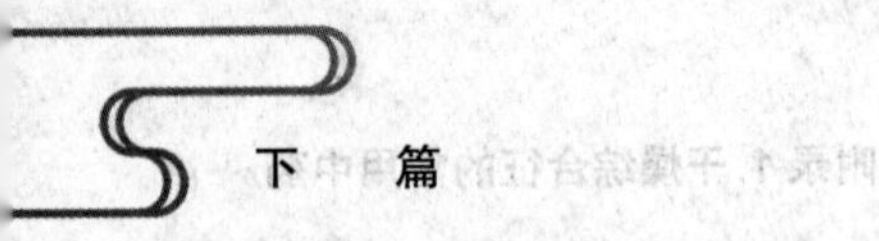

化无明显影响。对于兔抗小淋巴细胞血清（ALS）所致T细胞功能低下小鼠，赤芍对T淋转无明显影响，但可使Ts的异常增高平抑至正常水平，并使低下的IL-3活性明显增强至正常水平，表明赤芍能调节Ts活性。另报道赤芍能增强丝裂霉素C的抗瘤活性，并减轻其降白细胞作用。

［临床应用］ SS涩滞型见目赤肿痛，身热口干，肌肤甲错，皮肤紫斑，身肢疼痛者。

穿山甲

［性味归经］ 咸，微寒。归肝、胃经。

［功效主治］ 活血通经，下乳，消肿排脓。用于血滞经闭，癥瘕痞块，风湿痹痛，血滞经闭以及痈肿初起或脓成未溃，瘰疬等。

［用量用法］ 3～10g；亦可研末吞服，每次1～1.5g以研末吞服效果较好。

［使用注意］ 孕妇忌用。

［临床应用］ SS涩滞型见胁下痞块，肌肤甲错，腮腺肿大。

川芎

［性味归经］ 辛，温。归肝、胆、心包经。

［功效主治］ 本品能活血行气，祛风止痛，前人称为血中之气药，用于月经不调、痛经、闭经、难产、产后瘀阻腹痛、胁肋作痛、肢体麻木，以及跌打损伤、疮痈肿痛等病症；又用于头痛、风湿痹痛等。

［用量用法］ 3～10g；研末吞服，每次1～1.5g。

［使用注意］ 本品辛温升散，凡阴虚火旺、舌红口干者不宜应用；对妇女月经过多及出血性疾病，亦不宜应用。

［现代研究］ 川芎主要含有川芎嗪、黑麦碱、阿魏酸、川芎内酯等。能直接扩张冠脉和外周血管，抑制腺苷二磷酸（ADP）引起的血小板聚集，对中枢神经系统有明显的镇静作用，对延脑的血管运动中枢、呼吸中枢及脊髓有兴奋作用，但随剂量加大而转为抑制。

［临床应用］ SS气滞血阻，月经不调，量少，少腹痛或血虚身痛者。

冬虫夏草

［性味归经］ 甘，温。归肾、肺经。

［功效主治］ 益肾补肺，止血平喘。用于阳痿遗精、腰膝酸痛及久咳虚喘、劳嗽痰血等。此外，作为药膳，还常用于病后体虚不复或自汗畏寒。

［用量用法］ 5～10g，煎汤服；或与鸡、鸭、猪肉等炖服；也可以入丸散。

［使用注意］ 有表邪者不宜用。

［现代研究］ 冬虫夏草含有丰富的蛋白质和氨基酸，另含核苷类、生物碱、多糖、维生素及微量元素等。冬虫夏草具有显著的免疫药理活性，对单核巨噬细胞具有显著的激活作用，能增强细胞免疫活性，诱导T、B淋巴细胞增殖；对于变态反应，多数报道认为冬虫夏草

具有明显的抑制作用。

［临床应用］ SS 肺肾亏虚见干咳持续，动则气短，时咯血，腰酸，下肢痿软无力，多尿。

当归

［性味归经］ 甘、辛，温。归肝、心、脾经。

［功效主治］ 补血，活血，止痛，润肠。用于血虚诸证，月经不调、经闭、痛经及虚寒腹痛、瘀血作痛、跌打损伤、痹痛麻木，痈疽疮疡，血虚肠燥便秘。

［用量用法］ 5～15g。补血用当归身，破血用当归尾，和血（即补血活血）用全当归。酒制能加强活血的功效。

［使用注意］ 湿盛中满、大便泄泻者忌服。

［现代研究］ 当归的现代研究可分为挥发油和水溶性物质两部分。挥发油中含藁本内酯和正丁烯基酞内酯等 30 余种化合物。水溶成分中含阿魏酸、当归多糖、烟酸、叶酸、亚叶酸、生物素、丁二酸、尿嘧啶和腺嘌呤，近来又分离出当归根素。本品对机体免疫功能有明显促进作用。具有免疫佐剂样活性和良好的抗补体活性，其作用以当归多糖组分 AR-4 最佳。有良好的干扰素诱导活性，能显著提高单核吞噬细胞的功能活动，对皮质激素所致的抑制作用具有拮抗作用。对淋巴细胞有较强的活化作用。

［临床应用］ SS 月经不调，量少或闭，腹痛，面色少华，便秘，或四肢麻痛，肢端皮肤发黯者。

地骨皮

［性味归经］ 甘、淡，寒。归肺、肾经。

［功效主治］ 本品能凉血除蒸，清泄肺热。适用于阴虚发热、小儿疳积发热以及肺热咳喘和吐血、衄血等症。此外又能清泻肾经浮火而止虚火牙痛。

［用量用法］ 6～15g。

［使用注意］ 外感风寒发热及脾虚便溏者不宜用。

［现代研究］ 含甜菜碱、谷甾醇、蜂花酸及亚油酸等。具有显著的解热作用。

［临床应用］ SS 伴低热缠绵，咽干唇燥，大便干结，或干咳无痰。

大黄

［性味归经］ 苦寒。归脾、胃、大肠、肝、心经。

［功效主治］ 泻热通腑，泻火解毒，常用于热结便秘，壮热神昏的阳明腑实证及血热妄行、目赤咽肿、热毒疮疡等；又能活血祛瘀，用治瘀血阻滞引起的多种病症。

［用量用法］ 3～12g。外用适量。入煎剂后下，不宜久煎。大黄生用泻下力强，制用力缓，酒大黄善清上部火热，活血作用较好，炒炭化瘀止血。

［使用注意］ 孕妇、经期、哺乳期应忌用或禁用。

［现代研究］ 大黄主要含蒽醌类衍生物大黄酚、大黄素和蒽酮类衍生物大黄酸、番泻苷

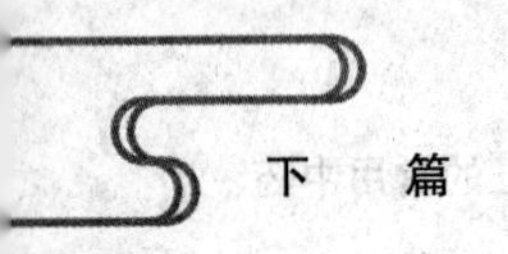

等。主要致泻成分为番泻苷和大黄酸。大黄具有解热抗炎作用，可以降低 PGE_2、cAMP 和 TXA_2 的水平。

［临床应用］ SS 热盛兼有腑气不通者，见便秘，脘腹痞胀，溲黄，目红。

独活

［性味归经］ 辛、苦，温。归肝、肾、膀胱经。

［功效主治］ 祛风胜湿止痛，解表。用于风湿痹痛偏于下部者及风寒表证，兼有湿邪者。此外，本品亦用于少阴头痛、皮肤湿痒。

［用量用法］ 3～10g。

［现代研究］ 含挥发性成分如甲氧基欧芹素、百里香酚和香豆素类成分独活醇、佛手柑内酯、东莨菪亭。独活的抗炎作用明显且持久，还具有解痉、镇静、镇痛作用。

［临床应用］ SS 风湿痹阻，关节疼痛，疼痛偏于身体下部者。

大黑豆

［性味归经］ 甘，平。归脾、肾经。

［功效主治］ 利水，祛风，活血，解毒。用于水肿胀满，风痹脚气；能解乌头、附子毒；外用可以治疗痈肿疮毒。

［用量用法］ 9～30g，外用适量。

［现代研究］ 含有丰富的蛋白质、脂肪和糖类，以及胡萝卜素、B 族维生素、大豆苷染料木苷。

［临床应用］ SS 伴气短，神疲，四肢水肿，肢节隐痛。

玳瑁

［性味归经］ 甘、咸，寒。归心、肝经。

［功效主治］ 平肝定惊，清热解毒。用于温热病高热烦躁、神昏谵语，以及中风、惊痫、痉厥等症及痘毒、疔疮。

［用量用法］ 3～6g，入丸散，少煎服。亦可水磨取汁服。

［临床应用］ SS 燥毒型及阴伤型见高热，心烦，口干渴，唇燥起揭。

淡秋石

［性味归经］ 咸，寒。归肺、肾经。

［功效主治］ 滋阴降火，用于骨蒸潮热，咽喉肿痛，噎食反胃，遗精白浊。

［用量用法］ 4.5～9g。

［使用注意］ 脾胃虚寒、大便滑泄者忌用。

［临床应用］ SS 阴虚火旺者，咽干，潮热，盗汗，五心烦热，舌红少苔。

丹参

［性味归经］ 苦，微寒。归心、心包、肝经。

［功效主治］ 活血祛瘀，凉血消痈，清心除烦。用于月经不调、血滞经闭、产后瘀滞腹痛、心腹疼痛、癥瘕积聚，以及肢体疼痛等症。疮痈肿痛，温病热入营血，证见高热、时有谵语、烦躁不寐，或斑疹隐隐、舌红绛等，以及心悸怔忡、失眠等。

［用量用法］ 5～15g。酒炒可增强活血之功。

［使用注意］ 反藜芦。

［现代研究］ 成分有丹参酮、丹参醌、丹参酚酸、丹参酚、异阿魏酸、丹参醛等。丹参煎剂、丹参注射液和复方丹参注射液均能提高小鼠巨噬细胞的吞噬功能，提高大鼠血中淋巴细胞转化率。溶血空斑试验表明丹参煎剂有促进体液免疫功能的作用。

［临床应用］ SS 涩滞型脉络瘀滞，肌肤甲错，饮不解渴，腮腺肿大。

杜仲

［性味归经］ 甘，温。归肝、肾经。

［功效主治］ 补肝肾，强筋骨，安胎。用于肝肾不足，腰膝酸痛或痿软无力及胎动不安或习惯堕胎之症。此外，还可用治头目眩晕。

［用量用法］ 10～15g。炒用疗效较生用为佳。

［使用注意］ 为温补之品。阴虚火旺者慎用。

［临床应用］ SS 肝肾亏虚者，见头晕，腰酸，膝软，行走无力。

防风

［性味归经］ 辛、甘，微温。归膀胱、肝、脾经。

［功效主治］ 祛风解表，胜湿，止痛，解痉。用于外感风寒所致的头痛、身痛、恶寒及风寒湿痹，关节疼痛、四肢挛急等症。本品入肝经，可用于治疗破伤风角弓反张、牙关紧闭、抽搐痉挛等症。

［用量用法］ 3～10g，入煎剂、酒剂或丸散用。

［使用注意］ 本品主要用于外风，凡血虚发痉及阴虚火旺者慎用。

［现代研究］ 含多糖、香豆素等。具有抗炎抗变态反应作用，能增强巨噬细胞吞噬功能。临床常用于变态反应性皮肤病，风湿、类风湿关节炎。

［临床应用］ SS 燥毒型兼有风寒表证者，见发热，恶风，头痛身痛，苔白，脉浮。

附子

［性味归经］ 辛，热；有毒。归心、肾、脾经。

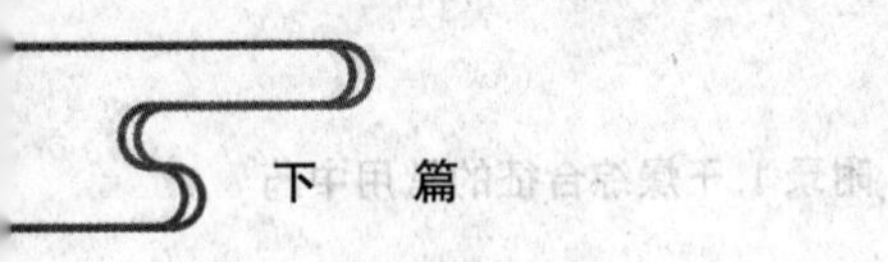

[功效主治] 本品能回阳救逆，补火助阳，散寒止痛。用于亡阳证、各种阳虚证及寒湿痹痛。

[用量用法] 3～15g，入汤剂应先煎30～60分钟以减弱其毒性。

[使用注意] 孕妇忌用。

[临床应用] SS气(阳)虚型，见畏寒，肢冷，口渴喜热饮，神疲乏力，脉沉细。

甘草

[性味归经] 甘，平。归心、肺、脾、胃经。

[功效主治] 补脾益气，润肺止咳，缓急止痛，缓和药性。用于脾胃虚弱，中气不足，气短乏力，食少便溏，咳嗽气喘，痈疽疮毒、食物或药物中毒，脘腹或四肢挛急作痛。本品还有缓和药性、调和百药的功效。

[用量用法] 2～10g。清火解毒宜生用，补中缓急宜炙用，尿道疾病可用甘草梢。

[使用注意] 本品味甘，能助湿壅气，令人中满，故湿盛而胸腹胀满及呕吐者忌服。反大戟、芫花、海藻。久服较大剂量的甘草，每易引起浮肿，使用也当注意。

[现代研究] 甘草含有三萜类化合物甘草皂苷、甘草次酸，黄酮类化合物甘草黄苷、甘草素，和甘草多糖。甘草次酸的化学结构与皮质类固醇相似，近年研究提出甘草具有的类固醇样作用是通过兴奋下丘脑-垂体-肾上腺轴而产生的。甘草具有保肝、抗病毒、抗炎、抗过敏作用，其抗病毒作用是通过对多种病毒的直接作用和诱生干扰素、增强自然杀伤细胞和巨噬细胞的活性等作用实现的。

[临床应用] SS少用以调和诸药，缓和药性，重用以益气，见纳少，气短，低热。

葛根

[性味归经] 甘、辛，凉。归脾、胃经。

[功效主治] 发表解肌，升阳透疹，解热生津。用于外感发热，头痛、无汗、项背强痛，麻疹初起，发热、恶寒、疹出不畅等症，湿热泻痢、脾虚腹泻，热病烦渴及消渴证口渴多饮。

[用量用法] 10～20g，煎服或入丸散。退热生津宜生用，止泻宜煨用。

[现代研究] 葛根含葛根素、葛根素木糖苷、大豆黄酮等20余种异黄酮类成分及葛根苷类。具有抗炎作用。

[临床应用] SS热入气分者，见发热重恶寒轻，身痛，心烦，口干渴，目红，无汗，或津液耗伤，失于上承所致口燥便溏，纳少气短。

谷精草

[性味归经] 甘，平。归肝、胃经。

[功效主治] 疏散风热，明目退翳。用于肝经风热，目赤肿痛、羞明多泪及目生翳膜。

[用量用法] 6～15g。

[现代研究] 主要成分为谷精草素。

［临床应用］ SS各型中目疾者，虚实皆宜。

龟甲

［性味归经］ 甘、咸，寒。归肾、心经。

［功效主治］ 滋阴潜阳，益肾健骨，养血补心。用于阴虚阳亢或热病伤阴虚风内动，阴虚发热，肾虚引起的腰脚痿弱、筋骨不健、小儿囟门不合及心虚惊悸、失眠、健忘。

［用量用法］ 10～30g。打碎先煎。

［使用注意］ 本品为咸寒之物，只适用于阴虚有热之症，脾胃虚寒者忌服。又古籍记载，本品能软坚去瘀治难产，故孕妇慎用。

［现代研究］ 主含胶质、无机成分等。胶质中含有多种氨基酸，龟甲含多种微量及常量元素，以锶为高，次为锌、铜，有认为所含的铜、锌等与龟甲的滋阴功效有关。龟甲具有免疫促进效果，可增加幼年小鼠免疫器官重量，增强巨噬细胞吞噬功能，促进淋巴细胞转化，并能对抗免疫抑制剂对巨噬细胞和细胞免疫的抑制。

［临床应用］ SS伴下肢无力，口干舌燥，腰酸脚弱，心悸不宁。

功劳叶

［别名］ 枸骨叶。

［性味归经］ 微苦，凉。归肝、肾经。

［功效主治］ 养阴清热，补益肝肾。用于骨蒸潮热，头晕耳鸣，腰膝酸软；外用可以治疗白癜风。

［用量用法］ 10～30g，外用适量。

［临床应用］ SS阴虚火旺见低热缠绵，心烦，气短，头晕，腰酸。

枸杞子

［性味归经］ 甘，平。归肝、肾、肺经。

［功效主治］ 滋补肝肾，明目，润肺。用于肝肾阴虚之头晕目眩、视力减退、腰膝酸软、遗精消渴及阴虚劳嗽。

［用量用法］ 5～10g。

［使用注意］ 因能滋阴润燥，故脾虚便溏者不宜服。

［现代研究］ 含甜菜碱。所含色素主要为胡萝卜素、一羟叶黄素，具有维生素A活性。所含微量元素有铜、铁、锌、锰。近分离出枸杞多糖为含有多种微量元素和氨基酸的蛋白多糖，具有重要生理活性。对非特异性免疫、体液免疫和细胞免疫功能均有增强作用。通过动物实验发现枸杞多糖增强免疫功能的机制，可能部分是通过调节下丘脑、免疫器官的交感神经和肾上腺皮质等功能的相互协调而实现的。

［临床应用］ SS肝肾阴虚而见头晕，目涩，视物模糊，腰酸。

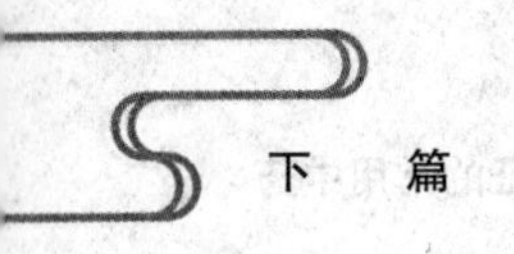

桂枝

[性味归经] 辛、甘，温。归心、肺、膀胱经。

[功效主治] 能发汗解表，温经通阳。适用于外感风寒、头痛、发热、恶寒；风寒湿痹，肩背肢节酸痛；阳气不行，水湿内停而致的痰饮证及经寒瘀滞，经闭、痛经、癥瘕等。桂枝有较好的通阳作用，常用于胸痹，胸痛或心悸、脉结代等。

[用量] 3～10g。

[使用注意] 本品辛温助热，易伤阴动血，凡温热病及阴虚阳盛，血热妄行诸证均忌用；孕妇及月经过多者慎用。

[现代研究] 桂枝含挥发油，其主要成分为桂皮醛。具有镇静、镇痛、解热、抗炎、抗过敏及利尿作用。

[临床应用] SS伴外感风寒，发热恶寒，头痛，有汗，脉浮紧及伴雷诺综合征者。

贯众

[性味归经] 苦，微寒。归肝、脾经。

[功效主治] 清热解毒，止血，杀虫。常用于风热感冒、温热斑疹吐衄，崩漏便血及多种肠道寄生虫病。

[用量用法] 10～15g。清热解毒及驱虫宜生用，止血宜炒炭用。

[现代研究] 贯众具有显著的抗病毒、抗癌作用和雌激素样作用。

[临床应用] SS热毒炽盛或并发外感而见发热，身痛，咽喉肿痛，齿衄鼻血者。

黄柏

[性味归经] 苦，寒。归肾、膀胱、大肠经。

[功效主治] 清热燥湿，泻火解毒，退虚热。适用于湿热泻痢、黄疸、白带、足膝肿痛、热淋、疮疡以及阴虚阳动的潮热、骨蒸、盗汗、遗精等。

[用量用法] 3～10g，煎服或入丸散。外用适量。

[使用注意] 本品大苦大寒，易损胃气，脾胃虚寒者忌用。

[现代研究] 主要含生物碱，有小檗碱、药根碱、黄藤素、木兰花碱。具有抗病原微生物作用。感染性炎性疾病，如肠炎、菌痢、泌尿生殖系统感染。

[临床应用] SS燥毒型或阴伤型兼有湿热，偏于下焦者，见腹泻，下肢肿胀疼痛，小便色深黄，或女子带下。

海风藤

[性味归经] 辛、苦，微温。归肝经。

[功效主治] 祛风湿，通经络。用于风湿痹痛、关节不利、筋脉拘挛、腰膝疼痛及跌打

损伤疼痛。

[用量用法] 5～10g。

[现代研究] 含风藤酰胺、风藤奎醇、风藤酮、胡椒酮等。具有抗肿瘤、抗炎及拮抗血小板激活因子的作用。

[临床应用] SS 伴发四肢关节痹痛，疼痛重着不移。

红花

[性味归经] 辛，温。归心、肝经。

[功效主治] 活血通经，祛瘀止痛。用于妇人腹中瘀血刺痛以及跌打损伤疼痛，以及关节疼痛等症。还可用于因热郁血滞所致的斑疹色黯者。

[用量用法] 3～10g。

[使用注意] 孕妇及月经过多者忌用。

[现代研究] 主要含红花苷、新红花苷、红花黄色素、红花醌苷及红花多糖、氨基酸等。红花黄素能增强小鼠巨噬细胞的吞噬功能，红花多糖对小鼠脾淋巴母细胞转化有促进作用，能明显对抗泼尼松的免疫抑制作用，促进淋巴细胞转化，红花水提取物有明显的抗炎作用。

[临床应用] SS 见腹中刺痛，肌肤甲错，月经夹有血块，关节疼痛。

黄精

[性味归经] 甘，平。归脾、肺、肾经。

[功效主治] 补脾益气，润肺滋阴。用于脾胃虚弱，肺虚燥咳及肾虚精亏所致腰酸、头晕、足软等症。

[用量用法] 10～20g；鲜者 30～60g。

[使用注意] 因性质滋腻，易助湿邪，凡脾虚有湿、咳嗽痰多以及中寒便溏者均不宜服。

[现代研究] 含烟酸、黏液质、醌类、淀粉、糖，6 种人体必需氨基酸和 8 种人体必需微量元素。黄精对动物细胞免疫功能有促进作用和抗疲劳、抗衰老作用，体外实验观察多糖提取物有促进淋巴细胞增殖反应，对免疫功能低下患者可提高红细胞玫瑰花结形成细胞(ERFC)百分率。

[临床应用] SS 双虚型见气短，神疲，口干渴，纳食少。

黄连

[性味归经] 苦，寒。归心、肝、胃、大肠经。

[功效主治] 大苦大寒，清热燥湿，常用于肠胃湿热所致的腹泻、痢疾、呕吐等症。又能泻火解毒。用于热病，热盛火炽之壮热、烦躁，甚至神昏谵语以及痈肿疮毒，疔毒内攻，耳、目肿痛诸证。

[用量用法] 2～10g，煎服或入丸散。外用适量。

[使用注意] 本品大苦大寒，过量或服用较久，易致败胃。凡胃寒呕吐，脾虚泄泻之症

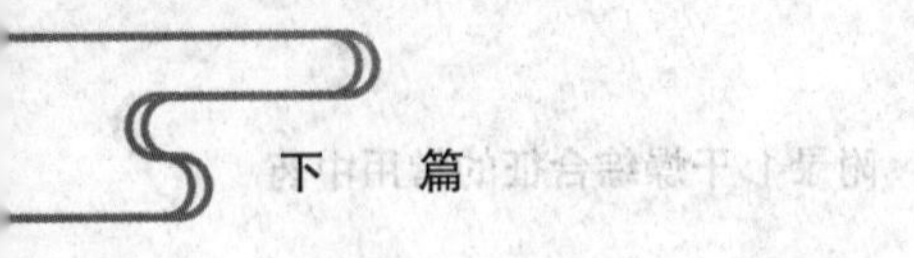

均忌用。

[现代研究] 含有大量生物碱，主要有小檗碱、黄连碱、药根碱、黄藤素。具有广谱的抗病原体作用和抗炎解热作用，小檗碱具有抗溃疡和利胆作用。

[临床应用] SS 气分热毒炽盛或湿热蕴结，肝胃不和者，见便溏或溲黄，脘痛，心烦，目红肿痛，或口舌生疮。

黄芪

[性味归经] 甘，微温。归脾、肺经。

[功效主治] 补气升阳，益卫固表，托毒生肌，利水退肿。用于脾肺气虚或中气下陷之证，表虚自汗、浮肿尿少及气血不足所致痈疽不溃或溃久不敛。此外，还可用于气虚血滞导致的肢体麻木、关节痹痛或半身不遂，以及气虚津亏的消渴等。

[用量用法] 10～15g，大剂量可用 30～60g。补气升阳宜炙用，其他方面多生用。

[使用注意] 本品温升助火，又能固表止汗，故凡表实邪盛、气实胸满、食积内停、阴虚阳亢、痈疽初起或溃后热毒尚盛等症，均不宜用。

[现代研究] 黄芪主要含三萜皂苷类衍生物、黄酮类化合物、多糖及多种氨基酸、维生素。黄芪对免疫系统具有广泛影响，以免疫增强和免疫调节为主，在一定条件下又具有免疫抑制作用。黄芪具有保肝、抗溃疡作用，其抗溃疡作用与减弱攻击因子和减少胃酸排泌有关，黄芪还有明显的利尿作用，能减少蛋白尿，改善肾功能。

[临床应用] SS 气虚型见气短，神疲，易感冒，多汗，下肢水肿。

何首乌

[性味归经] 苦，甘，涩，微温。归肝、肾经。

[功效主治] 补益精血，解毒截疟，润肠通便。本品制用补肝肾，益精血，兼能收敛精气，不寒不燥不腻，可用于精血亏虚，头晕眼花，须发早白，腰膝酸软等症。生用补益力弱，能解毒解疟，润肠通便，可治久疟，痈疽瘰疬，肠燥便秘。

[用量用法] 10～30g。补益精血用制首乌；解疟、解毒、润肠宜用生首乌；据报道，生何首乌对肝脏有一定毒性，用时需注意，应用时当注意观察肝功能，不可长期服用。

[使用注意] 大便溏薄及痰湿较重者不宜服用。

[现代研究] 主要含总甾酯苷，大黄酚、大黄素。具有免疫调节和抗肿瘤作用，对因环磷酰胺引起的免疫抑制有一定的预防作用。

[临床应用] SS 肝肾亏虚见头晕，视物欠清，腰酸软无力，便秘。

活血藤

[别名] 红藤、大血藤。

[性味归经] 苦、平。归胃、大肠、肝经。

[功效主治] 清热解毒，消肿散结，活血祛风。用于肠痈腹痛，经闭痛经，风湿痹痛，跌

扑肿痛。

［用量用法］ 9～15g。

［现代研究］ 主要含鞣质，有较强的抗菌作用。

［临床应用］ SS 伴关节疼痛，沉重，部位固定不移。

虎杖

［别名］ 阴阳莲、大叶蛇总管。

［性味归经］ 苦，寒。归肝、胆、肺经。

［功效主治］ 活血定痛，清热利湿，用于经闭、风湿痹痛、跌打损伤及湿热黄疸、淋浊带下等症；外用有较好的解毒作用，可用于水火烫伤，以及疮痈肿毒、毒蛇咬伤；本品还能化痰止咳，泻下通便，用于肺热咳嗽和热结便秘。

［用量用法］ 10～30g。外用适量。

［使用注意］ 孕妇忌服。

［现代研究］ 主要含蒽醌类化合物。具有抗炎、抗病毒、镇咳、平喘作用。虎杖及其蒽醌制剂对放射及化学物质等引起的白细胞减少有明显的升高作用。

［临床应用］ SS 关节痹阻不通，疼痛拘挛者。

卷柏

［性味归经］ 肝、平。归肝、脾经。

［功效主治］ 活血止血，清热利湿。用于崩漏便血，创伤出血，湿热黄疸。

［用量用法］ 10～15g。

［现代研究］ 主要含异茴芹素、棕榈酸和硬脂酸混合物、山藿香内酯。能够降低小鼠血清免疫球蛋白 G 的含量，抑制溶血素抗体生成，升高血清补体 C_3 的含量，促进血小板增加，促进血小板的聚集功能。

［临床应用］ SS 伴血小板减少，皮肤紫癜，口鼻出血。

菊花

［性味归经］ 辛、甘、苦，微寒。归肝、肺经。

［功效主治］ 疏风清热，解毒，明目。用于外感风热及温病初起，发热、头昏头痛，肝经风热或肝火上攻所致的目赤肿痛，肝风头痛及肝阳上亢头痛、眩晕及疔疮肿毒等。

［用量用法］ 10～15g，煎服或入丸散。

［使用注意］ 由于产地、花色、加工方法的不同，又分为白菊花、黄菊花、杭菊花、滁菊花等品种。疏散风热多用黄菊花（杭菊花），明目平肝多用白菊花（滁菊花）。

［现代研究］ 花、叶及茎均含挥发油，主要成分为龙脑、樟脑、菊酯环酮和次乙基醛缩二乙醇等。菊花尚含菊苷、刺槐素、四羟黄酮、多种氨基酸、维生素与微量元素，其中维生素 E 和锰的含量较高。

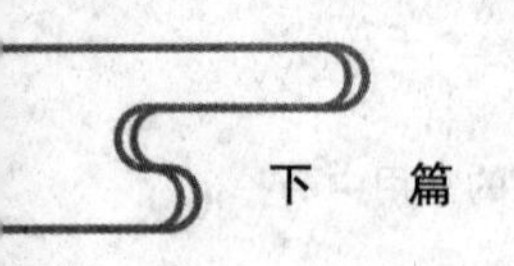

［临床应用］ SS燥毒型肝火上攻或兼有风热者，见目红肿痛，头痛头晕等。

金荞麦

［性味归经］ 苦，平。归肺、脾、胃经。

［功效主治］ 清热解毒，清肺化痰，用于肺痈，咳痰浓稠腥臭、肺热咳嗽，瘰疬疮疖及咽喉肿痛；本品还能健脾消食，用于脾失健运所致的腹胀少食或疳积消瘦。

［用量用法］ 15～30g。

［现代研究］ 主要含对香豆酸、阿魏酸、赤地利苷等。具有抗菌、抗炎、解热及祛痰镇咳作用，其祛痰作用可能是通过中枢或神经反射所致。

［临床应用］ SS燥毒犯肺，咳嗽痰多色黄气急者。

鸡血藤

［性味归经］ 苦、微甘，温。归肝经。

［功效主治］ 行血补血，舒筋活络。用于月经不调、经行不畅、痛经、血虚经闭，以及关节酸痛、手足麻木、肢体瘫痪、风湿痹痛等。

［用量用法］ 10～15g，大剂量可用30g。

［现代研究］ 高低剂量鸡血藤均能明显提高小鼠淋巴因子激活的杀伤细胞和自然杀伤细胞活性，低剂量组作用更明显，但高剂量又可明显抑制小鼠T淋巴细胞和B淋巴细胞的转化。具有抗过敏和抗炎作用。对环磷酰胺所致的白细胞降低有显著的拮抗作用。

［临床应用］ SS血虚脉络不通，关节冷痛隐隐。

秦万章用三藤糖浆（鸡血藤、雷公藤、红藤）治疗各型红斑狼疮，有效率94.5%。（秦万章. 中西医结合杂志，1988（10）；604）

金银花

［性味归经］ 甘，寒。归肺、胃、大肠经

［功效主治］ 甘寒芳散，既可散肺卫邪热，又能清热解毒。用治外感风热或温病初起发热微恶寒以及疮、痈、疖肿和热毒泻痢，下痢脓血之症。

［用量用法］ 10～15g。外用适量。

［现代研究］ 金银花含多种绿原酸类化合物、黄酮类化合物、肌醇和挥发油，挥发油主要有双花醇和芳樟醇。对多种致病性细菌和病毒有不同程度的抑制作用。此外还具有抗炎、解热、保肝、利胆作用。

［临床应用］ SS患者并见外感风热表证或燥毒炽盛所致壮热面赤，咽喉肿痛，龈溃齿衄，目赤口渴等。

附：忍冬藤

又名银花藤。性味功效与金银花相似，而多用于痈肿疮毒。又能清经络中风湿热邪而止疼痛，故又用于风湿热痹，关节红、肿、痛、屈伸不利之症。用量 15～20g，煎服或浸酒饮用。

苦参

［性味归经］ 苦，寒。归心、肝、胃、大肠、膀胱经。

［功效主治］ 清热燥湿，祛风杀虫，利尿。适用于湿热黄疸、泻痢带下、皮肤瘙痒、脓疱疮、疥癣、麻风诸证以及湿热蕴结，小便不利之症。

［用量用法］ 3～10g，煎服或入丸散。外用适量。

［使用注意］ 苦寒之品，凡脾胃虚寒者忌用。反藜芦。

［现代研究］ 主要含生物碱，包括苦参碱、氧化苦参碱、槐定碱、槐果碱等 22 种。能增强巨噬细胞吞噬功能，具有升高白细胞、抗炎、抗肿瘤、抗辐射的作用，苦参碱能明显抑制 T 细胞的增殖，苦参对 B 细胞及细胞因子呈双向调节作用。

［临床应用］ SS 伴心悸心慌，或皮肤干燥，瘙痒。

葎草

［别名］ 拉拉藤、老虎刺。

［性味归经］ 甘、苦，寒。归肺、胃、肾经。

［功效主治］ 清热解毒利尿。用于肺热咳嗽，潮热盗汗，热淋血淋，小便不利；外用可以治疗湿疹瘙痒，疮疡痈肿。

［用量用法］ 10～30g，外用适量。

［现代研究］ 叶含四羟黄酮 -7- 葡萄糖苷、大波斯菊苷、牡荆素、胆碱、挥发油、鞣质等。挥发油中主要含 β- 葎草烯。

［临床应用］ SS 伴发热持续不退或低热缠绵者。

绿豆

［性味归经］ 甘，寒。归心、胃经。

［功效主治］ 清热解毒，消暑。用于暑热烦渴或痈肿疮毒等症及解巴豆、附子或其他热毒之品中毒。

［用量用法］ 15～30g。外用适量。

［现代研究］ 主要含蛋白质、脂肪、碳水化合物、钙、磷、维生素。

［临床应用］ SS 燥毒炽盛伤及营血者，见口舌干燥，目红少泪，唇燥起揭，舌体光瘦，鼻衄龈血，大便燥结。

附：绿豆衣

为绿豆的种皮。将绿豆用清水浸泡后取皮，晒干即成。性味功效同绿豆，但清暑之力皮不及豆；清热解毒之功皮胜于豆，并能退目翳，治疗斑痘目翳。其用量为 6～12g。

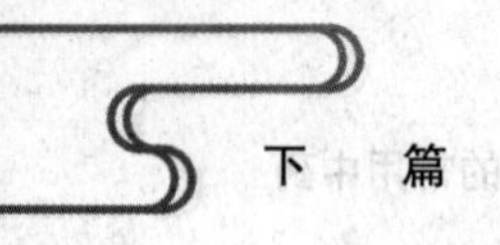

雷公藤

[性味归经] 辛、苦，温。有大毒。归肝、肺经。

[功效主治] 祛风除湿，通经活络，杀虫解毒。常用于多种结缔组织疾病，如风湿性关节炎、类风湿关节炎、红斑狼疮及狼疮性肾炎。

[用量用法] 成人10～20g，小儿酌减。为了减少毒性反应，用时须去净根皮仅留木质部分，内服宜久煎，煎剂宜煎熬3小时以上。饭后服用。

[使用注意] 口服雷公藤可出现上腹不适，恶心呕吐、食欲减退、肠鸣腹泻、头晕心跳以及皮肤瘙痒、皮疹、色素沉着、月经失调乃至闭经、白细胞减少等，药物剂量大、患者年老体弱者反应多。这些反应一般停药后5～7天可恢复。为了减少不良反应，除去根皮及久煎以外，宜饭后服用或复方氢氧化铝或维生素B_6可减轻消化道反应。用药过程中需定期检查血常规，必要时停药。有心、肝、肾等脏器疾病的患者及青年女性慎用，孕妇忌用。(《中药药理与应用》，人民卫生出版社，1983.8)

[现代研究] 含生物碱、卫矛醇、二萜化合物、三萜化合物及苷类成分如雷公藤总苷。动物实验研究发现雷公藤有类似免疫抑制剂的药理作用，对细胞免疫和体液免疫均有抑制作用。雷公藤还具有多方面的抗炎作用，其抗炎作用并不通过垂体-肾上腺皮质系统，本身也无糖皮质激素样作用。雷公藤还能抑制雌二醇和调整雌二醇与睾酮的比值。雷公藤的毒性成分主要为二萜类，其次为生物碱、三萜类及苷类。二萜类主要损害心、肝、胃肠道和骨髓，生物碱主要损害肝脏。

[临床应用] SS关节游走疼痛，痛势剧烈，持久不愈。

向熙瑞等用去皮雷公藤糖浆与片剂治疗干燥综合征5例，其中1例加用丹参注射液，结果均获不同程度的疗效。

附：昆明山海棠

昆明山海棠别名粉背雷公藤、火把花、六方藤。苦、涩，温。有毒。归肝、肾经。祛风湿，活血通络，续筋接骨。用于治疗风湿痹痛、关节肿痛、跌打损伤、骨折等。免疫药理作用与雷公藤基本相同，较全面，作用较雷公藤稍逊。带皮全根10～20g，去皮根芯20～30g；茎枝20～30g，水煎1小时以上。饭后服用。

路路通

[性味归经] 辛、苦，平。归肝、胃、膀胱经。

[功效主治] 祛风活络，清热除湿，利水，通经下乳。可用于风湿痹痛，麻木拘挛，以及水肿胀满，经闭少乳。

[用量用法] 5～10g。

[临床应用] SS经络痹阻，四肢关节窜痛，屈伸不利，关节肿胀。

连翘

［性味归经］ 苦，微寒。归肺、心、胆经。

［功效主治］ 清热解毒，消痈散结。主治外感风热或温病初起，发热、头痛、口渴等症。以及热邪陷入心包，高热、烦躁、神昏之症。本品被称为“疮家圣药”，常用于热毒蕴结所致的各种疮毒痈肿，或瘰疬结核等。

［用量用法］ 10～15g。

［现代研究］ 含木脂体及苯乙醇苷，五环三萜、黄酮及挥发油等多种成分，具有抗病原微生物、抗炎、抗过敏、解热、保肝作用。

［临床应用］ SS 燥毒型气分热盛，见发热重恶寒轻，心烦，头痛，口渴，便结，或鼻血腮颊肿胀疼痛，唇干色红者。

络石藤

［性味归经］ 苦，微寒。归心、肝经。

［功效主治］ 祛风通络，凉血消肿。用于风湿痹痛、筋脉拘挛偏于热者及喉痹、痈肿等。

［用量用法］ 6～15g。

［现代研究］ 主要含有木脂素、甾体糖苷、三萜及乙酸酯、黄酮及吲哚生物碱等。

［临床应用］ SS 四肢关节疼痛，脉络不通者。

鹿衔草

［别名］ 鹿蹄草。

［性味归经］ 甘、苦，温。归肝、肾经。

［功效主治］ 祛风湿，强筋骨，止血。用于风湿痹痛、腰膝无力和咯血、崩漏、外伤出血等血证。本品兼能补肺益肾以止咳喘。

［用量用法］ 10～15g，外用适量。

［现代研究］ 含鹿蹄草素、熊果苷、梅笠草素、和少量苦杏仁酶。具有抗菌、抗炎和免疫调节作用。

［临床应用］ SS 关节冷痛，腰膝酸痛，缠绵难愈者。

虻虫

［性味归经］ 苦，微寒；有小毒。归肝经。

［功效主治］ 破血逐瘀。用于血滞经闭、癥瘕积聚，以及跌打损伤等。

［用量用法］ 1.5～4.5g；去翅足，焙干研末吞服，每次 0.3g。

［使用注意］ 体虚和孕妇忌服。

［临床应用］ SS 血瘀较重者，面色黎黑，胁下癥积，经闭。

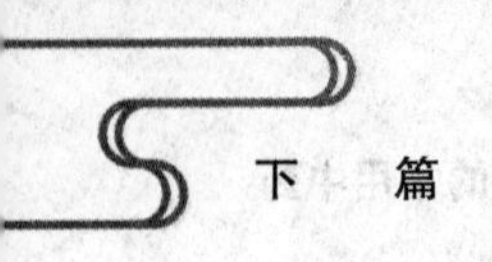

牡丹皮

［性味归经］ 苦、辛，微寒。归心、肝、肾经。

［功效主治］ 清热凉血，活血散瘀。适用于温病热人血分而发斑疹，血热妄行所致的吐血、衄血，及温病后期，阴分伏热发热，夜热早凉，以及阴虚内热等症，还可用于血滞经闭、痛经，癥瘕及痈肿疮毒，内痈。

［用量用法］ 6～12g，煎服或入丸散，炒炭用于止血。

［使用注意］ 血虚有寒、孕妇及月经过多者不宜用。

［现代研究］ 主要含牡丹酚、牡丹酚苷、芍药苷等。具有增强吞噬细胞功能、抑制迟发变态反应及抗炎的作用。

［临床应用］ SS 涩滞型见口干舌燥，渴而不饮，身有微热，或见血热妄行者。

木瓜

［性味归经］ 酸，温。归肝、脾经。

［功效主治］ 舒筋平肝，化湿和胃。用于风湿痹痛、筋脉拘挛、脚气肿痛、吐泻转筋等。此外，本品尚有消食作用，可用于消化不良症。

［用量用法］ 5～10g。

［使用注意］ 阴虚腰膝酸痛，伤食积滞多者不宜服用。

［现代研究］ 果实含皂苷、黄酮类、鞣质、苹果酸、柠檬酸，酒石酸、齐墩果酸，维生素 C 等大量有机酸；此外尚含有过氧化氢酶，过氧化物酶，酚氧化酶等。齐墩果酸对肝脏有保护作用。提取液具有抗癌作用，并能降低实验小鼠腹腔巨噬细胞吞噬功能。

［临床应用］ SS 关节痹痛麻木，活动不利，或湿浊停胃而见腹泻，腹痛。

牡蛎

［性味归经］ 咸，微寒。归肝、肾经。

［功效主治］ 平肝潜阳，软坚散结，收敛固涩。适用于阴虚阳亢所致的烦躁不安、心悸失眠、头晕目眩及耳鸣等症，痰火郁结的瘰疬、痰核等症及虚汗、遗精、带下、崩漏等症。此外，本品有制酸作用，可用于胃酸过多、胃溃疡等。

［用量用法］ 15～30g，先煎。除收敛固涩系煅用外，均生用。

［临床应用］ SS 伴心悸心烦，头昏耳鸣，多梦少寐，自汗。

麦冬

［性味归经］ 甘、微苦，微寒。归肺、心、胃经。

［功能主治］ 润肺养阴，益胃生津，清心除烦。用肺阴不足的燥咳痰黏，劳嗽咯血，胃阴不足的舌干口渴，心烦失眠。此外，还可用于肠燥便秘。

［用量用法］ 10～15g。清养肺胃之阴多去心用，滋阴清心大多连心用。

［使用注意］ 感冒风寒或有痰饮湿浊的咳嗽，以及脾胃虚寒泄泻者均忌服。

［临床应用］ SS阴虚型中胃阴虚较甚者，见口干，纳少，胃脘隐痛嘈杂不适，便秘。

木贼

［性味归经］ 甘、苦，平。归肺、肝、胆经。

［功效主治］ 疏散风热，明目退翳，止血。适用于外感风热所致的目赤多泪，便血、痔疮出血。

［用量用法］ 3～10g。

［使用注意］ 本品一般不作发表药用，专用于目疾，或兼有风热表证者。血虚目疾不宜用。

［现代研究］ 主要化学成分为挥发油、黄酮类及葡萄糖、果糖等。其中挥发性成分有琥珀酸、延胡索酸、阿魏酸。具有降压和抗动脉粥样硬化作用。

［临床应用］ SS见目赤涩痛，多眵等偏于风热上攻者。

牛膝

［性味归经］ 苦、酸，平。归肝、肾经。

［功效主治］ 本品生用活血祛瘀，引血下行，用于瘀血阻滞的月经不调、痛经、闭经、产后瘀阻腹痛，以及跌打伤痛及吐血、衄血、齿痛、口舌生疮，以及头痛眩晕等症。酒制能补肝肾，强筋骨，用于腰膝酸痛，下肢无力等。

［用量用法］ 6～15g。

［使用注意］ 孕妇及月经过多者忌用。

［临床应用］ SS涩滞型见闭经，经行腹痛，腰痛，下肢酸软。

女贞子

［性味归经］ 甘、苦，凉。归肝、肾经。

［功效主治］ 补益肝肾，清热明目。用于肝肾阴虚之头昏目眩、腰膝酸软、须发早白、阴虚发热及肝肾阴虚导致的视力减退、目暗不明。

［用量用法］ 10～15g。

［使用注意］ 本品虽补而不腻，但性质偏凉，如脾胃虚寒泄泻及阳虚者忌服。

［现代研究］ 齐墩果酸、乙酰齐墩果酸、乌索酸、乙酰乌索酸等有机酸和槲皮素、紫杉叶素等黄酮类物质。近发现女贞子多糖具有显著的免疫增强作用。女贞子对细胞免疫和体液免疫都有促进作用。女贞子还具有抗炎作用，动物实验提示其抗炎机制可能涉及：①激活垂体-肾上腺皮质系统，促进皮质激素的释放。②抑制前列腺素E（PGE）的生成或释放，以及降低血清补体活性，对抗炎症介质组胺引起的大鼠皮肤毛细血管通透性增加。

［临床应用］ SS肝肾阴虚者，见头昏，腰酸，下肢乏力，眼干涩，视物模糊。

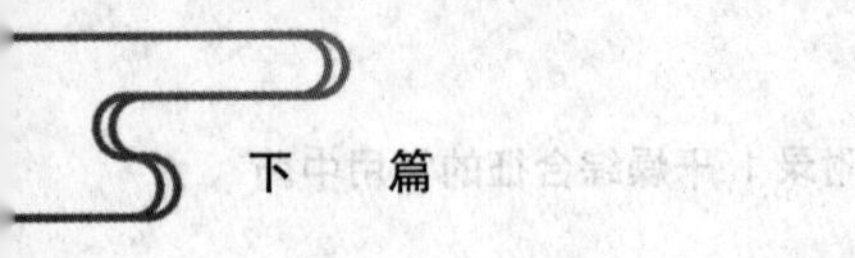

胖大海

［性味归经］ 甘、淡，性微寒。归肺、大肠经。

［功效主治］ 宣肺泄热，清肠通便。用于肺热声哑咽痛、痰热咳嗽以及热结便秘。

［用量用法］ 2～3枚，沸水泡服。

［临床应用］ SS伴咽干燥痛较重者，或便秘。

平地木

［别名］ 紫金牛，老勿大，矮地茶。

［性味归经］ 苦，平。归肝、肺经。

［功效主治］ 活血化瘀，利水渗湿。用于风湿痹痛，经闭痛经，跌打损伤及湿热黄疸；本品有较好的止咳祛痰作用，可用于肺热咳喘痰多。

［用量用法］ 10～30g。

［临床应用］ SS伴关节痹痛，痛处固定不移，或燥毒侵肺而见痰多，或燥毒舍肝，胁痛目黄者。

蒲公英

［性味归经］ 甘、苦、寒，归肝、胃经。

［功效主治］ 清热解毒，消痈散结，利湿通淋。常用于治疗痈肿疮毒，热淋黄疸。

［用量用法］ 10～30g，外用适量。

［现代研究］ 主要含有多糖、棕榈酸、咖啡酸、蒲公英甾醇、菊糖。具有抗菌、抗炎、抗内毒素、抗肿瘤作用，能够增强吞噬细胞吞噬功能、增强细胞免疫和体液免疫，对胃黏膜损伤有保护作用。

［临床应用］ SS邪毒偏重或伴痰凝气结，成瘿成瘤者。

羌活

［性味归经］ 辛、苦，温。归膀胱、肾经。

［功效主治］ 解表散寒，祛风胜湿，止痛。用于外感风寒，恶寒发热，头痛身痛等症及风寒湿邪侵袭所致的肢节疼痛、肩背酸痛，尤以上半身疼痛更为适用。

［用量用法］ 3～10g。

［现代研究］ 主要含挥发油类，具有抗炎、抑制迟发变态反应的作用，对肾上腺皮质功能有兴奋作用。

［临床应用］ SS伴痹证表现者，肢体关节疼痛，以上肢为主，痛处游走不定。

青蒿

［性味归经］ 苦、辛，寒。归肝、胆、肾经。

［功效主治］ 截疟、退虚热、清暑热。常用于疟疾寒热、温热病后期，温热之邪入于阴分的低热不退、夜热早凉以及阴虚发热和暑热外感等症。

［用量用法］ 3～10g，煎服，或鲜用绞汁。

［使用注意］ 不宜久煎。

［现代研究］ 主要含倍半萜类（青蒿素、青蒿琥酯、蒿甲醚）、黄酮类、香豆素类和挥发油成分，具有免疫活性的主要是倍半萜类。蒿甲醚能明显降低正常小鼠血清IgG含量、增加脾脏的重量。降低鸡红细胞致敏小鼠血清IgG含量。青蒿素、蒿甲醚有促进脾TS细胞增殖功能，从而起到抑制IgG的作用。肌注蒿甲醚可使犬外周血T、B、Tu及Tr淋巴细胞下降。青蒿素静脉注射后能显著提高小鼠腹腔巨噬细胞的吞噬率和吞噬指数，用青蒿琥酯腹腔注射大鼠、小鼠，连续5天，大鼠的血清补体水平增高，外周血白细胞移行指数明显减少，外周血单个核细胞的促凝值明显提高，小鼠脾细胞产生抗体的能力增强。青蒿琥酯可促进Ts细胞增殖，抑制TE细胞产生，阻止白细胞介素及各种炎症介质的释放，从而起到免疫调节作用。青蒿素可提高淋巴细胞的转化率，有促进机体细胞的免疫作用，并有一定抗病毒作用。

［临床应用］ SS伴低热持续，骨蒸乏力，脉细数。

秦艽

［性味归经］ 苦、辛，微寒。归胃、大肠、肝、胆经。

［功效主治］ 祛风湿，舒筋络，清虚热。用于风湿痹痛、关节拘挛、手足不遂及骨蒸潮热。此外，本品尚能利湿退黄。

［用量用法］ 5～10g。

［使用注意］ 气血亏虚身疼发热，或虚寒疼痛，尿清便溏者忌用。

［现代研究］ 秦艽含生物碱秦艽碱甲，秦艽碱乙，糖及挥发油。具有抗炎作用，秦艽碱甲可减轻大鼠甲醛性足肿，加速肿胀消退，并认为其抗炎作用，是通过神经系统兴奋垂体-肾上腺皮质功能而实现的。

［临床应用］ 为风中润药，SS伴痹证者多用之，见关节热痛，拘挛，低热骨蒸，或目黄溲黄等症。

1. 风湿性及类风湿关节炎　秦艽注射液是含秦艽总生物碱的灭菌水溶液，以秦艽生物碱甲计算含秦艽总生物碱10mg。肌注用于治疗风湿性及类风湿关节炎，对镇痛、消肿、关节功能的恢复和退热都有显著作用。

2. 系统性红斑性狼疮　81例系统性红斑性狼疮患者随机分两组，观察组62例，其中54例口服秦艽片，并加服泼尼松，另8例单服秦艽片，结果观察组控制30例、好转20例、无效8例、加重4例，总有效率为80.65%。对照组19例单服泼尼松，总有效率为31.58%。在症状消退和狼疮细胞阴转方面观察组均优于对照组，且长期服用无明显副作用。

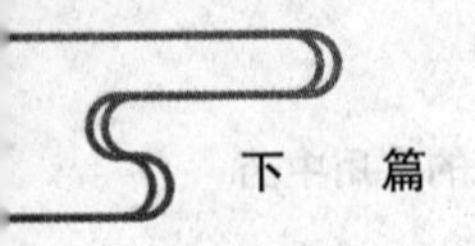

全蝎

[性味归经] 甘、辛，平，有毒。归肝经。

[功效主治] 息风止痉，攻毒散结，通络止痛。适用于急慢惊风、口眼㖞斜、惊痫抽搐；疮疡肿毒、瘰疬结核；风湿痹痛、偏正头痛。

[用量用法] 2～5g。研末吞服0.6～1g。外用适量。

[使用注意] 本品有毒，孕妇及血虚生风者慎用。

[临床应用] SS经络阻滞，身痛，头痛，关节屈伸不利。

肉桂

[性味归经] 辛、甘，热。归肾、脾、心、肝经。

[功效主治] 补火助阳，散寒止痛，温通经脉。适用于肾阳不足，命门火衰及脾肾阳衰证以及阴疽脓成不溃，或溃后久不收敛等外科疾患。此外，气衰血少之证，常以少量肉桂配入补气养血药中，有温运阳气，鼓舞气血生长的功效。

[用量用法] 2～5g，研末冲服，每次1～2g，或入丸散。入汤剂应后下。官桂作用较弱，用量可适当增加。

[使用注意] 阴虚火旺，里有实热，血热妄行者及孕妇忌用。

[临床应用] SS气（阳）虚型，见肢冷，神疲，气短懒言，或齿龈久溃不愈。

山慈菇

[别名] 毛慈菇。

[性味归经] 辛，寒；有小毒。归肝、胃经。

[功效主治] 清热解毒，消痈散结。用于痈疽发背、疔肿恶疮。

[用量用法] 3～6g。外用适量。

[现代研究] 含秋水仙碱等多种生物碱。秋水仙碱及其衍生物秋水仙酰胺等对多种动物移植性肿瘤均有抑制作用。临床常用于治疗肿瘤。

[临床应用] SS伴腮腺肿大，局部瘰疬积聚者。

生地黄

[性味归经] 甘、苦，寒。归心、肝、肾经。

[功效主治] 滋阴清热，凉血止血。用于外感热病，热人营血，身热口干或热在血分，迫血妄行的吐血、衄血、尿血、崩漏下血以及热病伤阴，舌红口干，口渴多饮及消渴证烦渴多饮等症。

[用量用法] 10～30g，鲜品用量加倍。鲜品捣汁入药，炒炭用于止血。

[使用注意] 本品性寒而滞，脾虚腹满便溏者不宜用。

[现代研究] 生地黄主要含环烯醚萜、单萜及其苷类以及多种氨基酸等。干地黄的水提取物能够使外周血液 T 淋巴细胞显著增加，醇提取物能够使抗 SRPC 抗体溶血素生成，减少外周血液 T 淋巴细胞，具有一定的抗炎抗过敏作用。

[临床应用] SS 燥毒型热盛津伤见发热，口干咽燥，大便干结，脉细数者。

熟地黄

[性味归经] 甘，微温。归肝、肾经。

[功效主治] 养血滋阴，补精益髓。用于血虚萎黄、眩晕、心悸、失眠、月经不调、崩漏及肾阴不足，潮热、盗汗、遗精、消渴等。

[用量用法] 10～30g。宜与健脾胃药如陈皮、砂仁等同用。熟地黄炭用于止血。

[使用注意] 本品性质黏腻，较生地黄更甚，有碍消化，凡气滞痰多、脘腹胀痛、食少便溏者忌服。

[现代研究] 地黄主要含 β- 谷甾醇与甘露醇及少量豆甾醇。新近报道地黄以苷类为主，其中又以环烯醚萜苷类为主，其次为糖类。动物实验证明生地黄能减轻由糖皮质激素对兔垂体 - 肾上腺皮质系统功能和形态的影响，有一定的对抗环磷酰胺及地塞米松的抑制作用，有较明显的免疫增强作用，其有效成分可能为多糖类。

[临床应用] SS 阴虚型口干燥渴，潮热盗汗，月经量少，面色苍白。

石膏

[性味归经] 辛、甘，大寒。归肺、胃经。

[功效主治] 本品生用清热泻火，除烦止渴。主治温病邪在气分，壮热、烦渴、脉洪大等实热亢盛之证。可用治肺热所致的咳嗽痰稠、发热、气喘及胃火上炎所致的头痛、牙龈肿痛。煅石膏末可外用于疮疡溃而不敛、湿疹、水火烫伤等。

[用量用法] 15～60g 内服宜生用。入汤剂宜打碎先煎。外用须经火煅研末。

[现代研究] 主要成分为硫酸钙。单味石膏对实验性发热的影响不一，其解热有效成分和作用机制有待进一步研究。

[临床应用] SS 燥毒型气分热盛者，高热，烦渴，目红，多汗，脉洪。

石斛

[性味归经] 甘，微寒。归胃、肾经。

[功效主治] 养胃生津，滋阴除热。用于热病伤津或胃阴不足，舌干口渴及阴虚津亏，虚热不退。此外，本品还有明目及强壮腰膝的作用。

[用量用法] 6～15g；鲜用 15～30g。入汤剂宜先煎。

[使用注意] 本品能敛邪，使邪不外达，所以温热病不宜早用；又能助湿，如湿温尚未化燥者忌服。

[现代研究] 主含生物碱及大量黏液质。生物碱属倍半萜生物碱，以石斛碱、石斛酮碱

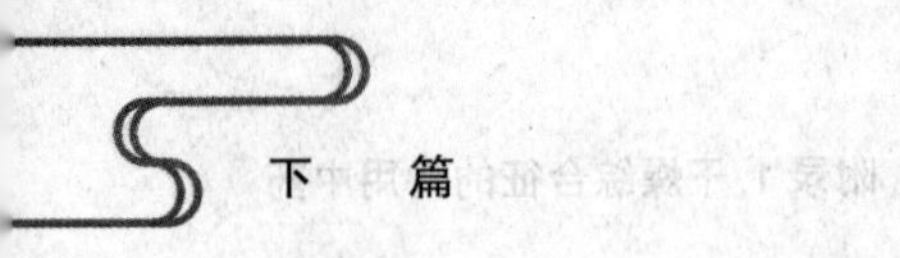

为多，石斛尚含丰富多糖，主要成分为甘露糖。石斛多糖非经口给药具有显著的免疫激活效果，实验表明铁皮石斛多糖肌注可显著拮抗氢化可的松所致小鼠腹腔巨噬细胞吞噬能力的抑制，拮抗环磷酰胺所致小鼠对致敏红细胞（SRBC）免疫玫瑰花形成细胞数的显著减少。体外试验中，铁皮石斛多糖还能显著增强免疫功能低下的癌症患者外周血淋巴细胞 E-RFC 率，明显提高鼻咽癌患者 NK 细胞活性，不同程度地拮抗环磷酰胺所致小鼠外周血白细胞数的降低。

[临床应用] SS 阴虚型常用药，见口干，唇燥起揭，纳食少，目涩，视物欠清。

附：枫斗

石斛品种很多，茎园外皮铁绿色者称“铁皮石斛”，以其嫩尖加工者称为“耳环石斛”，又名“枫斗”，生津而不寒凉，可以代茶长期饮用。

伸筋草

[性味归经] 辛、苦、温。归肝、脾、肾经。

[功效主治] 祛风除湿，舒筋通络。用于风寒湿痹，关节疼痛，肌肤麻木等症。此外，本品能利水消肿，用于水肿。

[用量用法] 10～15g，水煎或浸酒服。

[使用注意] 孕妇慎用。

[现代研究] 全草含有石松碱、棒石松碱等生物碱，香夹兰酸、阿魏酸等酸性物质及芒柄花醇、伸筋草醇等三萜化合物。

[临床应用] SS 脉络不利，关节痹痛，麻木，四肢水肿。

桑寄生

[性味归经] 苦，平。归肝、肾经。

[功效主治] 祛风湿，补肝肾，强筋骨，安胎。用于风湿痹痛、腰膝酸痛及胎漏下血、胎动不安等症。

[用量用法] 10～20g，入煎剂。

[现代研究] 含广寄生苷和少量槲皮素及 d- 儿茶素。具有镇静、利尿、抑菌和抗病毒作用。

[临床应用] SS 关节疼痛隐隐，持续时间较长，头晕耳鸣者。

升麻

[性味归经] 辛、甘，微寒。归肺、脾、大肠、胃经。

[功效主治] 发表透疹，清热解毒，用于阳明风热头痛，以及麻疹初期，疹发不畅诸症及热毒所致的多种病症。本品能升阳举陷，又用于中气虚弱或气虚下陷的短气、倦乏、久泻脱肛、子宫下垂，以及气虚不能摄血的崩漏不止等症。

[用量用法] 3～10g。解毒发表透疹宜生用，升举阳气多用炙升麻。

[使用注意] 本品升散力强，凡阴虚火旺，肝阳上亢，麻疹已透以及气逆不降等症，均当忌用。

[现代研究] 主要含三萜多氧化物及色原酮、酚酸等。具有抗炎、抑菌作用，对艾滋病病毒有一定的抑制作用；对中枢神经系统有抑制作用，具有降低体温和镇痛作用。

[临床应用] SS 燥毒型气分热毒炽盛者，见发热，烦渴，咽喉肿痛，口疮溃疡，便结溲黄，头身重痛，气短，脉浮数。

三七

[性味归经] 甘、微苦，温。归肝、胃经。

[功效主治] 活血定痛。用于人体内外各种出血及跌打损伤，长于止痛，具有止血不留瘀的特点。

[用量用法] 3～10g。研粉吞服，每次 1～1.5g。外用适量。

[使用注意] 本品性温，凡出血而见阴虚口干者，须配滋阴凉血药同用。

[现代研究] 三七的化学成分与人参相似，主要含有三七皂苷和三七黄酮。三七具有免疫调节剂作用，能使过高或过低的免疫反应恢复正常，加强实验小鼠腹腔巨噬细胞的吞噬活性。此外，还具有抗衰老和抗氧化作用。

[临床应用] SS 伴关节疼痛肿胀，局部青紫，或鼻衄龈血。

沙参

[性味归经] 甘，微寒。归肺、胃经。

[功效主治] 清肺养阴，益胃生津。用于肺热阴虚引起的燥咳或劳嗽咯血及热病伤津，舌干口渴、食欲不振。

[用量用法] 10～15g；鲜者 15～30g。

[使用注意] ①虚寒证忌服。反藜芦。②《本经》记载的沙参为南沙参，《本草汇言》首先记载北沙参。南沙参、北沙参功效相近，北沙参滋阴作用较好，南沙参兼有祛痰之功。鲜沙参即南沙参之新鲜者，清热养阴生津之力较好，多用于热病伤阴之证。

[现代研究] 北沙参主要含香豆素类成分及生物碱、磷脂、多糖等。北沙参对免疫功能的影响机制未明，但从本品中提取的北沙参多糖具有明显的免疫抑制活性，动物实验表明其免疫抑制效果与氢化可的松等免疫抑制剂类似，但不使中央免疫器官萎缩，因而具有较低的毒性。

[临床应用] SS 肺胃阴虚者，见燥咳，气促，咯血，或食少，口舌干燥，胃脘不适。

沙苑子

[性味归经] 甘，温。归肝、肾经。

［功效主治］ 补益肝肾，固精缩尿，明目。用于肾虚腰痛、阳痿遗精、遗尿尿频、白带过多及目暗不明、头昏目花。

［用量用法］ 10～20g。

［使用注意］ 本品为温补固涩之品，阴虚火旺及小便不利者忌服。

［现代研究］ 含黄酮类化合物，现已分离得沙苑子苷、紫云英苷、山柰素、杨梅皮素等。含有 14 种氨基酸，多种微量元素。具有抗炎增强细胞免疫作用，并认为其抗炎作用可能与阻止组胺过量释放后引起的组织水肿和增加毛细血管通透性有关。

［临床应用］ SS 肝肾亏虚见多尿，小便清长，畏寒，头昏，目涩，视物模糊。

山药

［性味归经］ 甘，平。归脾、肺、肾经。

［功效主治］ 益气养阴，补脾肺肾。用于脾虚气弱，食少便溏或泄泻，肺虚喘咳及肾虚遗精、尿频、妇女白带过多。此外，用治消渴有效。

［用量用法］ 煎服 10～30g，大量 60～250g。补阴宜生用，健脾止泻宜炒黄用。

［使用注意］ 本品养阴能助湿，故湿盛中满或有积滞者忌服。

［现代研究］ 含多巴胺、山药碱、胆碱和多种氨基酸。

［临床应用］ SS 双虚型见便溏，纳少，乏力，腹泻，或活动气短，小便频数者。

桑枝

［性味归经］ 苦，平。归肝经。

［功效主治］ 祛风通络。用于风湿痹痛、四肢拘挛，尤宜于上肢痹痛。此外，本品尚能利水，治疗水肿。

［用量用法］ 10～30g。

［现代研究］ 含桑皮素、桦木酸等。具有抗炎作用，能提高淋巴转化率。

［临床应用］ SS 关节疼痛初起，游走不定者。

水蛭

［性味归经］ 咸、苦，平；有小毒。归肝经。

［功效主治］ 破血逐瘀。用于血滞经闭，癥瘕积聚，以及跌打损伤等瘀血阻滞之症。此外，活水蛭外用可吸血，可消痈肿丹毒。

［用量用法］ 3～6g；焙干研末吞服，每次 0.3～0.5g。

［使用注意］ 血虚无瘀及孕妇忌服。

［现代研究］ 鲜活水蛭含多种抗凝血成分，如水蛭素、肝素、抗血栓素等，最近从中分得一种含 64 个氨基酸的多肽也有抗凝作用。从水蛭分泌物中分出一种组织纤维蛋白溶解酶原激活剂 t-PA。

［临床应用］ SS 瘀血久滞者，月经量少或闭经，肌肤甲错，胁下积聚。

土茯苓

[性味归经] 甘、淡，平。归肝、胃经。

[功效主治] 解毒，除湿，利关节。常用于风湿痹症，亦用于梅毒或因梅毒服汞剂而致肢体拘挛者。

[用量用法] 15～60g。

[现代研究] 本品含落新妇苷、异黄杞苷、胡萝卜苷等皂苷、鞣质、黄酮、树脂类等，可选择性地抑制细胞免疫反应，还具有抑菌和抗肿瘤作用。

[临床应用] SS 伴关节红肿疼痛，行走不利等热毒痹证表现者

天花粉

[性味归经] 苦、微甘、酸，寒。归肺、胃经。

[功效主治] 清热生津，消肿排脓。用于热病热邪伤津，口干舌燥、烦渴，消渴证口渴多饮，肺热咳嗽或燥咳痰稠、咳血，痈肿疮疡，热毒炽盛，赤肿焮痛等。

[用量用法] 10～15g，煎服或入丸散。外用研末，水或醋调敷。

[使用注意] 脾胃虚寒、大便滑泄者忌用。

[现代研究] 含淀粉、皂苷、多糖和聚糖，Δ^7- 豆甾醇等。具有抗癌、抗菌、抗病毒、抗早孕作用。

[临床应用] SS 燥毒型热盛津伤，口干燥渴，心烦，发热，舌红，或咳嗽少痰。

田基黄

[别名] 地耳草。

[性味归经] 辛、苦、平。归肝经。

[功效主治] 清热利湿，散瘀消肿。可用于黄疸及疮疖痈肿。

[用量用法] 10～15g。

[现代研究] 主要含有黄酮类、香豆精、鞣质、蒽醌等。具有抗菌作用。

[临床应用] SS 内舍于肝，而见黄疸，发热。

天麻

[性味归经] 甘，平。归肝经。

[功效主治] 平肝息风定惊。用于虚风眩晕头痛，惊痫抽搐等症。此外亦常用于风湿痹痛，肢体酸痛麻木以及中风瘫痪等。

[用量用法] 3～10g。

[现代研究] 天麻含有香荚兰醇和香荚兰醛，近来证明天麻素是天麻的主要有效成分。具有镇静镇痛抗惊厥作用。对实验小鼠特异性和非特异性免疫功能均有增强作用。天麻素

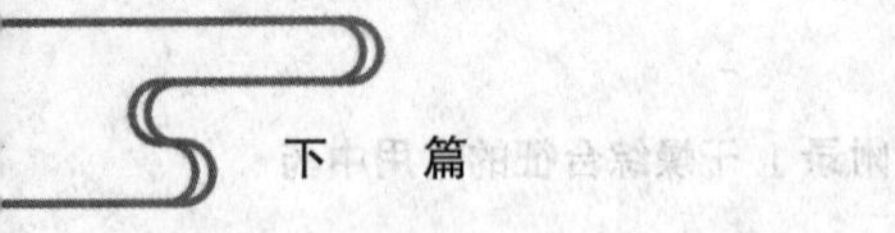

可以促进心肌细胞能量代谢，扩张血管降低血压。

[临床应用] SS 经络痹阻伴头痛，肢体麻木疼痛，抽搐。

天冬

[性味归经] 甘、苦，大寒。归肺、肾经。

[功效主治] 清肺降火，滋阴润燥。用于燥咳痰黏、劳嗽咯血及热病伤阴，舌干口渴或津亏消渴。此外，也可用于肠燥便秘。

[用量用法] 6～15g。

[使用注意] 脾胃虚寒，食少便溏者忌服。

[现代研究] 本品含门冬酰胺、黏液质、β- 谷甾醇及甾体皂苷等。

[临床应用] SS 阴虚型肺阴虚较甚者，见口干渴，燥咳或咯血，便秘。

桃仁

[性味归经] 苦、甘，平。归心、肝、大肠经。

[功效主治] 活血祛瘀，润肠通便。用于痛经、血滞经闭、产后瘀滞腹痛、癥瘕、跌打损伤、瘀阻疼痛，肺痈、肠痈以及肠燥便秘。此外，本品尚能止咳，用治咳嗽气喘，胸膈痞满，可作为辅助之品。

[用量用法] 6～10g；捣碎，入煎剂。

[使用注意] 本品走而不守，泻多补少，过用或用之不当皆使血流不止。无瘀血及便溏者不用。孕妇忌服。

[现代研究] 主要含苦杏仁苷、挥发油、脂肪油。具有较好的抗炎、抗过敏作用。

[临床应用] SS 涩滞型见血瘀经闭或月经量少，少腹痛，便秘。

菟丝子

[性味归经] 辛、甘，平。归肝、肾经。

[功效] 补阳益阴，固精缩尿，明目止泻。用于腰膝酸痛、阳痿、滑精、小便频数、白带过多，目暗不明，脾虚便溏泄泻等。

[用量] 10～15g。

[使用注意] 本品为平补之药，但仍偏补阳，故阴虚火旺，大便燥结、小便短赤者不宜服。

[现代研究] 含菟丝子苷、维生素 A 类物质等。具有抗癌、抗氧化和增强免疫功能的作用。

[临床应用] SS 双虚型见气短，夜尿频多，腰膝酸软无力，便溏甚或泄泻。

太子参

[性味归经] 甘、微苦，平。归脾、肺经。

［功效主治］ 补气生津。用于脾虚食少、倦怠乏力、心悸自汗、肺虚咳嗽、津亏口渴等症。

［用量用法］ 10～30g。

［临床应用］ SS 脘腹痞胀不适，食少，神疲乏力。

卫矛

［别名］ 鬼箭羽。

［性味归经］ 苦、寒。归肝经。

［功效主治］ 破血通经，杀虫止痛。用于妇女经闭，产后瘀血腹痛，虫积腹痛。

［用量用法］ 3～9g。

［使用注意］ 无瘀积者及孕妇禁用。

［临床应用］ SS 涩滞型血脉瘀阻，肌肤甲错，腮腺肿大，或身肢疼痛，或经闭量少。

乌梅

［性味归经］ 酸、涩，性平。归肝、脾、肺、大肠经。

［功效主治］ 涩肠止泻，敛肺止咳，固崩止血，用于久咳、久泻、久痢。本品味酸，又能和胃安蛔，生津止渴，用于蛔虫引起的腹痛、呕吐和虚热消渴。

［用量用法］ 3～10g。止泻、止血宜炒炭用，生津止渴宜生用。

［使用注意］ 本品酸敛之性较强，外有表邪，内有实热积滞者不宜用。

［现代研究］ 含柠檬酸、苹果酸、琥珀酸、苯甲酸、齐墩果酸、谷甾醇。水煎剂和乙醇浸液有抗菌作用。对豚鼠的蛋白致敏及组胺休克有对抗作用。对胆囊有收缩作用，能促进胆汁分泌。

［临床应用］ SS 阴虚型长期干咳，无痰，或腹泻日久，稍进油腻则泻。

威灵仙

［性味归经］ 辛、咸，温。归膀胱经。

［功效主治］ 祛风湿，通经络，止痹痛，治骨鲠。用于风湿痹痛，诸骨鲠咽。本品能消痰祛积，可用于噎膈、痞积。

［用量用法］ 5～10g；治骨鲠可用 30g。

［使用注意］ 本品性走窜，久服易伤正气，体弱者宜慎用。忌茶、面汤。

［现代研究］ 含白头翁素、白头翁内酯、三萜类化合物、甾醇等。具有松弛平滑肌，镇痛作用。

［临床应用］ SS 伴关节痹痛而形体不衰者。

徐长卿

［别名］ 寮刁竹。

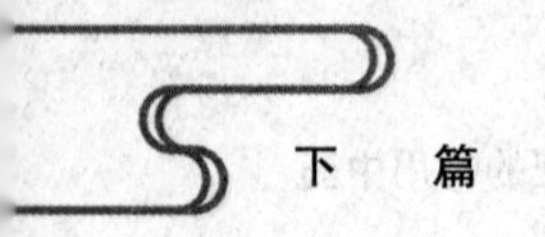

[性味归经] 辛，温。归肝、胃经。

[功效主治] 祛风止痛、止痒。用于风湿痹痛、腰痛、跌打损伤疼痛、脘腹痛、牙痛等各种痛症及湿疹、风疹块、顽癣等皮肤病。此外，本品还能解蛇毒，治毒蛇咬伤。

[用量用法] 3～10g；散剂1.5～3g本品芳香入汤剂不宜久煎。

[现代研究] 主要含牡丹酚、黄酮和少量生物碱，具有较好的镇痛、镇静作用。

[临床应用] SS关节疼痛剧烈，顽固难解者。

犀角

[性味归经] 苦、咸，寒。归心、肝、胃经。

[功效主治] 凉血止血，泻火解毒，清心定惊。用于血热妄行的吐血、衄血及温病热盛火炽、热入心营、神昏谵语等症。

[用量用法] 1.5～6g，锉为细粉冲服或磨汁服，或入丸散剂。

[使用注意] 孕妇慎用，"十九畏"有不宜与川乌、草乌同用之说。

[现代研究] 水牛角含赖氨酸、组氨酸等17种氨基酸以及由氨基酸组成的肽类及蛋白质。具有抗炎、抗感染、增强单核巨噬细胞吞噬功能和兴奋垂体-肾上腺皮质系统的作用。临床用于类风湿关节炎、系统性红斑狼疮、白塞综合征等。

附：水牛角

为牛科动物水牛的双角。性味咸，寒。功能清热，凉血，解毒。用于热病壮热，神昏及斑疹，出血等症。药理作用及疗效与犀角相近，而沿用已久。但用量用法为犀角的1.5～10倍。锉碎先煎，亦可锉末冲服。

[临床应用] SS燥毒型热毒炽盛侵及营血而见身热夜甚，口燥不渴，皮肤斑疹，或血热妄行舌红绛或紫黯者。

玄参

[性味归经] 苦、甘、咸，寒。归肺、胃、肾经。

[功效主治] 滋阴，降火，解毒。用于温热入营分，伤阴劫液，身热、口干、舌绛，或温热病血热壅盛、发斑，咽喉肿痛，烦躁谵语以及咽喉肿痛、痈肿疮毒、瘰疬痰核等。

[用量用法] 10～15g，煎服或入丸散。

[使用注意] 本品虽有滋阴作用，但性偏降火，阴虚火不旺者不宜久服；脾胃虚寒，胸闷少食便溏者不宜用。反藜芦。

[现代研究] 含玄参素、草萜苷，具有抗炎、利胆和降低毛细则通透性的作用。

[临床应用] SS阴虚型而见低热，口干多饮，五心烦热。

细辛

[性味归经] 辛，温。归肺、肾经。

[功效主治] 祛风，散寒止痛，用于头痛、牙痛、风湿痹痛及风寒表证；又能温肺化饮，宣通鼻窍，可用于寒饮伏肺喘咳及鼻渊头痛。此外，细辛亦可外用治疗口舌生疮，用水调细辛末敷脐部，另以黄连汁涂患处。

[用量用法] 1～3g，外用适量，可研末吹鼻或外敷。

[使用注意] 气虚多汗、阴虚阳亢头痛、阴虚肺热咳嗽等忌用；用量不宜过大；反藜芦。

[现代研究] 细辛含甲基丁香油酚、细辛醇、黄樟醚等挥发油及消旋去甲乌药碱。细辛具有镇静、镇痛、解热、抗炎、抗组胺、抗变态反应作用，对实验小鼠的细胞免疫和体液免疫均有明显的抑制作用。细辛的免疫抑制作用与其对 T 淋巴细胞亚群分布及 β 内啡肽产生的影响有关。细辛具有抗肾炎作用，可抑制肾损伤大鼠尿蛋白排泄，改善血清生化血指标。

[临床应用] SS 肢节疼痛，畏寒，肢端冷痛或麻木，肤色苍白或紫黯，或风寒头痛，牙痛，外感鼻窍不利，流涕。

豨莶草

[性味归经] 苦，寒。归肝、肾经。

[功效主治] 祛风湿，通经络，清热解毒。用于风湿痹证，骨节疼痛、四肢麻木、脚弱无力及中风手足不遂等症及痈肿疮毒、湿疹瘙痒。

[用量用法] 10～15g。治风湿痹证宜制用，治痈肿、湿疹宜生用。

[现代研究] 豨莶草主要含苷类及萜类化合物。具有显著抗炎作用，对细胞和体液免疫均有显著免疫抑制作用。本品为治疗风湿病的主要药物。

[临床应用] SS 以痹证为主要表现，周身关节疼痛麻木者。

茵陈蒿

[性味归经] 苦，微寒。归脾、胃、肝、胆经。

[功效主治] 清热利湿退黄。适用于湿热黄疸及湿疮搔痒。

[用量用法] 10～30g。

[现代研究] 茵陈含香豆素、东莨菪内酯、蓟黄素、茵陈色原酮等。具有保肝、利胆、抗炎、解热、镇静、镇痛作用。

[临床应用] SS 涉及肝脏，黄疸，发热者。

郁金

[别名] 玉金。

[性味归经] 辛、苦，寒。归心、肝、胆经。

[功效主治] 本品能活血止痛，行气解郁，凉血清心，用于气滞血瘀所致的胸腹胁肋胀痛、月经不调、痛经及癥瘕痞块等症及湿温病浊邪蒙蔽清窍、胸脘痞闷、神志不清或痰气壅阻、闭塞心窍所致的癫痫或癫狂等病症。本品尚能利胆退黄，又可用于黄疸。

[用量] 6～12g。

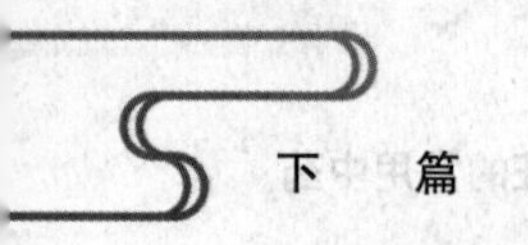

[使用注意] 《十九畏歌诀》说:“丁香莫与郁金见。”可供使用时参考。

[现代研究] 含挥发油以及多糖、香豆基阿魏酸乙烷、姜黄素等。郁金粗多糖对单核巨噬细胞系统的吞噬功能有促进作用。郁金挥发油具有抑制抗体产生的作用。

[临床应用] SS涩滞型脘腹胀闷不舒,月经量少伴血块。

益母草

[性味归经] 辛、苦,微寒。归心、肝、膀胱经。

[功效主治] 活血祛瘀,利尿消肿。用于妇女血脉阻滞之月经不调、经行不畅、小腹胀痛、经闭、产后瘀阻腹痛、恶露不尽,跌打损伤、瘀血作痛及小便不利,水肿。本品又能清热解毒,适用于疮痈肿毒、皮肤痒疹。

[用量用法] 10～15g,大剂量可用30g。外用适量,取鲜品洗净,捣烂外敷。

[现代研究] 主要含前益母草素、益母草碱和水苏碱,还含有月桂酸、亚麻酸、油酸及多种维生素。前益母草素可以促进T淋巴细胞的增殖,促进巨噬细胞的吞噬功能,还具有抗血小板凝集和降低全血黏度的作用,益母草碱能明显增加麻醉家兔的尿量,对狗缺血型急性肾衰模型有良好的治疗效果。

[临床应用] SS伴月经不调,经行腹痛,月经量少后期,或燥毒舍肾见面浮,肢肿,尿少者。

附:茺蔚子

又名小胡麻,性味功效与益母草相似,兼可凉肝明目、益精养血。

鱼腥草

[别名] 蕺菜。

[性味归经] 辛,微寒。归肺经。

[功效主治] 清热解毒,排脓,利尿。用于肺痈咳吐脓血,肺热咳嗽痰稠等症及热淋,小便涩痛。

[用量用法] 15～30g。外用适量。

[现代研究] 鱼腥草主要含挥发油及黄酮类成分,挥发油中的癸酰乙醛是其特殊气味的来源。鱼腥草对多种致病性病原微生物有不同程度的抑制作用,能促进外周血白细胞吞噬金黄色葡萄菌的能力,还具有显著的抗过敏作用。

[临床应用] SS燥毒侵肺而见痰多,黄浓腥臭,胸闷气急,身热持续者。

淫羊藿

[别名] 仙灵脾。

[性味归经] 辛、甘,温。归肝、肾经。

[功效主治] 补肾壮阳,祛风除湿。用于阳痿、尿频、腰膝无力及风寒湿痹或肢体麻木等症。

[用量用法] 10～15g，水煎服；也可浸酒、熬膏或入丸散。

[使用注意] 阴虚火旺者不宜服。

[现代研究] 含黄酮类、木脂素类、生物碱类及油酸、亚油酸等。淫羊藿能增强机体细胞免疫功能，提高肾上腺皮质功能，还具有抗炎作用。

[临床应用] SS 气(阳)虚型阳虚较重者，见畏寒，肢冷，麻木，夜尿频多，腰酸。

薏苡仁

[性味归经] 甘、淡，微寒。归脾、胃、肺经。

[功效主治] 利水渗湿，兼能健脾除痹，适用于小便不利、水肿、脚气及脾虚泄泻和风湿痹痛、筋脉挛急等证；又能清热排脓，用治肺痈、肠痈。

[用量用法] 10～30g。本品力缓，用量须大，宜久服。健脾炒用，其余生用。除入汤剂、丸散外，亦可作羹或与粳米煮粥、代饭食用，为食疗佳品。

[现代研究] 含有薏苡仁酯、薏苡素、薏苡多糖等。具有抗炎、抗补体、抗肿瘤作用，能够增强肾上腺皮质功能并对单核巨噬细胞功能有促进作用，对花生四烯酸代谢有抑制作用，能够增强细胞免疫和体液免疫。

[临床应用] SS 侵及脾土，水湿不运而伴泄泻、水肿。

玉竹

[性味归经] 甘，平。归肺、胃经。

[功效主治] 滋阴润肺，生津养胃。用于肺胃阴伤，燥热咳嗽、舌干口渴之症。

[用量用法] 10～15g。清热养阴生用，滋补养阴制用。

[使用注意] 本品虽性质和平，但毕竟为滋阴润燥之品，故脾虚而有湿痰者不宜服。

[现代研究] 含铃兰苦苷、铃兰苷、山柰酚苷、槲皮醇苷和多糖等。

[临床应用] SS 阴伤型后期肺胃阴虚，口干，纳少，干咳，少痰，低热。

浙贝母

[性味归经] 苦，寒。归肺、心经。

[功效主治] 清热化痰散结，用于肺热咳嗽，瘰疬痰核。

[用量用法] 5～10g。

[现代研究] 含浙贝母碱和去氢浙贝母碱，有镇咳和扩张支气管平滑肌作用。

[临床应用] SS 燥毒侵肺而见咳嗽痰多，发热，气喘。

紫草

[性味归经] 咸、甘，寒。归心、肝经。

[功效主治] 凉血活血，解毒透疹。用于麻疹或温热病发斑疹，因热毒壅盛而致斑疹不

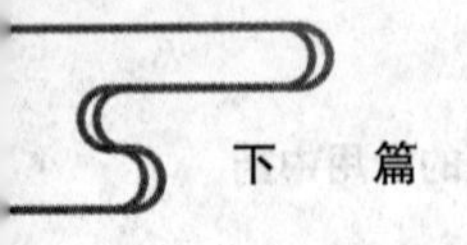

畅或色紫黯以及疮疡、湿疹、阴痒及烫伤、火伤等症。

[用量用法] 3～10g，煎服，或作散剂。外用可油浸用或熬膏。

[使用注意] 本品寒滑，有轻泻作用，脾虚便溏者忌服。

[现代研究] 紫草含紫草素、紫草红、脂肪酸等。紫草能够抗炎、抗补体活性，抑制白三烯 B_4 和前列腺素 E_2 的生物合成，增强自然杀伤细胞的活性，对迟发变态反应有抑制作用。临床可用于银屑病、系统性红斑狼疮等。

[临床应用] SS燥毒型热入营血见身热口干，目赤唇红，血络不宁者。

䗪虫

[别名] 地鳖虫、土鳖虫、土元。

[性味归经] 咸，寒；有小毒。归肝经。

[功效主治] 破血逐瘀，续筋接骨。用于经闭、产后瘀阻、癥瘕及骨折损伤，瘀滞疼痛，以及腰部扭伤等症。

[用量用法] 3～10g；研末吞服，每次1～1.5g。

[使用注意] 孕妇忌服。

[临床应用] SS血瘀较重，经闭，少腹剧痛，腮腺肿大。

泽兰

[性味归经] 苦、辛，微温。归肝、脾经。

[功效主治] 活血祛瘀，行水消肿。用于血滞经闭、经行腹痛、月经不调、腹中包块、产后瘀滞腹痛，跌打伤痛，胸胁疼痛及产后小便不利，身面浮肿等。

[用量] 10～15g。

[临床应用] SS涩滞型血与水结而下肢水肿，小便少，月经量少。

知母

[性味归经] 苦、甘，寒。归肺、胃、肾经。

[功效主治] 清热泻火，滋阴润燥。用于治疗温热病，邪热亢盛、壮热、烦渴、脉洪大等肺胃实热证以及肺肾阴亏所致的阴虚燥咳、骨蒸潮热、阴虚消渴等。

[用量用法] 6～12g。

[使用注意] 本品性质寒润，能滑肠，故脾虚便溏者不宜用。

[现代研究] 含知母皂苷和菝葜皂苷元。临床用生地知母甘草口服，可拮抗正常人服用地塞米松所致清晨血皮质醇分泌高峰的抑制，对肾病综合征患者也可明显减轻激素所致满月脸、兴奋失眠等副作用。知母、生地黄、甘草的单味、双味或三味合煎也均可使实验家兔血浆皮质酮含量明显上升，尤以知母作用为强，知母粗提物总皂苷也有类似作用。但如无皮质激素存在，则均无此作用。知母上述作用机制与其抑制肾上腺皮质激素在肝中的分解代谢有关。

[临床应用] SS 燥毒型气分热盛者，见发热，口干燥渴，唇燥起揭，目红，便燥。

蚤休

[别名] 重楼、七叶一枝花、草河车。

[性味归经] 苦，微寒；有小毒。归肝经。

[功效主治] 清热解毒，消肿止痛，常用于痈肿疮毒及毒蛇咬伤、外伤出血，或瘀肿疼痛等症。又能凉肝定惊，用于肝热生风、惊痫以及热病神昏，抽搐等。

[用量用法] 5～10g，煎服或入丸散。外用适量。

[现代研究] 本品含多种甾体皂苷，其皂苷元包括薯蓣皂苷元和偏诺皂苷元。另外还含有生物碱、多糖、多种氨基酸及微量元素。具有抗肿瘤、抑菌、抗病毒、镇静、镇痛作用。

[临床应用] SS 热毒炽盛者。

紫竹根

[性味归经] 淡，凉。无毒。

[功效主治] 清热除烦，解毒利尿。湘、赣民间用于治疗发热、关节炎。

[用量用法] 10～30g。

[临床应用] SS 燥毒型而见发热，口舌干燥，小便不利，咽痛，目赤肿痛者。

【参考文献】

[1] 《中医大辞典》编辑委员会. 中医大辞典中药分册(试用本)[M]. 北京：人民卫生出版社，1982.

[2] 凌一揆，颜正华. 中药学 [M]. 上海：上海科学技术出版社，1984.

[3] 颜正华. 临床实用中药学 [M]. 北京：人民卫生出版社，1984.

[4] 沈丕安. 红斑狼疮中医临床研究 [M]. 北京：人民卫生出版社，1997.

[5] 方文贤，宋崇顺，周立孝. 医用中药药理学 [M]. 北京：人民卫生出版社，1998.

[6] 王浴生，邓文龙，薛春生. 中药药理与应用(第二版)[M]. 北京：人民卫生出版社，1998.

[7] 梅至喜，毕焕新. 现代中药药理手册 [M]. 北京：中国中医药出版社，1998.

[8] 骆和生，罗鼎辉. 免疫中药学：中药免疫药理与临床 [M]. 北京：北京医科大学、中国协和医科大学联合出版社，1999.

[9] 高学敏. 中药学 [M]. 北京：人民卫生出版社，2000.

附录 2. 干燥综合征的常用方剂

（按汉语拼音排序）

补肝汤(《医宗金鉴》)

[组成] 当归、川芎、白芍、熟地黄、酸枣仁、炙草、木瓜(一方有麦冬)。

[用法] 水煎服。

[功用] 补血养肝。

[主治] SS 肝阴不足，两胁引胸而痛，筋缓不能行走，眼目昏暗；或头痛，眩晕，耳鸣，目干畏光，视物昏花，急躁易怒；或肢体麻木，舌干红，脉弦细数者。

白虎汤(《伤寒论》)

[组成] 石膏碎一斤，知母六两，甘草炙二两，粳米六合。

[用法] 上四味，以水一斗，煮米熟，汤成去滓，温服一升，日三服。

[功用] 清热生津。

[主治] SS 活动期气分热盛。壮热面赤，烦渴引饮，汗出恶热，脉洪大有力，或滑数。

百合固金汤(《医方集解》引赵蕺庵方)

[组成] 生地黄二钱，熟地黄三钱，麦冬钱半，百合，白芍炒，当归，贝母，生甘草各一钱，玄参，桔梗各八分。

[用法] 水煎服。

[功用] 养阴润肺，化痰止咳。

[主治] SS 肺肾阴虚。咳痰带血，咽喉燥痛，手足心热，骨蒸盗汗，舌红少苔，脉细数。

八味还睛散(《和剂局方》)

[组成] 防风，刺蒺藜，木贼草，蝉蜕，栀子，决明子，青葙子，甘草。

[用法] 水煎服。

[功用] 祛风清热退翳。

[主治] SS 角膜炎初起眼睛干涩疼痛，目红羞明等风热症状较轻者。

补阳还五汤(《医林改错》)

[组成] 黄芪生四两，当归尾二钱，赤芍一钱，地龙一钱，川芎一钱，红花一钱，桃仁一钱。
[用法] 水煎服。
[功用] 益气活血通络。
[主治] SS 气血不足，血脉瘀滞，手足麻木，或伴有雷诺综合征者。

八珍汤(《正体类要》卷下)

[组成] 当归，川芎，白芍，熟地黄，人参，白术，茯苓，炙甘草。
[用法] 水煎服。
[功用] 益气养血。
[主治] SS 气血亏虚，冲脉不盈所致的月经量少或闭经。

补中益气汤(《脾胃论》)

[组成] 黄芪病甚，劳倦热甚者一钱，甘草炙各五分，人参去芦三分，当归酒焙干或晒干二分，橘皮不去白三分，升麻三分，柴胡三分，白术三分。

[用法] 上药以水二盏，煎至一盏，量气弱气盛，临病斟酌水盏大小，去渣，食远，稍热服。

[功用] 补中益气，升阳举陷。

[主治] SS 气虚发热。发热，自汗出，渴喜温饮，少气懒言，体倦肢软，面色㿠白，大便稀溏，脉洪而虚，舌质淡，苔薄白。

柴胡疏肝散(《景岳全书》卷五十六)

[组成] 陈皮，柴胡(醋炒)，川芎，枳壳(麸炒)芍药，炙甘草，香附。
[用法] 水煎服。
[功用] 疏肝解郁。
[主治] 肝气郁结、气滞血郁所致的胸胁胀痛，神情抑郁，脘闷食少，苔薄脉弦。

大补阴丸(原名大补丸,《丹溪心法》)

[组成] 黄柏炒褐色，四两，知母酒浸炒，四两，熟地黄酒蒸，六两，龟甲酥炙，六两。
[用法] 上为末，猪脊髓蜜丸服七十九，空心盐白汤下。
[功用] 滋阴降火。
[主治] SS 肝肾阴虚，虚火上炎。骨蒸潮热，盗汗遗精，咳嗽咯血，心烦易怒，足膝疼热或痿软，舌红少苔，尺脉数。

当归拈痛汤(《医学发明》)

[组成] 羌活半两，人参去芦，苦参酒洗，升麻，葛根，苍术各二钱，炙甘草，黄芩酒洗，茵陈叶酒炒各半两，防风去芦，当归身，知母酒洗，泽泻，猪苓各二钱，白术一钱半。

[用法] 上药㕮咀，如麻豆大，每服一两，水二大盏半，先以水拌湿，候少时，煎至一大盏，去滓，空心食前温服，待少时以美膳压之，临卧一服，不须膳压。

[功用] 清热祛湿，疏风和血。

[主治] SS湿热为患，肢节烦痛，肩背沉重，胸膈不利，及遍身疼痛，下注足胫，肿痛不可忍。

当归四逆汤(《伤寒论》)

[组成] 当归三两，桂枝去皮三两，芍药三两，细辛三两，甘草炙二两，通草二两，大枣二十五枚。

[用法] 上七味，以水八升，煮取三升，去滓，温服一升，日三服。

[功用] 温经散寒，养血通脉。

[主治] SS手足厥寒，肢端皮肤或白或紫，遇寒尤甚，或腰、股、腿、足疼痛，舌淡苔白，脉细欲绝或沉细。

独活寄生汤(《千金要方》)

[组成] 独活，桑寄生，秦艽，防风，细辛，川芎，当归，熟地黄，芍药，桂心，茯苓，杜仲，牛膝，人参，甘草。

[用法] 水煎服。

[功用] 补益肝肾，祛风除湿，散寒蠲痹。

[主治] SS腰背及四肢关节疼痛，局部有风冷感，关节屈伸不利，或伴有麻木，属于风寒湿痹型者较适宜。

大黄䗪虫丸(《金匮要略》)

[组成] 大黄蒸十分，黄芩二两，甘草三两，桃仁一升，杏仁一升，芍药四两，干地黄十两，干漆一两，虻虫一升，水蛭百枚，蛴螬一升，䗪虫半升。

[用法] 上十二味，末之，炼蜜和丸小豆大，酒饮服五丸，日三服。

[功用] 祛瘀生新。

[主治] SS形体羸瘦，腹满不能饮食，肌肤甲错、两目黯者。

[临床应用] 李氏用大黄䗪虫丸治疗干燥综合征35例疗效满意。

大秦艽汤(《症因脉治》)

[组成] 羌活,独活,升麻,防风,苍术,茯苓,当归,威灵仙,泽泻,秦艽。
[用法] 每日一剂,二次煎服。
[功用] 祛风通络。
[主治] SS 风湿留乘经络,肢节攻窜疼痛。

丹栀逍遥散(又名加味逍遥散,《妇人良方》)

[组成] 炒白芍,炒当归,柴胡,白术,牡丹皮,焦栀子,薄荷,甘草,煨姜
[用法] 水煎服。
[功用] 疏肝清热,和脾养血。
[主治] 肝郁气滞,气火上逆所致的身热心烦,烦躁易怒,胸胁胀满,口干口苦,舌红苔黄脉弦。

二妙散(《丹溪心法》)

[组成] 黄柏炒,苍术米泔浸炒。
[用法] 上二味为末,沸汤,入姜汁调服。
[功用] 清热燥湿。
[主治] SS 两足痿软无力,或足膝红肿热痛,或湿热带下,或下部湿疮,小便短黄,舌苔黄腻。

二仙汤(《高血压的中医理论和治疗》)

[组成] 仙茅、淫羊藿、巴戟天、黄柏、知母、当归各 9g
[用法] 水煎服
[功用] 温补肾阳,清泄肝火
[主治] SS 或更年期综合征阴阳两虚,冲任失调。头昏头痛,心烦自汗,面部烘热,肢凉乏力。

二至丸(《医方集解》)

[组成] 冬青子(即女贞子)冬至月采,不拘多少,阴干,蜜酒拌蒸,过一夜,粗袋擦去皮,晒干为末,瓦瓶收贮。或先熬墨旱莲膏,旋配用。墨旱莲夏至日采,不拘多少,捣汁熬膏,和前药为丸。一方加桑椹干为丸,或桑椹熬膏和入。
[用法] 临卧酒服。
[功用] 补肾养肝。

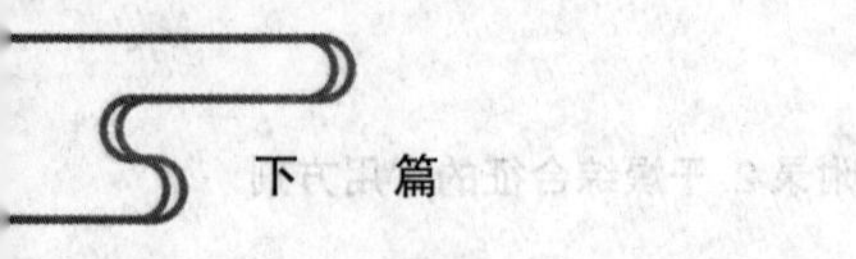

[主治] SS 肝肾阴虚。口苦咽干，头昏眼花，失眠多梦，腰膝酸软，下肢痿软；遗精，早年发白等。

复元活血汤(《医学发明》卷三)

[组成] 柴胡，瓜蒌根，当归，红花，甘草，穿山甲，大黄，桃仁。
[用法] 水煎服。
[功用] 疏肝通络，活血化瘀。
[主治] SS 燥毒内舍，瘀血留滞肝络，胁下痞块，胀满刺痛，舌紫脉涩。

甘露消毒丹(叶天士方)

[组成] 滑石，茵陈，黄芩，川贝母，石菖蒲，木通，藿香，射干，连翘，薄荷，白蔻仁。
[用法] 水煎服。
[功用] 清热除湿。
[主治] SS 湿热蕴结，身热缠绵，身痛肢困，胸脘痞闷，口苦纳呆，口干不饮，苔黄腻，脉濡或数。

桂枝芍药知母汤(《金匮要略》)

[组成] 桂枝四两，芍药三两，甘草二两，麻黄二两，生姜五两。
[用法] 以水七升，煮取二升，温服七合，日三服。
[功用] 祛风胜湿，温经止痛。
[主治] SS 诸肢节疼痛，身体尫瘦，脚肿如脱，头眩短气。

黄连温胆汤(《六因条辨》卷上)

[组成] 温胆汤加黄连。
[用法] 水煎服。
[功用] 清热和胃化痰。
[主治] 痰热偏盛心神受扰之失眠心烦，口苦呕恶，舌质红苔黄腻脉弦滑。

黄芪桂枝五物汤(《金匮要略》)

[组成] 黄芪三两，芍药三两，桂枝三两，生姜六两，大枣十二枚。
[用法] 以水六升，煮取二升，温服七合，日三服。
[功用] 温阳行痹。
[主治] SS 阳气不足，血行滞涩，手足肌肤麻木。

海藏地黄散(《审视瑶函方》)

[组成] 大黄(煨),熟地黄,玄参,沙苑蒺藜,防风,谷精草,黄连(炒),生地黄,白蒺藜(杵去刺),犀角(锉末),蝉蜕(去头足),木贼草,甘草(减半),川羌活,木通,当归身各等分。

[用法] 为细末,每服二钱。

[功用] 祛瘀泻热,滋养肝肾。

[主治] SS 眼睛干涩磨痛,少泪或无泪,两眦系脉红赤,眵多羞明,视物模糊,口腔干燥,大便秘结。

海藻玉壶汤(《医宗金鉴》)

[组成] 海藻,昆布,海带,半夏,陈皮,青皮,连翘,浙贝母,当归,川芎,独活,甘草。

[用法] 水煎服。

[功用] 理气活血,化痰散结。

[主治] SS 燥邪滞气痰结血瘀所致之腮颊、颌下项背哽肿结块不消者。

蠲痹汤(《医学心悟》)

[组成] 羌独活,秦艽各一钱,桂心,甘草各五分,当归三钱,川芎七分,海风藤二钱,桑枝三钱,乳香,木香各八分。

[用法] 水煎服。

[功用] 祛风湿,通经络。

[主治] SS 痹证肢节疼痛显著者。

荆防败毒散(《摄生众妙方》卷八)

[组成] 羌活,独活,柴胡,前胡,枳壳,茯苓,防风,荆芥,桔梗,川芎,甘草。

[用法] 水煎服。

[功用] 疏风解表,败毒消肿。

[主治] 外感风寒,症见恶寒发热,头疼身痛,苔白脉浮;亦治痢疾或疮疡初起见风寒表证者。

加减葳蕤汤(《通俗伤寒论》)

[组成] 生葳蕤二钱至三钱,生葱白二钱至三钱,桔梗一钱至钱半,东白薇五分至一钱,淡豆豉三钱至四钱,苏薄荷一钱至钱半,炙草五分,红枣二枚。

[用法] 水煎,分温再服。

[功用] 滋阴清热,发汗解表。

［主治］ SS兼表证，邪在卫表。头痛身热，微恶风寒，无汗或有汗不多，舌赤脉数，咳嗽，心烦，口渴，咽干等症。

凉膈散(《太平惠民和剂局方》卷六)

［组成］ 大黄，朴硝，甘草，栀子，薄荷，黄芩，连翘，黄连。

［用法］ 水煎服。

［功用］ 泻火解毒，凉膈清胃。

［主治］ SS燥毒化火熏蒸上炎，口腔溃疡，红痛灼热，或目睛红赤，涩痛多眵等燥火偏盛者。

六味地黄丸(原名地黄丸，《小儿药证直诀》)

［组成］ 熟地黄八钱，山茱萸四钱，干山药四钱，泽泻三钱，茯苓去皮三钱，牡丹皮三钱。

［用法］ 上为末，炼蜜为丸，如梧桐子大，空心温水化下三圆。

［功用］ 滋补肝肾。

［主治］ SS肝肾阴虚，腰膝酸软，头目眩晕，耳鸣耳聋，盗汗遗精，以及小儿囟开不合之症。或虚火上炎而致骨蒸潮热，手足心热，或消渴，或虚火牙痛，口燥咽干，舌红少苔，脉细数。

［临床应用］ 申康用六味地黄汤合增液汤加减治疗原发性干燥综合征，与常规西药进行对照，治疗组疗效优于对照组。

麦门冬汤(《金匮要略》)

［组成］ 麦冬七升，半夏一升，人参三两，甘草二两，粳米三合，大枣十二枚。

［用法］ 上六味，以水一斗二升，煮取六升，温服一升，日三夜一服。

［功用］ 滋养肺胃，降逆和中。

［主治］ SS肺胃阴伤。咳逆上气，咳痰不爽，或咳吐涎沫，口干咽燥，手足心热，舌红少苔，脉虚数。

清骨散(《证治准绳》)

［组成］ 银柴胡，黄连，秦艽，鳖甲，地骨皮，青蒿，知母，甘草。

［用法］ 水煎服。

［功用］ 滋阴清热。

［主治］ SS反复不规则发热，或低热持续不退，伴见形体羸弱，舌红无苔脉细数等一派阴虚生内热征象者。

青蒿鳖甲汤(《温病条辨》)

［组成］ 青蒿三钱，鳖甲五钱，细生地黄四钱，知母二钱，牡丹皮三钱。

［用法］ 上药以水五杯，煮取二杯，日再服。

［功用］ 养阴透热。

［主治］ SS 燥毒内伏，阴液耗伤。低热缠绵或身热夜甚，热退无汗，舌红少苔脉细数。

七味白术散（《小儿药证直诀》）

［组成］ 人参二钱五分，白茯苓五钱，白术五钱，甘草一钱，藿香叶五钱，木香二钱，葛根五钱渴者加至一两。

［用法］ 上药为粗末，每服三钱，水煎。

［功用］ 健脾止泻。

［主治］ SS 脾胃久虚，呕吐泄泻频作不止。

清胃散（《脾胃论》卷下）

［组成］ 生地黄，当归，牡丹皮，黄连，升麻。

［用法］ 水煎服。

［功用］ 清胃泻火，凉血消肿。

［主治］ SS 胃中积热，口疮发作，口舌黏膜破溃疼痛，口臭浊热，口渴便秘，苔黄脉数。或牙龈红肿，腮腺肿痛等。

琼玉膏（《洪氏集验方》引铁瓮方）

［组成］ 人参二十四两为末，生地黄十六斤捣汁，白茯苓四十九两为末，白蜜十斤。

［用法］ 人参、茯苓为细末，蜜用生绢滤过，地黄取自然汁，捣时不得用铁器，取汁尽去滓，用药一处，拌和匀，入银、石器或好瓷器内封闭留用。每晨二匙，温酒化服，不饮酒者白汤化之。

［功用］ 滋阴润肺，益气补脾。

［主治］ SS 肺阴亏损，脾气虚弱，虚劳干咳，咽燥咯血，肌肉消瘦，气短乏力等。

清营汤（《温病条辨》）

［组成］ 犀角三钱（今用水牛角代，30g），生地黄五钱，玄参三钱，竹叶心一钱，麦冬三钱，丹参二钱，黄连一钱五分，金银花三钱，连翘二钱连心。

［用法］ 上药水八杯，煮取三杯，日三服。

［功用］ 清营透热，养阴活血。

［主治］ SS 燥毒蕴于营分。身热夜甚，或低热缠绵，神烦少寐，口干不甚渴饮，或斑疹隐隐，脉细数，舌绛而干。

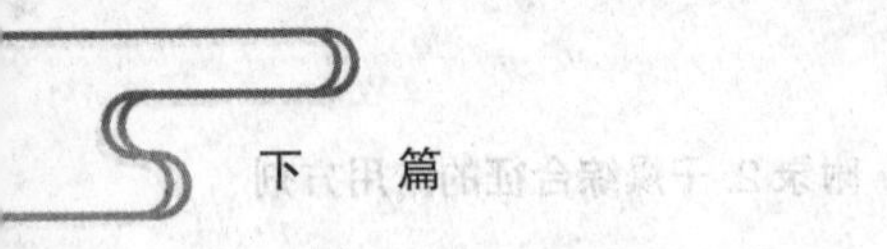

清燥救肺汤(《医门法律》)

[组成] 冬桑叶三钱,石膏二钱五分,人参七分,甘草一钱,胡麻仁炒研一钱,真阿胶八分,麦冬去心一钱二分,杏仁去皮尖,炒七分,枇杷叶一片刷去毛,蜜涂炙黄。

[用法] 水一碗,煎六分,频频二、三次热服。

[功用] 清燥润肺。

[主治] 头痛身热,干咳无痰,气逆而喘,咽喉干燥,鼻燥,胸满胁痛,心烦口渴,舌干无苔,脉虚大而数。

[临床应用] 陈氏用清燥救肺汤合大黄䗪虫丸治疗干燥综合征26例,疗效良好。

人参养荣汤(又名养荣汤,《太平惠民和剂局方》卷五)

[组成] 白芍,当归,陈皮,黄芪,桂心,人参,煨白术,炙甘草,熟地黄,五味子,茯苓,远志炒,去心。

[用法] 水煎服。

[功用] 气血双补。

[主治] SS气血亏虚,生化乏源所致的全血细胞减少。

三痹汤(《校注妇人良方》)

[组成] 续断酒浸炒,杜仲去皮,切,防风,桂心,细辛,人参,白茯苓,当归,白芍药炒,黄芪炒,牛膝酒浸炒,甘草炒各五分,秦艽,生地黄,川芎,独活各三分。

[用法] 姜水煎服。

[功用] 祛风湿,蠲痹痛,益肝肾,补气血。

[主治] SS肝肾气血不足,风寒湿痹,手足拘挛等。

三紫汤(傅宗翰方)

[组成] 紫草,紫竹根,紫丹参。

[用法] 水煎服。

[功用] 清营解毒。

[主治] SS燥毒内炽。口干舌燥,目涩泪少,低热羁留,牙龈溃痛,齿衄鼻血,目赤鸠红,大便干结,舌体光瘦,脉形细数。

疏风清肝汤(《医宗金鉴》)

[组成] 金银花,连翘,栀子,菊花,荆芥穗,防风,柴胡,薄荷,归尾,赤芍,川芎,甘草,灯心草。

［用法］ 水煎服。

［功用］ 祛风清热，解毒消肿。

［主治］ SS 目赤涩痛，干燥泪少，畏光羞明等风热较甚者。

参苓白术散(《太平惠民和剂局方》)

［组成］ 莲子肉去皮一斤，薏苡仁一斤，缩砂仁一斤，桔梗炒令深黄色一斤，白扁豆姜汁浸，去皮，微炒一斤半，白茯苓二斤，人参去芦二斤，甘草炒二斤，白术二斤，山药二斤。

［用法］ 为细末，每服二钱，枣汤调下，小儿量岁数加减。

［功用］ 益气健脾，渗湿止泻。

［主治］ SS 脾胃虚弱。食少，便溏，或泻，或吐，四肢乏力，形体消瘦，胸脘闷胀，面色萎黄，舌苔白，质淡红，脉细或虚缓。

四妙勇安汤(《验方新编》)

［组成］ 金银花，玄参各三两，当归二两，甘草一两。

［用法］ 水煎服，一连十剂，药味不可少，减则不效，并忌抓擦为要。

［功用］ 清热解毒，活血止痛。

［主治］ SS 血管炎皮肤溃疡偏于热者，皮肤溃烂，疼痛剧烈，或见发热口渴，舌红脉数。

生脉散(又名生脉饮，《内外伤辨惑论》)

［组成］ 人参五分，麦冬五分，五味子七粒。

［用法］ 长流水煎，不拘时服。

［功用］ 益气生津，敛阴止汗。

［主治］ SS 气阴两伤，体倦气短，咽干口渴，呛咳少痰，苔薄少津，脉虚数或虚细。

［临床应用］ 李氏用生脉注射液治疗干燥综合征 40 例，对临床疗效、泪液分泌量及唾液流率均取得较好效果。

桑螵蛸散(《本草衍义》)

［组成］ 桑螵蛸，远志，菖蒲，龙骨，人参，茯神，当归，龟甲醋炙各一两。

［用法］ 研末，夜卧人参汤调下二钱。

［功用］ 调补心肾，涩精止遗。

［主治］ 心肾两虚，小便频数，心神恍惚，健忘食少。

［临床应用］ 临床常用于 SS 引起的肾性糖尿、尿崩症、蛋白尿等，方中人参可以用党参代替，按原方用量比例水煎服。

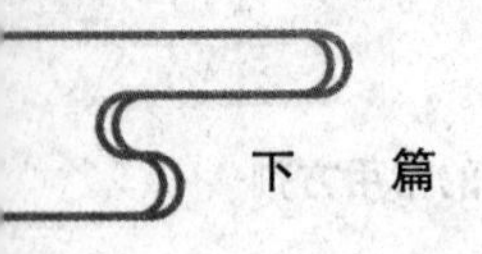

肾气丸(《金匮要略》)

[组成]　干地黄八两，薯蓣四两，山茱萸四两，泽泻三两，茯苓三两，牡丹皮三钱，桂枝一两，附子炮一两。

[用法]　上八味，末之，炼蜜和丸，梧子大，酒下十五丸，加至二十五丸，日再服。

[功用]　温补肾阳。

[主治]　SS 肾阳不足。腰痛脚软，下半身常有冷感，少腹拘急，小便不利，或小便反多。尺脉沉细，舌质淡而胖，苔薄白不燥。

沙参麦冬汤(《温病条辨》)

[组成]　沙参三钱，玉竹二钱，生甘草一钱，冬桑叶一钱五分，麦冬三钱，生扁豆，天花粉各一钱五分。

[用法]　水五杯，煮取二杯，日再服。

[功用]　清养肺胃，生津润燥。

[主治]　SS 肺胃阴伤，咽干口渴，或热，嘈杂纳减，大便干结，或干咳少痰。

身痛逐瘀汤(《医林改错》)

[组成]　秦艽一钱，川芎二钱，桃仁三钱，红花三钱，甘草二钱，羌活一钱，没药二钱，当归三钱，五灵脂炒二钱，香附一钱，牛膝三钱，地龙去土二钱。

[用法]　水煎服。

[功用]　活血行气，祛瘀通络，通痹止痛。

[主治]　SS 瘀血征象明显兼肩痛、臂痛、腰痛、腿痛，或周身疼痛，经久不愈。

桑杏汤(《温病条辨》)

[组成]　桑叶一钱，杏仁一钱五分，沙参二钱，浙贝母一钱，香豉一钱，栀皮一钱，梨皮一钱。

[用法]　水二杯，煮取一杯，顿服之，重者再作服。

[功用]　清宣润燥。

[主治]　SS 兼表证，邪在肺卫。身不甚热，干咳无痰，咽干口渴，右脉数大。

生血润肤饮(《医学正传》)

[组成]　当归身酒洗，生地黄，熟地黄酒洗，黄芪蜜炙各一钱，天冬一钱，麦冬去心一钱，五味子九粒，片芩去朽，酒洗五分，瓜蒌仁五分，桃仁泥五分，酒红花一分，升麻二分。

[用法]　上切细，作一服，水二盏，煎至一盏，温服。如大便结燥，加麻仁、郁李仁各一钱。

［功用］ 养血润燥。

［主治］ SS 津亏血燥。手足枯燥，皮肤折裂，阴户干涩。

酸枣仁汤（《金匮要略》）

［组成］ 酸枣仁炒二升，甘草一两，知母二两，茯苓二两，川芎二两。

［用法］ 上五味，以水八升，煮酸枣仁得六升，内诸药，煮取三升，分温三服。

［功用］ 养血安神，清热除烦。

［主治］ SS 虚烦不得眠，心悸盗汗，头目眩晕，咽干口燥，脉细弦。

桃花化浊汤（《医醇賸义》）

［组成］ 桃仁，红花，牛膝，延胡索，归尾，赤芍，丹参，茵陈，泽泻，车前，降香，血余炭。

［用法］ 水煎服。

［功用］ 祛瘀结，退黄疸。

［主治］ SS 邪毒舍肝，瘀滞肝络，枢机不利，湿热不行，黄疸晦暗，胁肋胀痛，小便发黄，舌有紫气，脉细弦而涩。

桃红四物汤（《医宗金鉴》）

［组成］ 熟地黄二钱，川芎一钱，白芍二钱，当归二钱，桃仁，红花。

［用法］ 水煎，日服三次，一天服完。

［功用］ 养血，活血，祛瘀。

［主治］ SS 月经减少或闭经或量多色紫质黏稠，或有块状，腹痛腹胀，舌黯有瘀斑瘀点，脉细涩。

桃红饮（《类证治裁》卷五）

［组成］ 桃仁，红花，川芎，当归尾，威灵仙，麝香。

［用法］ 前五味水煎取汁，再以麝香少许药汁趁热冲服。

［功用］ 化瘀通痹。

［主治］ 瘀血痹阻经络所致的痹症，症见关节肿胀变形，疼痛不已，活动不利，舌紫脉涩。

天王补心丹（《摄生秘剖》）

［组成］ 生地黄四两酒洗，人参去芦，丹参微炒，玄参微炒，白茯苓去皮，五味子烘，远志去心，炒，桔梗各五钱，当归身酒洗，天冬去心，麦冬去心，柏子仁炒，酸枣仁各二两。

［用法］ 上药为末，炼蜜丸如梧子大，朱砂三、五钱为衣，空心白滚汤下三钱，或圆眼汤佳。忌胡荽、大蒜、萝卜、鱼腥、烧酒。

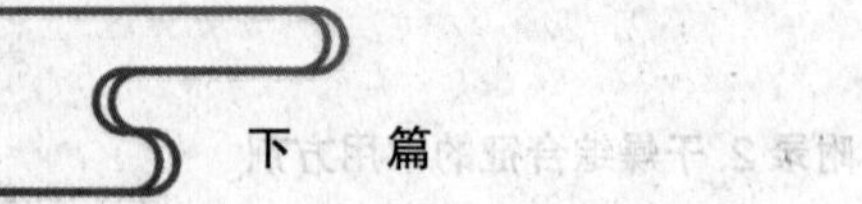

[功用] 滋阴养血，补心安神。

[主治] SS 阴亏血少，虚烦少寐，心悸神疲，梦遗健忘，大便干结，口舌生疮，舌红少苔，脉细而数。

通幽汤(《脾胃论》)

[组成] 生地黄，熟地黄，桃仁，红花，当归，炙甘草，升麻。

[用法] 水煎服。

[功用] 养血活血，祛瘀安络。

[主治] SS 瘀阻肠络，大便不调，腹中隐痛，便血色黯。

无比山药丸(《太平惠民和剂局方》)

[组成] 山药，肉苁蓉，熟地黄，山萸，茯神，菟丝子，五味子，赤石脂，巴戟天，泽泻，杜仲，牛膝。

[用法] 水煎服。

[功用] 补肾固摄。

[主治] SS 小便失摄，溲多清长，尤甚于夜，口干渴饮，体倦神疲，四肢酸软，舌淡脉弱。

五苓散(《伤寒论》)

[组成] 去皮猪苓，泽泻，白术，茯苓，去皮桂枝。

[用法] 水煎服。

[功用] 温阳化气，利水渗湿。

[主治] SS 脾失健运，水湿瘀滞，目肤发黄，溲短便溏，苔白腻脉濡等。

仙方活命饮(《校注妇人良方》)

[组成] 白芷，贝母，防风，赤芍药，生归尾，甘草节，皂角刺炒，穿山甲炙，天花粉，乳香，没药各一钱，金银花，陈皮各三钱。

[用法] 水煎服。

[功用] 清热解毒，消肿溃坚，活血止痛。

[主治] SS 腮腺炎合并细菌感染。红肿热痛，或身热凛寒，苔薄白或黄，脉数有力。

血府逐瘀汤(《医林改错》)

[组成] 桃仁四钱，红花三钱，当归三钱，生地黄三钱，川芎一钱半，赤芍二钱，牛膝三钱，桔梗一钱半，柴胡一钱，枳壳二钱，甘草一钱

[用法] 水煎服。

［功用］ 活血祛瘀，行气止痛。

［主治］ SS 血瘀为患，胸痛，呃逆，或内热瞀闷，或心悸怔忡，或夜不能睡，或夜寐不安，或急躁善怒，或入暮潮热，或舌质黯红、舌边有瘀斑，或舌面有瘀点，唇黯或两目黯，形体羸弱，肌肤甲错，脉涩或弦紧。

泻黄散（《小儿药证直诀》卷下）

［组成］ 藿香叶，栀子，生石膏，甘草，防风。

［用法］ 水煎服。

［功用］ 泻脾胃伏火。

［主治］ 脾胃积热循经上炎，所致口舌生疮，牙龈肿胀疼痛等。

犀角地黄汤（《温病条辨》）

［组成］ 犀角三钱（用水牛角代，30g），干地黄一两，生芍药三钱，牡丹皮三钱。

［用法］ 上药四味以水五杯，煮取二杯，分二次服，渣再煮一次服。

［功用］ 清热解毒，凉血散瘀。

［主治］ SS 燥毒入血。身体灼热，躁扰不宁，斑色紫黑，鼻衄齿衄，口疮糜烂，目赤口干等。舌绛起刺，脉数。

小蓟饮子（又名溺血丹，《重定严氏济生方》）

［组成］ 生地黄，小蓟根，滑石，通草，蒲黄（炒），淡竹叶，藕节，当归，栀子仁，炙甘草。

［用法］ 水煎服。

［功用］ 凉血止血，利尿通淋。

［主治］ SS 燥毒伤肾，瘀血阻络，溲黄溺血，腰酸乏力，口干咽燥，舌质黯，脉细涩。

消渴方（《外台秘要》）

［组成］ 天花粉，麦冬去心，乌梅，小麦，鲜茅根，鲜竹茹。

［用法］ 水煎服。

［功用］ 清热生津。

［主治］ SS 口干燥渴，饮不解燥。

消瘰丸（消疬丸，《医学心悟》）

［组成］ 玄参蒸，牡蛎煅，醋研，贝母去心，蒸各四两。

［用法］ 共为细末，炼蜜为丸，每服三钱，开水送下，日二服。

［功用］ 清热化痰，软坚散结。

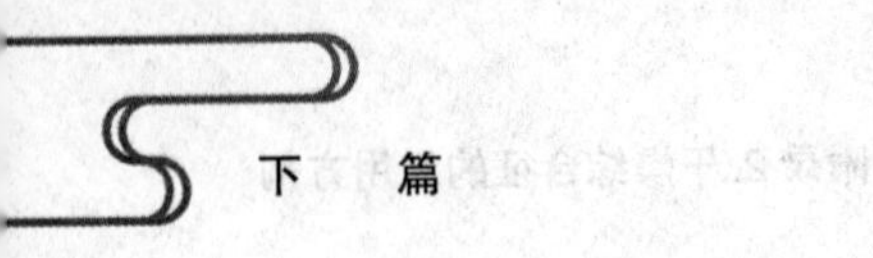

［主治］ SS腮腺肿大，咽干，舌红，脉弦滑者。

茵陈术附汤(《医学心悟》)

［组成］ 茵陈蒿，白术，附子，干姜，炙甘草，肉桂。

［用法］ 水煎服。

［功用］ 温脾散寒，除湿退黄。

［主治］ 寒湿发黄，其色晦暗，纳差脘闷，口淡不渴，大便溏薄，肢冷畏寒，舌淡苔滑脉濡细。

右归饮(《景岳全书》)

［组成］ 熟地黄或加至一、二两二、三钱，山药炒二钱，山茱萸一钱，枸杞子二钱，甘草炙一、二钱，杜仲姜制二钱，肉桂一、二钱，制附子一、二、三钱。

［用法］ 水二盅煎至七分，食远温服。

［功用］ 温肾填精。

［主治］ SS肾阳不足。气怯神疲，腹痛腰酸，肢冷脉细，或久服激素后肾上腺皮质功能减退。

一贯煎(《柳州医话》)

［组成］ 北沙参三钱，麦冬三钱，当归身三钱，生地黄六钱至一两五钱，甘杞子三钱至六钱，川楝子一钱半。

［用法］ 水煎，去滓，温服。

［功用］ 滋阴疏肝。

［主治］ SS肝肾阴虚，血燥气郁。胸脘胁痛，吞酸吐苦，咽干口燥，舌红少津，脉细弱或虚弦及疝气瘕聚。

阳和汤(《外科全生集》)

［组成］ 熟地黄一两，肉桂去皮，研粉一钱，麻黄五分，鹿角胶三钱，白芥子二钱，姜炭五分，生甘草一钱。

［用法］ 水煎服。

［功用］ 温阳补血，散寒通滞。

［主治］ SS雷诺现象明显或血管炎皮肤溃疡偏于寒者，皮肤溃疡，疼痛无热，皮色不变，口中不渴，舌苔淡白，脉沉细。

玉女煎(《景岳全书》)

［组成］ 石膏三至五钱，熟地黄三至五钱或一两，麦冬二钱，知母，牛膝各一钱半。

［用法］ 上药用水一盅半，煎七分，温服或冷服。

［功用］ 清胃滋肾

［主治］ SS 胃热阴伤。烦热口渴，头痛，牙痛龈血，舌红苔黄且干。

银翘散(《温病条辨》)

［组成］ 连翘一两，金银花一两，苦桔梗六钱，薄荷六钱，淡竹叶四钱，生甘草五钱，荆芥穗四钱，淡豆豉五钱，牛蒡子六钱。

［用法］ 共杵为散，每服六钱，鲜苇根汤煎，香气大出，即取服，勿过煮。肺药取轻清，过煮则味厚而入中焦矣。病重者约二时一服，日三服，夜一服；轻者三时一服，日二服，夜一服；病不解者，作再服。

［功用］ 辛凉透表，清热解毒。

［主治］ SS 兼表热证。发热无汗，或有汗不畅，微恶风寒，头痛口渴，咳嗽咽痛，舌尖红，苔薄白或薄黄，脉浮数。

益胃汤(《温病条辨》)

［组成］ 沙参三钱，麦冬五钱，冰糖一钱，细生地黄五钱，玉竹炒香一钱五分。

［用法］ 水五杯，煮取二杯，分二次服，渣再煮一杯服。

［功用］ 益胃生津。

［主治］ SS 口干汗出，中脘嘈灼，嗳气食减，便秘乏力，脉细数，舌红少苔。

左归饮(《景岳全书》)

［组成］ 熟地黄二、三钱，或加至一、二两，山药二钱，枸杞子二钱，炙甘草二钱，茯苓一钱半，山茱萸一、二钱畏酸者，少用之。

［用法］ 水二盅，煎七分，食远服。

［功用］ 补益肾阴。

［主治］ SS 真阴不足。腰膝酸而遗泄盗汗，口燥咽干，目眩头昏，齿松脆脱，舌光红，脉细数。

指迷茯苓丸(《全生指迷方》)

［组成］ 半夏，茯苓，枳壳，风化硝，生姜。

［用法］ 诸药为末，生姜自然汁煮糊为丸，如梧桐子大，每服三十丸，生姜汤下。

［功用］ 化痰散结。

［主治］ 治痰火蕴结，腮颊漫肿疼痛，颌下起核，皮下结块等。

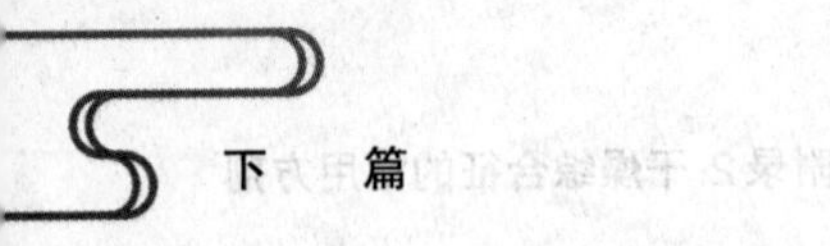

滋水清肝饮(《医宗己任篇》)

[组成] 生地黄，山茱萸，茯苓，归身，山药，牡丹皮，泽泻，白芍，柴胡，栀子，酸枣仁。
[用法] 水煎服。
[功用] 滋阴清肝。
[主治] SS 阴虚液燥，肝郁络滞，胁肋隐痛，悠悠不休，口眼干燥，眩晕乏力，纳少嗳气，舌红少苔脉细弦。

增液汤(《温病条辨》)

[组成] 玄参一两，麦冬连心八钱，细生地黄八钱。
[用法] 水煎服。
[功用] 滋阴清热，润燥通便。
[主治] SS 肠燥便秘，舌红苔少，脉沉细无力。

【参考文献】

[1] 许济群. 方剂学 [M]. 上海：上海科学技术出版社，1985.
[2] 李克光. 金匮要略讲义 [M]. 上海：上海科学技术出版社，1985.
[3] 杨医亚. 中国医学百科全书：方剂学 [M]. 上海：上海科学技术出版社，1988.
[4] 赵国平. 临床方剂丛书 [M]. 江苏：江苏科学技术出版社，1993.
[5] 陈一峰. 清燥救肺汤合大黄䗪虫丸治疗干燥综合征 26 例 - 附西药治疗 12 例对照观察. 浙江中医杂志 [J]，2000，2.
[6] 李新一. 大黄䗪虫丸治疗干燥综合征 35 例观察 [J]. 黑龙江中医药，2001，6.
[7] 李春先，等. 生脉注射液治疗原发性干燥综合征疗效观察 [J]. 时珍国医国药，2002，2.
[8] 申康. 六味地黄汤合增液汤加减治疗原发性干燥综合征 30 例 [J]. 山东中医杂志，2002，8.

附录3. 干燥综合征的常用中成药

冰硼散

[主要成分] 煅硼砂，冰片，玄明粉，飞朱砂。

[功能] 清热护膜，祛腐生肌。

[临床应用] 干燥综合征患者口腔、咽喉、齿龈溃疡糜烂肿胀疼痛明显者。

丹参片

[主要成分] 丹参。

[功能] 活血祛瘀。

[临床应用] 干燥综合征缓解期，可暂停服用中药汤剂，用丹参片，配合六味地黄丸或杞菊地黄丸，白芍总苷胶囊等，长期服用，有助于稳定病情。

[注意事项] 有出血倾向者忌服。

地榆升白片

[主要成分] 地榆。

[功能] 升高白细胞。

[临床应用] 干燥综合征气血所致白细胞减少或血小板减少。

扶正化瘀胶囊

[主要成分] 丹参，桃仁，制五味子，绞股蓝，松花粉，发酵虫草菌粉。

[功能] 活血化瘀，益精养肝。

[临床应用] 用于肝炎肝纤维化属“瘀血阻络，肝肾不足”证者，症见胁下痞块，胁肋疼痛，面色晦暗，或见赤缕红斑，腰膝酸软，疲倦乏力，头晕目涩，舌质暗红或有瘀斑，苔薄或微黄，脉弦细。可用于干燥综合征合并原发性胆汁肝硬化患者。

[注意事项] 孕妇忌服，湿热偏盛者慎用。

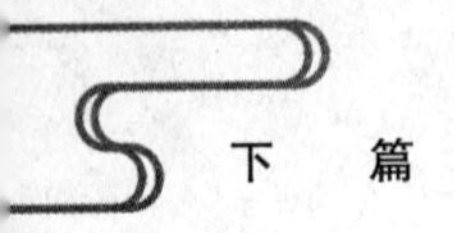

鸡血藤片

[主要成分] 鸡血藤，续断，牛膝，黑豆，红花。

[功能] 养血活血调经。

[临床应用] 干燥综合征月经后期，量少色淡；或经闭不行；血虚络阻，筋骨疼痛，四肢麻木等。

江南卷柏片

[主要成分] 江南卷柏。

[功能] 清热凉血，升高血小板数量。

[临床应用] 适用于血热妄行所致的皮下紫斑，症见皮肤出现散在青紫斑点或斑块，舌红，苔黄，脉数等；干燥综合征伴血小板减少或并发免疫血小板减少症见上述血热证候者。研究表明，本药物有升高血小板数及促进血小板聚焦的功能，还能够通过对机体免疫系统的调节来抑制血小板相关抗体的产生，减少机体对血小板的破坏。止血及活血化瘀的作用，所以还具有止血不留瘀的特点。此外本品还可清热利湿，可用于湿热型黄疸。

[注意事项] 虚寒证出血者以及孕妇忌用。本药苦寒、易伤正气，体弱年迈者慎服。

金水宝

[主要成分] 发酵人工虫草菌粉。

[功能] 补益肺肾，秘精益气。用于肺肾两虚，精气不足，久咳虚喘，神疲乏力，不寐健忘，腰膝酸软，月经不调，阳痿早泄；慢性支气管炎，慢性肾功能不全、高脂血症、肝硬化见上述证候者。

[临床应用] 干燥综合征肺肾虚损者，合并肺间质性炎症（纤维化）久咳虚喘及慢性肾病患者，并可增强体质，提高抗病能力，对免疫力下降而易于感冒者尤为适宜。

[注意事项] SS 活动期或实证明显者忌服。

昆明山海棠

[主要成分] 昆明山海棠。

[功能] 祛风除湿，舒筋活络，清热解毒。

[临床应用] 类风湿关节炎、红斑狼疮等。

[注意事项] 肾功能不全者慎用，饭后服用。

雷公藤片

[主要成分] 雷公藤多苷。

［功能］ 祛风除湿，消肿止痛，通经活络，清热解毒。
［临床应用］ 干燥综合征或重叠综合征单用激素不能控制病情者。
［注意事项］ 孕妇或哺乳期妇女忌用，定期查血象及肝肾功能。

绿袍散

［主要成分］ 薄荷，青黛，硼砂，儿茶，甘草，黄柏，铜绿，冰片，玄明粉，荆芥。
［功能］ 清热泻火解毒。
［临床应用］ 干燥综合征并发口腔溃疡，唇舌糜烂，咽喉红肿。

麻仁丸

［主要成分］ 大黄，炒枳实，制厚朴，白芍，火麻仁，杏仁。
［功能］ 润燥通便。
［临床应用］ 干燥综合征肠液枯燥，输送困难而致大便秘结，口干溲黄等。

木瓜丸（山东省药品标准1981年）

［主要成分］ 木瓜，威灵仙，草乌，牛膝，人参，当归，川芎，白芷，鸡血藤，狗脊，海风藤。
［功能］ 祛风散寒，活络止痛。
［临床应用］ 风寒湿痹，四肢麻木，周身疼痛，腰膝无力，步履艰难。

七味都气丸

［主要成分］ 五味子，熟地黄，山萸肉，牡丹皮，山药，茯苓，泽泻。
［功能］ 滋肾纳气。
［临床应用］ 干燥综合征肺损害，经常反复咳嗽，虚喘浮肿，久咳失音，咽喉疼痛等。

芪胶升白胶囊（苗医成方）

［主要成分］ 阿胶，黄芪，淫羊霍，苦参，当归，血人参，大枣。
［功能］ 补血益气。
［临床应用］ 干燥综合征气血双虚型所致头昏眼花，气短乏力，自汗盗汗，以及白细胞减少。
［注意事项］ 孕妇忌服，燥毒炽盛，阴虚火旺及脾胃不健者慎用。

杞菊地黄丸(《医级》)

［主要成分］ 枸杞子，菊花，熟地黄，山萸肉，牡丹皮，山药，茯苓，泽泻。

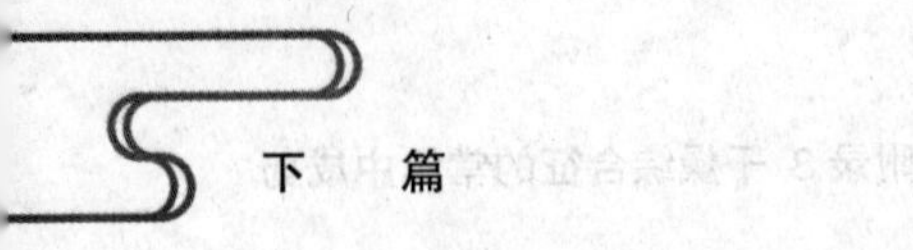

[功能] 滋肾养肝，清肝明目。

[临床应用] 干燥综合征肝肾阴虚，眼目干涩羞明，不耐久视，腰膝酸软，眩晕耳鸣。

石斛夜光丸

[主要成分] 石斛，人参，山药，茯苓，甘草，肉苁蓉，枸杞子，菟丝子，地黄，五味子，天冬，麦冬，杏仁，防风，川芎，枳壳，黄连，牛膝，菊花，蒺藜，青葙子，决明子，水牛角，羚羊角。

[功能] 滋阴补肾、清肝明目。

[临床应用] 干燥综合征肝肾两亏，眼目干涩，视物昏花。

通塞脉片

[主要成分] 当归，党参，黄芪，石斛，玄参，金银花，牛膝，甘草。

[功能] 益气养血，养阴清热，活血化瘀，通经活络。

[临床应用] 干燥综合征、系统性红斑狼疮伴有血管炎，双手掌面满布瘀点，手指肿胀色黯，皮下结节红斑，或有雷诺现象者。

尪痹冲剂

[主要成分] 续断，苍术，熟地黄，制附片，羊胫骨，骨碎补，淫羊藿，独活，桂枝，赤芍，白芍，牛膝，威灵仙，知母，防风，伸筋草，麻黄，松节，穿山甲。

[功能] 补肝肾，强筋骨，祛风湿、通经络。

[临床应用] 肌肤关节肿痛，重着麻木，腰膝酸软，畏寒喜温，甚则关节肿大变形，屈伸不利，进而关节强直，肌肉瘦削，舌黯，苔白，脉细滑。

[注意事项] 孕妇慎用，感冒时停服。

西瓜霜

[主要成分] 西瓜，火硝，芒硝，冰片。

[功能] 清热泻火，解毒。

[临床应用] 干燥综合征口舌溃疡糜烂疼痛，牙龈肿痛，咽喉红痛。

锡类散

[主要成分] 牛黄，珍珠，青黛，冰片，象牙屑，人指甲。

[功能] 解毒化腐。

[临床应用] 干燥综合征并发口腔溃疡，唇舌糜烂疼痛。

益肾蠲痹丸

[主要成分] 骨碎补，熟地黄，当归，延胡索，寻骨风，葎草，淫羊藿，鹿衔草，肉苁蓉，全蝎，蜈蚣，蜂房，乌梢蛇，蕲蛇，僵蚕，地鳖虫，地龙，鸡血藤，蜣螂，炮穿山甲，甘草。

[功能] 温补肾阳，益肾壮督，搜风剔邪，蠲痹通络。

[临床应用] 关节肿胀疼痛僵硬畸形，屈伸不利，肌肉酸痛瘦削等症。

[注意事项] 妇女月经期经行量多停用，孕妇禁用，过敏体质和湿热偏盛者慎用。寻骨风含马兜铃酸，有引起马兜铃酸肾病可能，用时应予注意。

贞芪扶正颗粒

[主要成分] 生黄芪，女贞子。

[功能] 益气养阴，有提高人体抗病能力，保护骨髓和肾上腺皮质功能的作用。

[临床应用] 用于久病虚损，气阴不足。配合手术、放射治疗、化学治疗，促进正常功能的恢复。可用于干燥综合征引起的各种虚损证候，尤其是双虚型 SS 患者中常见的白细胞减少，还可促进正常功能的恢复。

珍珠明目液

[主要成分] 珍珠，冰片。

[功能] 清肝、明目、止痛。

[临床应用] 干燥综合征两眼干涩。

正清风痛宁

[主要成分] 青风藤的提取物盐酸青风碱。

[功能] 祛风除湿，活血通络，消肿止痛。

[临床应用] 关节肿胀疼痛，屈伸不利，僵硬麻木。

[注意事项] 孕妇或哺乳期妇女忌用，有哮喘史以及青风藤过敏史者慎用，定期查血象，如出现皮疹或白细胞减少时，停药后可恢复。

知柏地黄丸

[主要成分] 知母，黄柏，熟地黄，山萸肉，牡丹皮，山药，茯苓，泽泻。

[功能] 滋阴降火。

[临床应用] 阴虚火旺，劳热心烦，耳鸣咽痛，梦遗盗汗等。

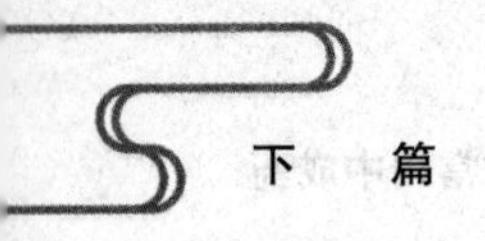

珠黄散

［主要成分］ 犀黄、濂珠。

［功能］ 清热解毒，祛腐生肌。

［临床应用］ 干燥综合征患者口腔、舌颊、咽喉黏膜糜烂疼痛，久溃不敛。

紫金锭(《外科正宗》)

［主要成分］ 雄黄，山慈姑，千金霜，大戟，五倍子，朱砂，雄黄等。

［功能］ 辟瘟解毒，解毒消肿。

［临床应用］ 外用治疗干燥综合征腮腺肿胀疼痛。

左金丸

［主要成分］ 黄连，吴茱萸。

［功能］ 苦辛通降，泄肝和胃。

［临床应用］ 肝郁化火，气逆胁痛，脘腹胀痛，吞酸呕吐等。

【参考文献】

[1] 冷方南. 中国基本中成药一部 [M]. 北京：人民卫生出版社，1988.

[2] 张秉鑫，俞长芳. 中成药实用手册 [M]. 北京：人民卫生出版社，1994.

[3] 冷方南. 中国基本中成药二部 [M]. 北京：人民卫生出版社，1994.

[4] 周翠英. 风湿病中西医诊疗学 [M]. 北京：中国中医药出版社，1998.2.

[5] 梅全喜. 中成药临床新用 [M]. 北京：人民卫生出版社，2001.1.

附录4. 干燥综合征常用食物

百合

［性味］ 甘、微苦，平，无毒。

［功效］ 润肺清心，益气生津，清热止血。

［成分］ 含碳水化合物、蛋白质、脂肪、秋水仙碱及少量钙、磷、铁等。

［按语］ 本品补而兼清，补不助火，清不伤中，体弱而有虚火者宜之，可与糯米或莲子熬粥，有滋补健脾生津之功。

莼菜

［性味］ 甘，寒。

［功效］ 清热解毒，生津止呕。

［成分］ 含碳水化合物、蛋白质、脂肪、没食子酸及黏液质等。

［按语］ 盛产于江苏的太湖及杭州的西湖，是一种地方名菜和食用佳品，配以火腿、鸡脯制羹或以冰糖等炖服，有养胃润肺，清热生津之功效。

慈菇

［性味］ 甘、苦，微寒，无毒。

［功效］ 清血解毒，散瘀消肿，润肺止咳。

［成分］ 含碳水化合物、蛋白质、脂肪、无机盐、维生素B、维生素C、胆碱等。

淡菜

［性味］ 甘、咸，温。

［功效］ 补虚益精，温肾散寒。

［成分］ 蛋白质、脂肪、糖、烟酸及维生素A、B等。

［按语］ 可与火腿等配料炖汤，尤擅填精滋阴生精之功。

冬瓜

［性味］ 甘、淡，微寒，无毒。

［功效］ 清热利水，解毒消痈，生津止咳。

［成分］ 含糖类、蛋白质、维生素 B_1、维生素 B_2 及胡芦巴碱。

番茄

［性味］ 甘、酸，微寒。

［功效］ 凉血解毒，生津止渴，健胃消食。

［成分］ 含碳水化合物、蛋白质、脂肪、磷、铁、烟酸、胡萝卜素、番茄素及维生素 B_1、维生素 B_2、维生素 C。

蜂蜜

［性味］ 甘，平。

［功效］ 补中缓急，解毒润燥。

［成分］ 含糖类（葡萄糖和果糖为主）、蛋白质、矿物质（铁、铜、钠、钾、镁等）、维生素 B、D、E 及蜡质和有机酸。

［按语］ 本品是一种作用广泛的保健食品，老幼妇婴皆宜。

甘薯

［性味］ 甘，平。

［功效］ 健脾益胃，补虚解毒。

［成分］ 块根含碳水化合物、蛋白质、黏液质、胡萝卜素等。红皮黄心薯所含胡萝卜素较多。

枸杞头

［性味］ 甘、苦，凉。

［功效］ 益胃补虚，祛风明目，清热生津。

［成分］ 含碳水化合物、蛋白质及维生素 B、C 等。

海参

［性味］ 甘、咸，温。

［功效］ 补肾益精，养血润燥。

［成分］ 含蛋白质（富含 10 多种氨基酸）、脂肪、糖类及钙、磷、铁、碘、锌、硫。钾、锰和维生素 B_1、B_2、E、K。

［按语］ 可以将发好的海参切成小块，与适量粳米同煮熬粥或与鸡丝、火腿等配料，作羹或菜肴佐餐。海参其性温补，肴中珍馐，堪比人参，故名。乃海洋生物中的极品，具有阴阳双补之功效，因其营养成分多而广，因而有海中“营养宝库”之誉。

海蛰

［性味］ 咸，平。

［功效］ 清热解毒，化痰软坚。

［成分］ 蛋白质、脂肪、糖及钙、磷、铁、碘和维生素 A、B 等。

［按语］ 脾胃虚寒者，不宜多食。

荷叶

［性味］ 甘，平。

［功效］ 清热生津，升清止泻，凉血止血。

［成分］ 含莲碱、荷叶碱、槲皮素，荷叶黄酮苷等。

［按语］ 可以鲜荷叶与适量粳米（或糯米）熬粥，有运脾健胃生津之效。

黑大豆

［性味］ 甘，平。

［功效］ 解毒利水，补肾强身。

［成分］ 含碳水化合物、蛋白质、脂肪、黑色素、维生素 B 等。

［按语］ 《食物本草会纂》：“散瘀血”“入盐煮熟时常食之补肾”。

黑木耳（附：白木耳）

［性味］ 甘，平，无毒。

［功效］ 滋阴润肠，益胃生津，凉血止血，和血养荣。

［成分］ 黑木耳与白木耳所含成分大致相近，据分析，均含碳水化合物、蛋白质、脂肪及磷、硫、铁、镁、钙、钾、钠等，此外，白木耳还含有甘露醇等成分。

［按语］ 白木耳：亦名银耳，为菌类滋养品，可做羹粥，常食益气生津，强身健体，但外感风寒，咳嗽痰白，湿热蕴中，大便不实者忌食。

胡萝卜

［性味］ 甘，平。

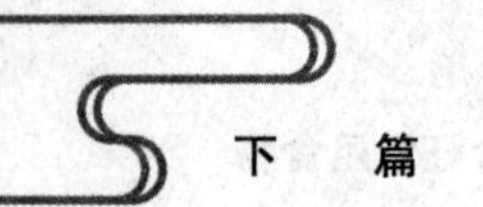

[功效] 补虚生血，健脾行气。
[成分] 根含碳水化合物及丰富的胡萝卜素，此外还含有挥发油。

黄瓜

[性味] 甘，寒，无毒。
[功效] 清热解毒，利水止泻。
[成分] 含蛋白质、糖、维生素 B_1、维生素 B_2 及维生素 C。

火腿

[性味] 甘、咸，平。
[功效] 健脾开胃，补虚生津。
[成分] 含蛋白质、脂肪、碳水化合物等。

甲鱼

[性味] 甘，平。
[功效] 滋阴补虚，养血消痞。
[成分] 蛋白质、脂肪、糖、维生素 A、B_1、B_2、无机盐等。
[按语] 前人有谓忌与苋菜同食。

茭白

[性味] 甘，寒。
[功效] 清热除烦，解毒生津。
[成分] 含蛋白质、脂肪、糖。
[按语] 脾胃虚寒，大便泄泻者勿食。

菊花脑

[性味] 苦、甘，凉。
[功效] 散风清热，解毒明目。
[成分] 富含维生素 B、C 及钙、铁、挥发油。

苦瓜

[性味] 甘、苦，寒。
[功效] 清热祛暑，解毒生津，清心明目。

［成分］ 含蛋白质、脂肪、糖类，果实含腺苷，种子含苦瓜素。

［按语］ 《本草纲目》：“除邪热，解劳乏，清心明目”，本品味苦，脾胃虚寒者少食。

梨

［性味］ 甘、微酸，凉。

［功效］ 生津润燥，止咳化痰。

［成分］ 含有机酸、糖类、维生素 B、维生素 C。

［按语］ 脾虚便溏，寒嗽湿痰忌食。

栗子

［性味］ 甘、咸，温。

［功效］ 益气健脾，补肾强筋，活血止血。

［成分］ 含糖类、蛋白质、脂肪、钾、镁、锌、钙等多种丰富的微量元素钾、镁、锌、钙等和多种维生素。

［按语］ 不可多食，多食易于滞气腹胀。本品可炒食或煮食，并可与猪肉、鸡肉同烹作菜肴。

莲子

［性味］ 甘、涩，平。

［功效］ 益肾养心，补脾涩肠。

［成分］ 含淀粉、蛋白质、脂肪、维生素 B 及门冬酰胺等。

［按语］ 石莲子味苦性寒，主治淋浊利下等症。

萝卜

［性味］ 辛、甘，凉。

［功效］ 消食化痰，下气宽中。

［成分］ 含多糖、果胶、精氨酸、组氨酸、维生素 B、维生素 C 及碘、溴、淀粉酶等。

［按语］ 《唐本草》：“生捣汁服，主消渴”。脾胃虚弱，大便溏泄者，不宜生食，多食。

绿豆

［性味］ 甘，寒。

［功效］ 清热解毒，清暑止渴，利水消肿。

［成分］ 含碳水化合物、蛋白质、脂肪、维生素 A、维生素 B 等。

［按语］ 《食物本草会纂》：“解一切食物诸药”。

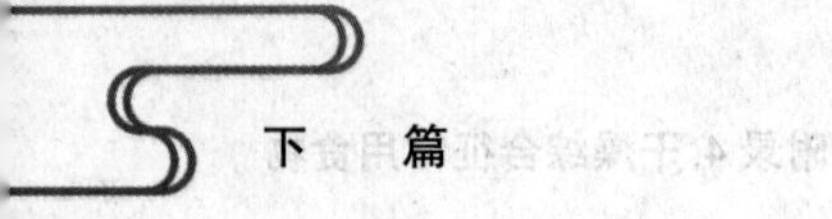

马兰头

［性味］ 辛，凉。
［功效］ 清热解毒，凉肝消食。
［成分］ 富含多种维生素及胡萝卜素。

苜蓿

［性味］ 甘，平。
［功效］ 清热生津，通淋排石。
［成分］ 糖类、维生素 B、维生素 C 及大豆黄酮，瓜氨酸。

糯米

［性味］ 甘，温。
［功效］ 补益中气，暖脾胃，止虚汗。
［成分］ 含碳水化合物、蛋白质、脂肪、铁、钙及维生素等。
［按语］ 黏滞难化，不宜过食。

藕

［性味］ 甘，寒。
［功效］ 生用清热生津，凉血散瘀；熟用健脾止泻，止咳固精。
［成分］ 含碳水化合物、鞣质、维生素 B 及维生素 C。

荠菜

［性味］ 甘，平。
［功效］ 凉肝明目，清热解毒，利湿通淋，止血降压。
［成分］ 全草含碳水化合物、蛋白质、脂肪，另含胡萝卜素、烟酸、黄酮苷及无机盐、荠菜酸钾等。

荞麦

［性味］ 甘，寒。
［功效］ 益气健胃，解毒消痈，敛汗止血。
［成分］ 含碳水化合物、维生素 B、蛋白质、脂肪等。
［按语］ 脾胃虚寒者不宜久食。

山药

［性味］ 甘，平。

［功效］ 固肾健脾，补肺生津。

［成分］ 块根含胆碱、黏液质、淀粉、氨基酸等。

［按语］ 山药甘平，补而不腻，宜为体弱病后食补之品，《神农本草经》："味甘，温。主伤中补虚，除寒热邪气，补中益气力，长肌肉，久服耳目聪明"。《药品化义》："生者性凉，熟则化凉为温，温补而不骤，微香而不燥……为肺脾二脏要药。"《医学衷中参西录》载："一味薯蓣饮"，即以此独味成方。

柿（附：柿霜）

［性味］ 甘、涩，寒。

［功效］ 清热生津，润肺止咳，软坚散结，解酒毒。

［成分］ 果实含糖类（蔗糖，葡萄糖，果糖等）、蛋白质等。柿霜，甘，平，含甘露醇、葡萄糖、果糖，亦能入药，长于清热生津，润燥止渴。

［按语］ 凡外感咳嗽，及脾胃虚寒，腹痛下利者，均不宜食用，不可与蟹同食，亦不宜餐前食用。

秫米

［性味］ 甘、咸，微寒。

［功效］ 和胃生津，养心安神。

［成分］ 含碳水化合物、蛋白质、脂肪、维生素 B、烟酸。

丝瓜

［性味］ 甘，凉。

［功效］ 清热解毒，凉血化瘀，止咳化痰。

［成分］ 含蛋白质、脂肪、糖类、维生素 B、维生素 C、皂苷。

［按语］ 鲜丝瓜叶和鲜鸭跖草各 30g，洗净捣烂外敷，每日 1～2 次，治急性腮腺炎。

西瓜

［性味］ 甘，寒，性滑。

［功效］ 清热解暑，除烦止渴，生津利尿。

［成分］ 含糖类、蛋白质、脂肪、番茄色素、苹果酸、维生素 C 等。

［按语］ 脾胃虚寒，大便滑泄，小便频数者少食。

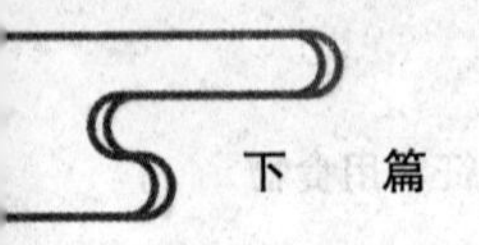

小麦

［性味］ 甘，平。

［功效］ 养心益肾，除热安神，止泻敛汗。

［成分］ 含碳水化合物、蛋白质、脂肪、卵磷脂、淀粉酶、维生素B等。

［按语］ 小麦善补心气，不沉于水者称“浮小麦”，功专敛汗。

鸭

［性味］ 甘、咸，平。

［功效］ 滋阴补虚，健脾养胃，利水消肿。

［成分］ 蛋白质、脂肪等。鸭蛋含蛋白质、卵磷脂，维生素A、维生素B。

［按语］ 本品肥嫩多脂，多食壅气滑肠，凡脾虚便溏，寒湿偏重，外感不清，肥人浊盛者忌之。鸭为补虚强身佳品，若配火腿、海参等炖汤尤佳，鸭肫、鸭舌、鸭掌尤擅补虚生津，清火养胃。

燕窝

［性味］ 甘、微咸，平。

［功效］ 益气补虚，养阴润燥。

［成分］ 蛋白质（多种氨基酸），糖和无机盐等。

［按语］ 燕窝为高级滋补品，能疗一切虚损痨瘵，为滋补食疗佳品，本品可与冰糖或梨，蜂蜜炖汤常食，益肺滋燥。

薏米仁

［性味］ 甘、淡，微寒。

［功效］ 健脾利水，消痈排脓，除湿宣痹。

［成分］ 含糖类、脂肪、氨基酸、维生素B_1等。

［按语］ 据报道本品有抗癌作用，且可用于治疗扁平疣。

玉米

［性味］ 甘，平。

［功效］ 调中健胃，利胆降压。

［成分］ 含碳水化合物、蛋白质、脂肪、维生素B、玉蜀黍酸等。

［按语］ 玉米须有渗湿利水的功效，有一定的降压作用。

猪肤

［性味］ 甘，凉。

［功效］ 滋阴清热，润燥养肤，利咽除烦。

［成分］ 含蛋白质、脂肪、动物胶质。

［按语］ 猪肤即猪皮，《伤寒论·少阴篇》有：“少阴病，下利咽痛，胸满心烦，猪肤汤主之”之记载，干燥综合征患者肌肤干燥，阴户涩痛者较宜。

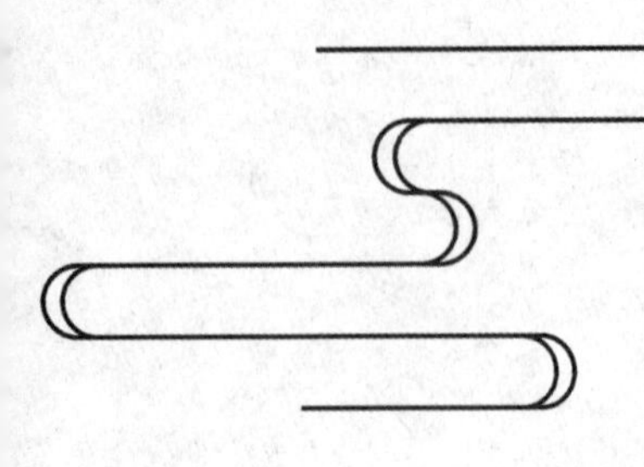

附录5. 干燥综合征常用临床检验项目

一、体液免疫检查

（一）血清免疫球蛋白定量

项目：IgG

正常参考值：7.0～16.6g/L

临床意义：IgG增高是再次免疫应答的标志。常见于各种慢性感染、慢性肝病、胶原血管病、淋巴瘤以及自身免疫性疾病如系统性红斑狼疮、类风湿关节炎等；单纯性IgG增高主要见于免疫增殖性疾病，如IgG型分泌型多发性骨髓瘤等。IgG降低见于各种先天性和获得性体液免疫缺陷病、联合免疫缺陷病、重链病、轻链病、肾病综合征、病毒感染及服用免疫抑制剂的患者。还可见于代谢性疾病，如甲状腺功能亢进和肌营养不良也可有血IgG浓度降低。

项目：IgA

正常参考值：0.7～3.5g/L

临床意义：见于IgA型多发性骨髓瘤、系统性红斑狼疮、类风湿关节炎、肝硬化等；在中毒性肝损伤时IgA浓度与炎症程度相关。IgA降低见于反复呼吸道感染、非IgA型多发性骨髓瘤、重链病、轻链病、原发性和继发性免疫缺陷病、自身免疫性疾病和代谢性疾病（如：甲状腺功能亢进、肌营养不良）等。

项目：IgM

正常参考值：0.5～2.6g/L

临床意义：IgM增高见于初期病毒性肝炎、肝硬化、类风湿关节炎、SLE等。由于IgM是初次免疫应答中的Ig，因此单纯IgM增加常提示为病原体引起的原发性感染。宫内感染可能引起IgM浓度急剧升高，若脐血中IgM>0.2g/L时，表示有宫内感染。此外，在原发性巨球蛋白血症时，IgM呈单克隆性明显增高。IgM降低见于IgG型重链病、IgA型多发性骨髓瘤、先天性免疫缺陷症、免疫抑制疗法后、淋巴系统肿瘤、肾病综合征及代谢性疾病（如甲状腺功能亢进、肌营养不良）等。

项目：IgE

正常参考值：0.1～0.9mg/L

临床意义：增高见于IgE型多发性骨髓瘤、重链病、肝脏病、结节病、类风湿关节炎、特异性皮炎、过敏性哮喘、过敏性鼻炎、间质性肺炎、荨麻疹、嗜酸性粒细胞增多症、疱疹样皮炎、寄生虫感染、支气管肺曲菌病等疾病。IgE降低见于先天性或获得性丙种球蛋白缺乏

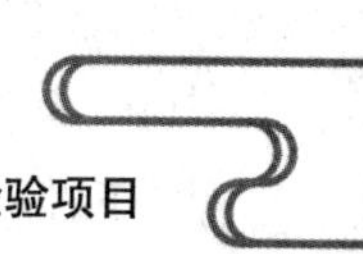

症、恶性肿瘤、长期用免疫抑制剂和共济失调性毛细血管扩张症等。

（二）血清补体定量

项目：CH50

正常参考值：试管法 50～100kU/L

临床意义：主要反映补体经典途径（C1～C9）的综合水平。CH50 增高见于急性炎症、组织损伤和某些恶性肿瘤。CH50 减低见于各种免疫复合物性疾病（如肾小球肾炎）、自身免疫性疾病活动期（如系统性红斑狼疮、类风湿关节炎、强直性脊柱炎）、感染性心内膜炎、病毒性肝炎、慢性肝病、肝硬化、重症营养不良和遗传性补体成分缺乏症等。

项目：C1q

正常参考值：0.18～0.19g/L

临床意义：C1q 增高见于骨髓炎、类风湿关节炎、痛风、过敏性紫癜等。C1q 降低见于 SLE、混合型结缔组织疾病、重度营养不良、肾病综合征、肾小球肾炎、重症联合免疫缺陷等。

项目：C_3

正常参考值：0.8～1.5g/L

临床意义：增高常见于一些急性时相反应，如急性炎症、传染病早期、肿瘤、排异反应、急性组织损伤。减低见于系统性红斑狼疮和类风湿关节炎活动期、大多数肾小球肾炎（如链球菌感染后肾小球炎、狼疮性肾炎、基底膜增殖性肾小球肾炎）、慢性活动性肝炎、慢性肝病、肝硬化、肝坏死、先天性补体缺乏（如遗传性 C_3 缺乏症）等。它们或是由于消耗或丢失过多或是由于合成能力降低造成。

项目：C_4

正常参考值：0.2～0.6g/L

临床意义：增高见于各种传染病、急性炎症（如急性风湿热、结节性动脉周围炎、皮肌炎、关节炎）和组织损伤等。降低见于自身免疫性肝炎、狼疮性肾炎、SLE、1 型糖尿病、胰腺癌、多发性硬化症、类风湿关节炎、IgA 肾病、遗传性 IgA 缺乏症。在 SLE，C_4 的降低常早于其他补体成分，且缓解时较其他成分回升迟。

二、细胞免疫检查

项目：T 细胞分化抗原测定

正常参考值：①免疫荧光法（IFA）：CD_3^+ 为 63.1%±10.8%；$CD_3^+CD_4^+$（Th）为 42.8%±9.5%；$CD_3^+CD_8^+$（Ts）为 19.6%±5.9%；CD_4^+/CD_8^+（Th/Ts）为（2.2%±0.7%）/1。②流式细胞术：CD_3^+ 为 61%～85%；$CD_3^+CD_4^+$（Th）为 28%～58%；$CD_3^+CD_8^+$（Ts）为 19%～48%；CD_4^+/CD_8^+（Th/Ts）为 0.9∶1～2.0∶1。

临床意义：① CD_3^+ 降低：见于自身免疫性疾病，如 SLE、类风湿关节炎等。② $CD_3^+CD_4^+$ 降低：见于恶性肿瘤、遗传性免疫缺陷症、艾滋病、应用免疫抑制剂者。③ $CD_3^+CD_8^+$ 减低：见于自身免疫性疾病或变态反应性疾病。④ CD_4^+/CD_8^+ 比值增高：自身免疫性疾病、病毒性感染、变态反应等；CD_4^+/CD_8^+ 比值减低：见于艾滋病（常 <0.5），恶性肿瘤进行期和复发时。⑤监测器官移植排斥反应时 CD_4^+/CD_8^+ 比值增高预示可能发生排斥反应。⑥ CD_3^+、CD_4^+、CD_8^+ 较高且有 CD_1^+、CD_2^+、CD_5^+、CD_7^+ 增高则可能为 T 细胞型急性淋巴细胞白血病。

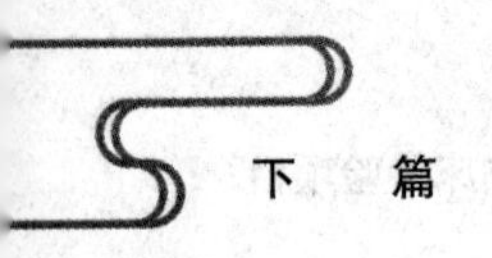

项目：B 细胞分化抗原测定

正常参考值：流式细胞术法为 CD_{19}^{+}（11.74±3.37）%。

临床意义：①升高：见于急性淋巴细胞白血病（B 细胞型，且有 SmIg、HLA-D 表达）、慢性淋巴细胞白血病和 Burkitt 淋巴瘤等。②降低：见于无丙种球蛋白血症、使用化疗或免疫抑制剂后。

项目：NK 细胞活性测定

正常参考值：流式细胞术法为 13.8%±5.9%。

临床意义：NK 细胞活性可作为判断机体抗肿瘤和抗病毒感染的指标之一。在血液系统肿瘤、实体瘤、免疫缺陷病、艾滋病和某些病毒感染患者，NK 细胞活性减低，宿主抗移植物反应者，NK 细胞活性升高。

三、自身抗体

项目：ANA 测定

正常参考值：间接免疫荧光法<1∶40 或阴性

临床意义：①约 99% 活动性系统性红斑狼疮（SLE）患者 ANA 阳性，且滴度>1∶80，约有 5% SLE 患者 ANA 为阴性。② ANA 阳性尚可见于其他结缔组织病如干燥综合征、混合型结缔组织病、皮肌炎、系统性硬皮病、类风湿关节炎、血管炎等，用于自身免疫学疾病的筛查。③低滴度 ANA 可在感染、肿瘤及正常人中出现，一般滴度较低。④在荧光显微镜下可观察到 ANA 的荧光模型：核均质型与抗 dsDNA、抗组蛋白和核小体抗体有关；颗粒型与抗可溶性核抗原（ENA）如抗 U1 RNP、抗 Sm，抗 SSA、抗 SSB 等抗体有关；核仁型与针对核糖体、U3-nRNP、RNA 多聚酶Ⅰ的抗体、抗 Scl-70 抗体、PM-Scl 抗体、抗原纤维蛋白抗体有关；着丝点型与抗着丝点抗体有关；胞质型与 AMA、Jo-1、核糖体 P 蛋白、PL-7、PL-12 等有关；核膜型主要有抗核孔复合物和抗板层素两种抗体。

项目：抗 dsDNA

正常参考值：阴性

临床意义：抗 dsDNA 抗体阳性见于活动期 SLE，阳性率 70%～90%。本试验特异性较高，但敏感性较低。目前认为，能结合补体的抗 dsDNA 抗体，在 SLE 特别是并发狼疮性肾炎患者的发病机制中起重要作用。其他风湿病中抗 dsDNA 也可阳性。

项目：抗组蛋白抗体（AHA）

正常参考值：阴性

临床意义：在 SLE、RA、JRA、SS、SSC、长期服用苯妥英钠、异烟肼、普鲁卡因胺、和肼屈嗪的患者血清中可出现 AHA。在 SLE 和 RA 中阳性率分别为 50%（活动期 SLE 可达 90%）和 23.1%，在几乎所有的药物性狼疮中均可测到。

项目：抗核小体抗体

正常参考值：阴性

临床意义：抗核小体抗体是 SLE 高度特异性标志性抗体，对 SLE 的敏感性为 58%～71%，特异性为 97%～99%，与疾病的活动性有关，多见于活动性狼疮特别是狼疮性肾炎中。阳性主要见于 SLE，活动期 SLE 阳性率可达 90%。

项目：抗 Sm 抗体

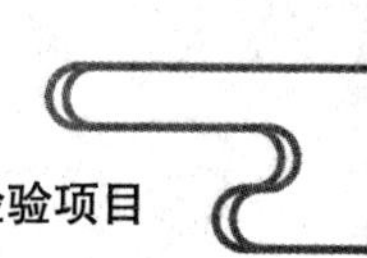

正常参考值：阴性

临床意义：抗 Sm 抗体是 SLE 血清标记抗体，阳性率为 5%～30.2%，特异性达 92.2%。

项目：抗 RNP 抗体

正常参考值：阴性

临床意义：抗 RNP（U1RNP）抗体在混合性结缔组织病阳性率可达 95% 以上，其他的结缔组织病阳性率 SLE 为 30%～40%，SSc 为 14%，PSS 为 12%，PM/DM 为 15%。抗 RNP 抗体阳性的患者常有双手肿胀、雷诺现象、肌炎和指（趾）端硬化。

项目：抗 SSA/Ro 抗体和抗 SSB/La 抗体

正常参考值：阴性

临床意义：抗 SSA/Ro 抗体和抗 SSB/La 抗体是 SS 患者最常见的自身抗体。其阳性检出率分别是 70%～80% 和 40%，抗 SSB/La 抗体的特异性高于抗 SSA/Ro 抗体，可达 50%～60%。该两个抗体的同时检测可提高对 SS 的诊断率。部分 SLE 患者也有抗 SSA/Ro 抗体和抗 SSB/La 抗体的检出，其阳性率分别为 35% 和 15% 左右。抗 SSA 抗体可通过胎盘进入胎儿，引起新生儿狼疮综合征，出现典型的 SLE 皮损和不完全性心脏传导阻滞。另外，单独出现抗 SSA/Ro 抗体阳性的 SLE 患者，其肾炎或血管炎的发生率较单独出现抗 SSB/La 抗体阳性的 SLE 患者高。

项目：抗 Mi-2 抗体

正常参考值：阴性

临床意义：抗 Mi-2 抗体是炎性肌病血清学指标之一，对皮肌炎（DM）有很强的特异性，是诊断 DM 的极有价值的指标，其敏感性和特异性分别为 4%～18% 和 98%～100%，几乎所有伴抗 Mi-2 抗体阳性的肌炎患者都有皮肤损害。

项目：抗 Ku 抗体

正常参考值：阴性

临床意义：Ku 抗体对于系统性硬化症合并多发性肌炎的敏感性为 60%，特异性为 99.4%，据欧美研究报道抗 Ku 抗体在其他自身免疫性疾病如 SS、PM、MCTD 中阳性率为 5%～15%。

项目：抗 Scl-70 抗体

正常参考值：阴性

临床意义：抗 Scl-70 抗体可在 30%～40% 系统性硬化患者中检出，虽然阳性率不高，但有较高特异性。抗 Scl-70 抗体阳性的系统性硬化症患者，皮肤病变往往弥散广泛，且易发生肺间质纤维化，但心、肾受累少见。

项目：抗 Jo-1 抗体

正常参考值：阴性

临床意义：抗 Jo-1 抗体是多发性肌炎和皮肌炎的标记抗体，在肌炎中阳性率为 18%～20%。抗 Jo-1 抗体阳性的肌炎患者中有肺间质病变者占 50%～70%。抗 Jo-1 抗体阳性的肌炎患者与阴性者比，前者发病年龄相对较轻，病情进展快，疗效较差，疾病易复发。

项目：抗核糖体 P 蛋白抗体

正常参考值：阴性

临床意义：抗核糖体 P 蛋白抗体为 SLE 的高特异性指标，阳性率为 10%～40%。SLE 患者出现抗核糖体抗体与中枢神经系统、肝脏或肾脏受累有关，有报道该抗体多见于有严

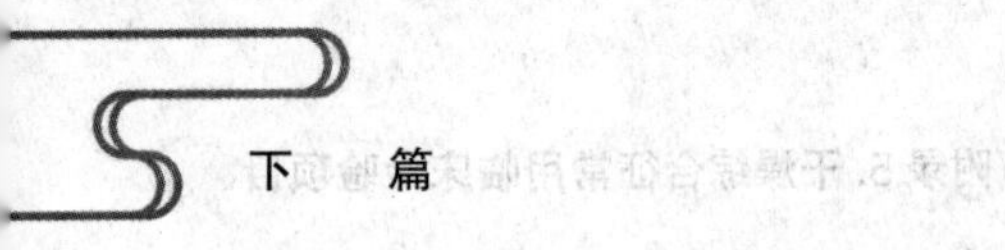

重精神症状的SLE患者。

项目：抗着丝点抗体（anti-centromere antibody，ACA）

正常参考值：阴性

临床意义：该抗体阳性与雷诺综合征有密切联系，ACA是系统性硬化症的亚型CREST综合征的特异性抗体，阳性率可达80%～98%，原发性雷诺综合征患者中ACA的阳性率为25%，弥漫性硬皮病中ACA较为少见，阳性率仅为8%，ACA很少与抗Scl-70抗体同时存在，其他结缔组织病（SLE、RA、SS等）阳性率＜5%。

项目：抗增殖细胞核抗原（PCNA）抗体

正常参考值：阴性

临床意义：抗PCNA抗体SLE的血清标志性抗体，敏感性为3%～6%，有文献报道抗PCNA抗体与SLE活动性及与SLE的弥漫性增殖性肾小球肾炎相关。

项目：抗中性粒细胞胞浆抗体（ANCA）

正常参考值：阴性

临床意义：ANCA被认为是原发性小血管炎的特异性血清标志物。主要的ANCA有两型：胞质型（cytoplasmic，cANCA）和核周型（perinuclear，pANCA）。cANCA针对的主要靶抗原是蛋白酶3（PR3），pANCA针对的主要靶抗原是髓过氧化物酶（MPO）。WG的cANCA阳性率可高达90%，抗PR3抗体阳性是诊断WG的特异性指标。快速进行性血管炎性肾炎、多动脉炎、Chur-Strauss综合征、自身免疫性肝炎中pANCA的阳性率达70%～80%，pANCA主要与多发性微动脉炎相关，pANCA对应的特异性抗原主要为MPO。

项目：抗心磷脂抗体（anti-cardiolipin antibody，ACA）

正常参考值：阴性

临床意义：ACA在SLE患者中阳性检出率高，达70%～80%，SLE患者中枢神经系统血栓形成与阳性ACA显著相关。ACLA在RA患者的阳性率可达33%～49%，是了解疾病进展的实验室指标。约70%未经治疗的ACA阳性患者可发生自发性流产和宫内死胎，尤其是IgM型ACA可作为自发性流产的前瞻性指标。ACA阳性者血小板减少发生率均明显高于阴性者，以IgG型抗体多见。

项目：抗甲状腺过氧化物酶抗体（TPOAb）

正常参考值：化学发光法：＜2U/ml

临床意义：TPOAb升高可见于90%的慢性桥本甲状腺炎以及70%的突眼性甲状腺肿患者。本试验与其他抗甲状腺抗体测定方法（如TGAb、TRAb）同时测定可提高敏感性，但TPOAb未增高不能排除自身免疫疾病的可能性。TPOAb增高的程度与疾病的程度无关系。随着病程的延长或是缓解，TPOAb可恢复正常。如在疾病的缓解期再度出现TPOAb增高，即有恶化的可能。TPOAb增高也见于1型糖尿病患者。

项目：血清抗甲状腺球蛋白抗体（TGAb）

正常值：阴性

临床意义：在60%～70%的桥本甲状腺炎和原发性黏液性水肿的患者中可有TGAb升高，也有20%～40%的Graves病患者TGAb升高。

项目：血清促甲状腺素受体抗体（TRAb）

正常值：阴性

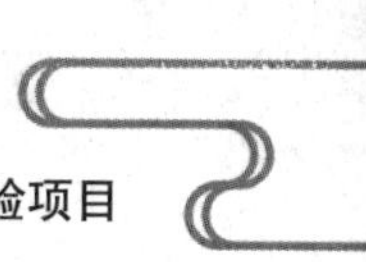

临床意义：TRAb 是一组抗甲状腺细胞膜上 TSH 受体的自身抗体，它们可与 TSH 受体结合，通过刺激作用，能诱发 Graves 病，在 95% 的 Graves 患者血清中可检出，有助于 Graves 病的诊断及预后评估。

项目：抗壁细胞抗体（PAC）

正常参考值：阴性

临床意义：多见于萎缩性胃炎，正常人有 3%～8% 的阳性率，原发性甲状腺功能减退、甲亢、干燥综合征可有不同程度的阳性。

项目：类风湿因子

正常参考值：散射比浊法：0～20RU/ml。

临床意义：类风湿性疾病时，RF 的阳性率可高达 70%～90%，其他自身免疫性疾病，如多发性肌炎、硬皮病、干燥综合征、SLE、自身免疫性溶血、慢性活动性肝炎等也见 RF 阳性。某些感染性疾病，如传染性单核细胞增多症、结核病、感染性心内膜炎等也多呈现阳性反应，故本试验的特异性不高。

项目：抗环瓜氨酸肽抗体（CCP）

正常参考值：ELISA 法 < 5RU/ml

临床意义：抗 CCP 抗体主要为 IgG 类抗体，对 RA 的特异性为 96%，在疾病的早期阶段就可以出现阳性，具有很高的阳性预测值，约 79% 的早期 RA 患者可呈抗 CCP 抗体阳性。抗 CCP 抗体阳性患者比抗 CCP 抗体阴性更容易发生关节损害。尽管抗 CCP 抗体与 RF 有相同的敏感性，但抗 CCP 抗体的特异性明显高于 RF。

四、外分泌腺有关检查

项目：Schirmer 试验

方法：用一长 35mm，宽 5mm，一端折叠 5mm 的滤纸，将折叠的一端放入未经麻醉的下眼睑结膜中外 1/3 交界处，闭目保留 5 分钟，取下滤纸，从折叠处开始测量湿润长度。

临床意义：湿润滤纸超过 15mm，说明泪液分泌正常；如湿润滤纸不足 10mm，说明泪液分泌功能减退，SS 患者的阳性标准为≤5mm/5min。

项目：角膜染色试验

方法：以 1% 孟加拉玫瑰红或 1% 刚果红或 2% 荧光素 1 滴，滴入睑结膜囊内，随即用生理盐水冲洗，用裂隙灯观察角膜。

临床意义：角膜表面点状或丝状着色，大于 10 点 / 眼为阳性。

项目：泪膜破碎时间

临床意义：指不眨眼情况下泪膜发生破裂的时间，临床上通常以此来反映泪膜的不稳定性。SS 患者泪膜容易破裂，泪膜破碎时间明显缩短，阳性标准为 BUT≤10 秒。

项目：唾液流率测定

方法：要求患者静坐，收集 15 分钟内流出的全部唾液于清洁容器内，并测其量。

临床意义：未经刺激唾液流率 > 0.5ml/min 为正常，干燥综合征患者常≤1.5ml/15min。

项目：含糖试验

方法：以蔗糖压成片，每片 800mg，放在舌背中央，记录完全溶解时间。

临床意义：小于 30min 为正常。

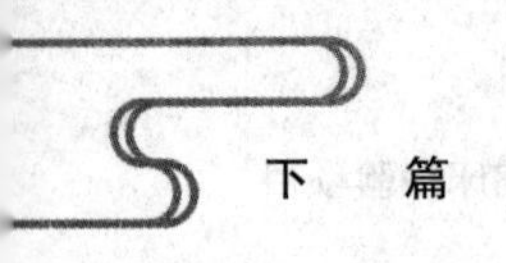

项目：下唇小唾液腺活检

临床意义：小叶内以导管周围为中心淋巴细胞浸润，继以腺泡萎缩消失，腺组织完全为淋巴样成分所替代。唾液腺导管上皮增生，管腔逐渐变窄。可分为5级（0～4级），每$4mm^2$涎腺组织淋巴细胞数目大于50个称为一个灶。0级：无淋巴细胞浸润；1级：轻度淋巴细胞浸润；2级：中度淋巴细胞浸润，少于1个灶；3级：淋巴细胞浸润为1个灶；4级：淋巴细胞浸润超过1个灶。2级以上为SS的组织学诊断标准。

项目：腮腺造影

临床意义：主要观察腺体形状，有无破坏与萎缩，造影剂在腮腺内停留时间，腮腺导管狭窄或扩张。本病患者腮腺造影表现可分四型：①点状像：小叶间管狭细，分支导管点状扩张，直径小于1mm，大小一致，分布均匀。②球状像：分支导管呈小球状扩张，直径大小不一，多数大于1mm分支导管基本消失，呈桑椹状。③空洞像：扩张的小球融合成囊状。④破坏像：腮腺不规则充盈。

项目：唾液腺核素显像

方法：静脉注射99mTc（2.59～2.96）×108Bq（7～8mCi），15分钟后做正侧位显像，为静态显像，显像结束后，用25%的柠檬酸刺激舌前1/3，拍侧位片，为分泌像。

临床意义：通过连续照像，1帧/3min，共16帧（1～10帧反映腺体摄取功能，11～16帧反映腺体排泌功能），对唾液腺的大小、形态、位置、导管通畅情况与分泌功能进行观察，进而对唾液腺的摄取、排泌功能做出一个较为系统的评价。

五、其他

项目：血红细胞沉降率（ESR）

正常参考值：男性：0～15mm/h，女性：0～20mm/h

临床意义：生理性增快见于妇女月经期和妊娠3个月以上者，60岁以上者因纤维蛋白原增高而加快。病理性增快见于各种炎症、组织损伤坏死、恶性肿瘤和各种原因导致的高球蛋白血症（如SLE、多发性骨髓瘤、慢性肾炎等）。

项目：抗链球菌溶血素O（ASO）

正常参考值：≤500单位

临床意义：是诊断A型溶血性链球菌感染的一种试验，在A型溶血性链球菌感染后2～3周，ASO升高，链球菌感染引起的急性肾小球肾炎、猩红热、急性扁桃体炎、丹毒均升高。其他肝炎、结核、高丙种球蛋白也可升高。

项目：C反应蛋白（CRP）

正常参考值：<10mg/L（免疫单扩散法）

临床意义：升高见于各种感染、组织坏死、恶性肿瘤、结缔组织疾病、肾移植术后急性排异反应等。并可作为细菌性感染和病毒性感染的鉴别诊断。CRP与ESR测定均为非特异性指标，但CRP更敏感，更有利于早期诊断和动态观察。其结果不受贫血和高球蛋白血症影响。

项目：循环免疫复合物（CIC）

正常参考值：>28.4mg/L为阳性（SPA夹心ELISA法）

临床意义：有助于对免疫复合物病的诊断，如血清病、RA、SLE、慢性活动性肝炎阳性率较高。

项目：尿酸化功能

表 21-1　尿酸化功能正常参考值

pH	5.18～6.56
碳酸氢根浓度［HCO_3^-］	6.47～27.7mmol/L
可滴定酸浓度［TA］	7.27～38.17mmol/L
铵离子浓度［NH_4^+］	7.3～63.59mmol/L

临床意义：肾小管酸中毒时，pH、［HCO_3^-］增高，［TA］、［NH_4^+］降低。

项目：血液流变学检查

表 21-2　血液流变学检查正常参考值：(锥板法)

全血黏度（mPa•s）	低切（5.75/s）	男：8.20～13.17，女：5.69～10.05
	中切（46.0/s）	男：5.19～6.70，女：4.13～5.50
	高切（230/s）	男：3.79～4.88，女：3.12～4.23
血浆黏度（mPa•s）		男：1.42±0.57，女：1.33±0.51
血沉（mm/h）		男：0～18，女：0～20
红细胞压积		男：0.39～0.49，女：0.37～0.48
血沉方程 K 值		男：0.00～62.69，女：0.00～120
红细胞刚性指数		0.67～0.89
纤维蛋白原（g/L）		2.0～4.0

临床意义：高切黏度反应红细胞压积和红细胞变形能力，低切黏度反应红细胞的聚集性，低切变率下的全血黏度增高，主要由于纤维蛋白原增多所致，红细胞聚集性增强。血浆黏度增高见于肿瘤、结核以及自身免疫性疾病。

【参考文献】

[1] 王淑娟. 现代实验诊断学手册 [M]. 北京：北京医科大学、中国协和医科大学联合出版社，1995.

[2] 王礼文，许芝银. 医学检验与临床手册 [M]. 南京：东南大学出版社，1997.

[3] 张时民. 新编检验与检查手册 [M]. 北京：中国协和医科大学出版社，2002.

[4] 吴东海，王国春. 临床风湿病学 [M]. 北京：人民卫生出版社，2008.

[5] 王鸿利，尚红，王兰兰. 实验诊断学（第 2 版）[M]. 北京：人民卫生出版社，2010：7.

[6] 于孟学. 风湿科主治医生 1035 问（第 3 版）[M]. 北京：中国协和医科大学出版社，2010：10.

[7] 万学红，卢雪峰. 诊断学（第 8 版）[M]. 北京：人民卫生出版社，2013.

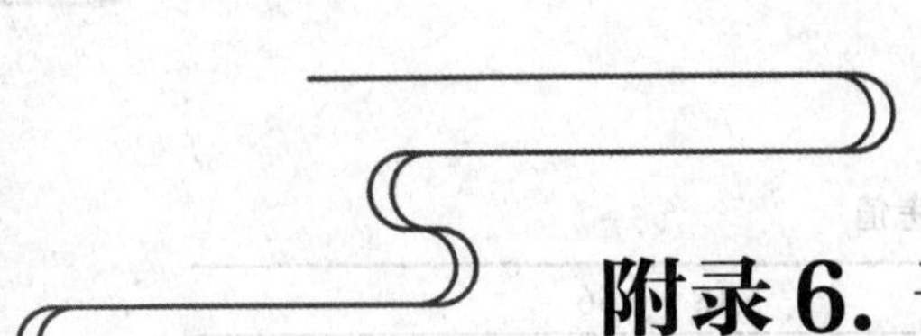

附录 6. 干燥综合征常用西药

白芍总苷胶囊(帕夫林)

[规格] 0.3g(含芍药苷不少于 104mg)。

[适应证] 本品为抗炎免疫调节药,可用于类风湿关节炎、系统性红斑狼疮、干燥综合征、白塞综合征等。白芍总苷作用机制的研究发现,其可以在多个层面调节自身免疫病的细胞免疫、体液免疫以及炎症过程,可以减轻自身免疫性炎症,并有镇痛作用。临床研究发现,其对于 RA 和 SLE 有较确切的治疗作用,且副作用小,有良好的耐受性。

[用法用量] 口服,每次 0.6g(2 粒),一日 2~3 次,或遵医嘱。

[不良反应] 偶见软便,不需处理,可以自行消失。

[注意事项] 本品常可引起患者便溏,大便次数增多,可减量服用,或加用健脾中药。

玻璃酸钠滴眼液

[适应证] 伴随下述疾患的角结膜上皮损伤:干燥综合征(Sjögren's syndrome)、斯•约二氏综合征(Stevens-Johnson syndrome)、干眼综合征(dry eye syndrome)等内因性疾患;手术后、药物性、外伤、佩戴隐形眼镜等外因性疾患。

[规格] 5ml: 15mg。

[用法用量] 一般 1 次 1 滴,1 天滴眼 5~6 次,可根据症状适当增减。一般使用 0.1% 浓度的玻璃酸钠滴眼液,重症疾患以及效果不明显时使用 0.3% 的玻璃酸钠滴眼液。

[不良反应] 主要的不良反应为眼睑瘙痒感 19 件(0.45%)、眼刺激感 15 件(0.36%)、结膜充血 10 件(0.24%)、眼睑炎 7 件(0.17%)。出现不良反应时,应采取停药等妥善的处置。

[注意事项]

1. 给药途径　只可做滴眼用。

2. 给药时　1)为了防止污染药液,滴眼时应注意避免容器的前端直接接触眼部。2)不要在佩戴隐形眼镜时滴眼。3)本品有 0.4ml/1.2mg 规格,开封后 1 次性使用。

环磷酰胺

[规格] 针剂: 0.2g/ 支,片剂: 50mg/ 片。

[适应证] 环磷酰胺以联合化疗和单剂治疗可用于下列疾病:①白血病、恶性淋巴瘤、

转移性和非转移性的恶性实体瘤。②进行性自身免疫性疾病：类风湿关节炎、psoriatic 关节病、系统性红斑狼疮、硬皮病、全身性脉管炎（例如伴有肾病综合征）、某些类型的肾小球肾炎（例如伴肾病综合征）、重症肌无力、自身免疫性溶血性贫血、冷凝集素病。③器官移植时的免疫抑制治疗。

［用法用量］ 治疗免疫系统疾病：①连续小剂量给药疗法：成人每日口服 50～150mg，1 次或分次口服；也可隔日静脉注射法，生理盐水 20ml＋环磷酰胺 200mg，静脉注射，隔日 1 次。②间歇大剂量静脉注射冲击疗法：环磷酰胺 0.5～1.0g/m^2，加入生理盐水 100ml 中缓慢静脉注射，间隔期 2～4 周。

［不良反应］ ①感染：感染是环磷酰胺最严重的不良反应，也是治疗风险所在。②骨髓抑制：会有不同程度的骨髓抑制，如白细胞、血小板计数下降和贫血，白细胞计数下降可伴或不伴有发热，患者可有继发感染的危险（有时会威胁生命）发生；血小板计数下降可能导致出血倾向。③胃肠道反应：如恶心、呕吐常为剂量相关的不良反应。④膀胱毒性：出血性膀胱炎，镜下血尿和肉眼血尿是环磷酰胺最常见与剂量相关的不良反应，有时不得不终止治疗。⑤性腺抑制：可能导致不可逆的精子生成障碍，导致精子缺乏或持续性精子减少；排卵异常，偶见不可逆的排卵失调，伴有闭经、雌激素下降及相关临床综合征。⑥继发性肿瘤：有引发继发性肿瘤的风险，继发尿道肿瘤的风险和骨髓增生异常发展成急性白血病的风险相对较高。⑦其他如脱发、皮肤过敏反应等。

［注意事项］ ①确定治疗时必须对治疗的效益及药物的毒副作用的风险加以权衡，密切监测近期的严重不良反应，如粒细胞减少、感染；并考虑到远期的不良反应如性腺抑制、致癌等。②由于环磷酰胺起效慢，其治疗目的主要在于改善预后，需与激素或其他快速起效的药物同时使用。③掌握好药物剂量、用药间隔和疗程。④妊娠期禁用，准备妊娠生育的妇女，须停药半年。

雷公藤多苷片

［规格］ 10mg。

［功能主治］ 有抗炎及抑制细胞免疫和体液免疫等作用，用于风湿热瘀，毒邪阻滞所致的类风湿关节炎，肾病综合征，白塞综合征，麻风反应，自身免疫性肝炎等。

［用法用量］ 口服，成人常每次 1～2 片，每天 2～3 次，饭后服用。

［不良反应］ 可见恶心、食欲减退、转氨酶升高，月经紊乱、精子活力及数目减少，白细胞和血小板减少，及皮疹、瘙痒、脱发等。

［注意事项］ ①本品有性腺抑制作用，对育龄期女性男性慎用，服药期间可引起月经紊乱、停经、精子活动及数目减少。②本品有骨髓抑制及肝肾毒性，用药期间应注意定期复查血、尿常规及肝肾功能，必要时停药并给予相应处理。

硫酸羟氯喹片

［规格］ 0.2g（以硫酸羟氯喹计）

［适应证］ 类风湿关节炎，青少年慢性关节炎，盘状和系统性红斑狼疮以及由阳光引发

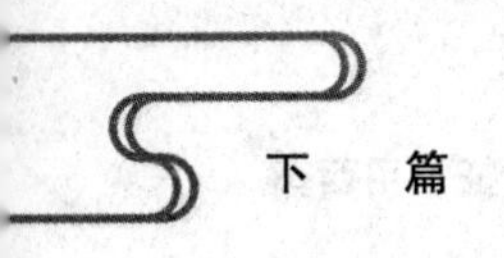

或加剧的皮肤病变。

[用法与用量]成年人(包括老年人)首次剂量为每日400mg,分次服用,当疗效不再进一步改善时,剂量可减至200mg,如果治疗反应有所减弱,维持剂量应增加至每日400mg。应使用最小有效剂量,每日剂量不应超过6.5mg/kg(自理想体重而非实际体重算得)或400mg,甚至更小量。

[不良反应] 可发生视网膜色素变化和视野缺损,但在推荐剂量内则很少见,早期停用本品后这些病变是可逆的。有角膜变化的报道包括角膜水肿和浑浊,停止治疗后会逆转。有时可发生皮疹;也有报道发生皮肤黏膜色素变化、头发变白和脱发。其他不良反应包括胃肠功能紊乱如恶心、腹泻、厌食、腹部痉挛及罕见的呕吐,这些症状在减少药量和停止治疗后快速消失。

[注意事项] 在开始使用本品治疗前,所有患者均应进行眼科学检查。此后至少每12个月重复眼科学检查。出现色素异常、视野缺损、或任何其他不能用调节困难或角膜浑浊解释的异常时,任何患者应立即停止使用本品。

泼尼松片

[规格] 5mg

[适应证] 主要用于过敏性与自身免疫性炎症性疾病。如系统性红斑狼疮、重症多肌炎、皮肌炎、血管炎、严重的支气管哮喘,以及急性白血病,恶性淋巴瘤等。

[用法用量] ①口服,一般每次5~10mg(1~2片),每日10~60mg(2~12片)。②对于系统性红斑狼疮、肾病综合征、溃疡性结肠炎、自身免疫性溶血性贫血等自身免疫性疾病,可给每日40~60mg(8~12片),病情稳定后逐渐减量。③对药物性皮炎、荨麻疹、支气管哮喘等过敏性疾病,可给泼尼松每日20~40mg(4~8片),症状减轻后减量,每隔1~2日减少5mg(1片)。④防止器官移植排异反应,一般在术前1~2天开始每日口服100mg(20片),术后一周改为每日60mg(12片),以后逐渐减量。⑤治疗急性白血病、恶性肿瘤,每日口服60~80mg(12~16片),症状缓解后减量。

[不良反应] 本品较大剂量易引起糖尿病、消化道溃疡和类库欣综合征症状,对下丘脑-垂体-肾上腺轴抑制作用较强,并发感染为主要的不良反应。

[注意事项] ①对有细菌、真菌、病毒感染者,应在应用足量敏感抗生素的同时谨慎使用。②长期服药后,停药前应逐渐减量。③糖尿病、骨质疏松症、肝硬化、肾功能不良、甲状腺功能低下患者慎用。

羟糖甘滴眼液

[适应证] 减轻由于泪液分泌不足或暴露在风沙、阳光下、久视屏幕等原因所引起的眼部干涩、刺痛等不适症状,保护眼球免受刺激。

[规格] 5ml:右旋糖酐70 5mg,羟丙甲纤维素2910 15mg和甘油10mg。

[用法用量] 根据需要滴入患眼1~2滴。

[不良反应] 未进行该项实验且无可靠参考文献。

［注意事项］ ①使用本品后如果感到眼部疼痛、视物模糊、持续充血及刺激感加重，或者滴眼后病情加重或持续72小时以上，应停用本品，并请医师诊治。②如果本品变色或混浊，请勿使用。③对本品中任一成分过敏者，请勿使用。④滴药时请勿接触瓶口，以防污染药液，用后盖紧瓶盖。

重组牛碱性成纤维细胞生长因子眼用凝胶

［规格］ 21 000IU/5g/支

［适应证］ 各种原因引起的角膜上皮缺损和点状角膜病变，复发性浅层点状角膜病变、轻中度干眼症、大泡性角膜病变、地图状（或营养性）单疱性角膜溃疡等。

［用法用量］ 涂于眼部伤患处，每日早晚各次，或遵医嘱。

［不良反应］ 个别患者用药时可能会出现轻微刺痛感，不影响治疗。

［注意事项］ ①本品应置于2～8℃环境中避光保存，避免置于高温或冰冻环境中。②对感染性或急性炎症期角膜病患者，须同时局部或全身使用抗生素或抗炎药，以控制感染和炎症。③对某些角膜病，应针对病因进行治疗。如联合应用维生素及激素类等药物。

注射用胸腺肽

［适应证］ 用于治疗各种原发性或继发性T细胞缺陷病，某些自身免疫性疾病，各种细胞免疫功能低下的疾病及肿瘤的辅助治疗。

［规格］ 5mg，10mg，20mg，50mg，80mg，100mg。

［用法用量］ 皮下或肌肉注射：1次10～20mg，一日1次或遵医嘱，溶于2ml灭菌注射用水或0.9%氯化钠注射液。静脉滴注：每次20～80mg，溶于500ml 0.9%氯化钠注射液或5%葡萄糖注射液，每日1次或遵医嘱。

［不良反应］ 对过敏体质者，可能出现阳性反应，应慎用。

［注意事项］ ①对本品过敏者禁用。对于过敏体质者，注射前或治疗终止后再用药时，需做皮内敏感试验（配成25μg/ml的溶液，皮内注射0.1ml），阳性反应者禁用。②本品溶解后，如出现浑浊或絮状沉淀物等异常变化，禁止使用。③当药品性状发生改变时禁止使用。

干燥综合征的中医诊治与研究

第2版